国家科学技术学术著作出版基金资助出版

中医临床实践指南
概念、方法及应用

主　编　刘建平　陈　薇　高　颖

全国百佳图书出版单位
中国中医药出版社
·北　京·

图书在版编目（CIP）数据

中医临床实践指南概念、方法及应用/刘建平，陈薇，高颖主编.--北京：中国中医药出版社，2025.5.

ISBN 978-7-5132-9047-0

Ⅰ.R24-3

中国国家版本馆 CIP 数据核字第 2024V4X337 号

中国中医药出版社出版

北京经济技术开发区科创十三街 31 号院二区 8 号楼

邮政编码　100176

传真　010-64405721

北京盛通印刷股份有限公司印刷

各地新华书店经销

开本 787×1092　1/16　印张 17　字数 390 千字

2025 年 5 月第 1 版　2025 年 5 月第 1 次印刷

书号　ISBN 978 - 7 - 5132 - 9047 - 0

定价　72.00 元

网址　www.cptcm.com

服 务 热 线　010-64405510

购 书 热 线　010-89535836

维 权 打 假　010-64405753

微信服务号　zgzyycbs

微商城网址　https://kdt.im/LIdUGr

官 方 微 博　http://e.weibo.com/cptcm

天猫旗舰店网址　https://zgzyycbs.tmall.com

如有印装质量问题请与本社出版部联系（010-64405510）

版权专有　侵权必究

《中医临床实践指南概念、方法及应用》编委会

主　编　刘建平（北京中医药大学循证医学中心）

　　　　陈　薇（北京中医药大学循证医学中心）

　　　　高　颖（北京中医药大学东直门医院）

副主编　苏祥飞（中华中医药学会标准化办公室）

　　　　刘清泉（首都医科大学附属北京中医医院）

　　　　廖　星（中国中医科学院中医临床基础医学研究所）

　　　　杨叔禹（厦门大学附属第一医院）

　　　　朱文涛（北京中医药大学管理学院）

　　　　武晓冬（中国中医科学院针灸研究所）

　　　　靳英辉（武汉大学中南医院循证与转化医学中心）

　　　　韩　梅（北京中医药大学循证医学中心）

编　委　（以姓氏笔画为序）

　　　　于凡雅（北京中医药大学循证医学中心）

　　　　王文雅（中国中医科学院中医临床基础医学研究所）

　　　　冯　雪（中华中医药学会标准化办公室）

　　　　刘雪寒（北京中医药大学循证医学中心）

　　　　闫雨蒙（北京中医药大学中医学院）

　　　　李　云（北京中医药大学循证医学中心）

　　　　李　迅（北京中医药大学循证医学中心）

　　　　李志强（北京中医药大学循证医学中心）

　　　　李欣霖（北京中医药大学管理学院）

　　　　杨思红（中国中医科学院中医临床基础医学研究所）

　　　　张居文（北京中医药大学岐黄学院）

　　　　张煦东（北京中医药大学循证医学中心）

　　　　陈腾飞（首都医科大学附属北京中医医院）

　　　　赵楠琦（中国中医科学院针灸研究所）

贾丽燕（浙江中医药大学公共卫生学院）

晏利姣（中国中医科学院中医临床基础医学研究所）

董兴鲁（北京中医药大学东直门医院）

蔡祎晴（北京中医药大学循证医学中心）

序

中医药学是具有科学与人文双重属性的学科，具备思维原创的优势，注重实践经验的传承，以获得维护生命健康、防治疾病的共识疗效。然而，中医人长期以来通过个体化诊疗的医案，根据患者症状的改善、生活质量的提高来评估治疗效果。随着中医临床研究由"设计、衡量、评价"（DME）向循证医学（EBM）转化，临床研究取得了一定的进步，但仍然在深化发展的路上。2008 年以来，陆续发布或出版的中华中医药学会《中医内科常见病诊疗指南》、WHO 西太平洋区域资助项目《中医循证临床实践指南》等，在编制过程中注重引进国际通行的临床实践指南编制方法，整合吸纳了国内外中医药研究成果和实践经验，充分借鉴了临床流行病学的研究方法，将中医药的原创优势与循证医学证据结合，形成了指导医生运用中医药诊治疾病的临床实践指南。

中医学天人相应、形神一体的整体观和辨证论治的个体化诊疗模式，蕴含着中医象思维这一独具特色的临床诊疗体系。如何既能发挥中医学个体诊疗优势，又能不断提升临床实践的规范性、科学性，是多学科团队坚持探索的重大问题。《中医临床实践指南概念、方法及应用》一书，正是这一探索过程中的代表性成果。

本书由中医学、临床医学、临床流行病学、循证医学、统计学等多领域的专家学者们倾心设计编撰，系统梳理了中医临床实践指南的核心理念、构建方法及应用价值。在理论部分，清晰界定了中医临床实践指南的内涵，着重强调了其在规范临床诊疗行为、提升防治效果方面的重要作用，详细介绍了指南制定的规范流程与方法，为中医临床指南的构建提供了坚实支撑。在应用部分，选择了不同疾病领域和专业背景的临床指南案例，从多维度展现了指南对于指导实际临床诊疗的巨大价值，尤其围绕中医病证的特点，在临床问题确定、证据分级合成，以及推荐意见形成等指南编写的关键环节，进行案例分析，可读性较强，为临床医生及指南撰写团队提供了科学而实用的指导。

《中医临床实践指南概念、方法及应用》的出版，凝聚了多学科编写团队的心血，是团队多年的实践积累与智慧结晶。在进入高概念、大数据新境域的过程中，应注重现代数据平台的构建，促进实践经验向临床证据的转化，推进中医药标准化技术方法与原理创新。本书不仅是一部工具书，更是一座连接传统与现代、沟通理论与实践的桥梁，为解决中医药标准化进程中的技术难题提供了可借鉴、能应用的规则方法，将成为中医药领域的一部力作。

中国科学技术协会荣誉委员
中央文史研究馆 馆员 王永炎
中国工程院 院士 2025年
5月6日

前 言

在浩瀚的医学长河中，中医药学以其独特的理论体系、丰富的临床经验和卓越的治疗效果，历经数千年而不衰，成为人类健康事业中一颗璀璨的明珠。随着全球健康观念的转变和对自然疗法认知的加深，中医药学的价值越发凸显，其国际化传播与应用也步入了前所未有的快速发展阶段。正是在这样的背景下，《中医临床实践指南概念、方法及应用》（下称本书）一书问世，本书是继《中医临床实践指南制定方法》之后，对中医药学现代化、标准化进程的重要贡献。

《中医临床实践指南制定方法》作为中医药标准化领域的先驱之作，系统地阐述了中医临床实践指南编制的原则、流程与技术规范，为中医药标准化、规范化、国际化发展奠定了坚实的基础。而本书作为其后续的延伸和拓展，更是进一步拓宽了中医临床实践指南制定的深度与广度，深入探讨了中医临床实践指南的概念内涵、创新方法及广泛应用的路径与策略，为中医药临床实践的精准化、高效化提供了有力的理论支持和实践指导。本书已获得2023年度国家科学技术学术著作出版基金资助，这是一项非常重要的荣誉和肯定，体现了本书在中医临床实践指南领域的学术价值和影响力。

本书的核心价值在于其系统性、科学性和实用性。它不仅仅介绍了指南制定的方法和路径，更是站在国际化的视角，对中医临床实践指南进行了深刻的理论剖析与实践探索。书中详细介绍了中医临床实践指南与传统中医理论的内在联系，以及在现代医学环境下的适应性与创新性，为中医临床实践指南的科学性、合理性和可操作性提供了坚实的理论和技术支撑。同时，本书还通过大量实际案例的分析，展示了中医临床实践指南在临床决策、质量控制、疗效评估等方面广泛的应用前景，为中医药临床实践的规范化、标准化提供了可借鉴的范例。

本书的适用对象包括中医标准化、规范化研究人员，中医及中西医结合领域的临床医务工作者，以及中医药高等院校的研究生。相信本书的出版和推广，将有助于中医标准化工作的持续应用推进，提高中医药的临床实践水平，使疗效确切的中医疗法在更大范围推广，促进中医临床向循证实践方向发展，使循证医学在中医药领域发挥更大的作用，为中医药学的传承与创新、国际交流与合作开辟更广阔的空间。

刘建平　陈薇　高颖

北京中医药大学

2025 年 1 月 15 日

目　录

第一章　临床实践指南概述

第一节　临床实践指南的定义与分类

一、临床实践指南的定义

1990 年，美国医学科学院（Institute of Medicine，IOM）首次对临床实践指南（clinical practice guidelines，CPGs）进行了定义：临床实践指南是针对特定的临床情况，系统制定的帮助医务人员和患者做出恰当处理的指导性建议。随着循证医学的兴起与发展，美国医学科学院也更新了其定义：临床实践指南是指基于对证据的系统评价及可选择的医疗措施利弊权衡的评估之后，由对患者的最佳医疗推荐形成的声明性文件。

临床实践指南的严格制定及其合理实施对于国家机构、专业学会、卫生保健提供者、政策制定者、患者及公众等多方利益相关者具有重要意义。临床实践指南对国家机构和专业学会在制定健康政策和提升医疗服务标准方面发挥着关键作用，也对卫生保健提供者在优化临床实践和提高患者治疗效果方面具有指导意义。对于政策制定者而言，临床实践指南是确保医疗资源合理分配和医疗服务质量的重要工具。对患者而言，遵循临床实践指南有助于提高治疗的安全性和有效性，从而改善健康结局。同时，公众通过了解和参与临床实践指南的制定与实施，有助于其更深刻地认识到健康维护的重要性，提升健康素养。此外，遵循临床实践指南能够降低临床实践中的不一致性，有助于缩小不同医疗机构和不同临床医师医疗水平的差异，避免不必要的诊断性措施，减少无效治疗手段的使用，从而为患者提供最经济、有效的治疗，是规范临床行为、保障患者利益的重要举措。临床实践指南是连接科学研究与临床医疗实践的桥梁，对促进整个社会的健康和福祉起着不可或缺的作用。

二、临床实践指南的分类

临床实践指南主要分为两大类：基于专家共识的指南（consensus-based guidelines）和基于证据的临床实践指南（evidence-based clinical practice guidelines），后者也称为循证临床实践指南。这两类指南在指导临床实践中均发挥着重要作用，但两者存在着一定的区别（见表 1-1）。

表 1-1 专家共识指南和循证临床实践指南的区别

	专家共识指南	循证临床实践指南
范围和目的	不明确，或部分涉及	明确
立项注册	通常不作为标准立项，由学术团体发布	依据团体标准立项、审查及发布
权威性	相对较低	相对较高
编制小组	共识专家组	专家组、文献工作组、起草组、外部评审组
编制方法	参考证据、专家经验、专家观点、名义群组、共识会议	依据系统评价等高级别证据，从证据到推荐过程清晰
利益相关方	以行业专家为主	多学科、跨学科代表
推荐意见的形成	以专家意见为主，可能参考部分证据	基于高级别证据和利弊权衡而做出推荐
推荐意见的呈现	不要求证据分级和推荐强度	证据分级、推荐强度
利益冲突	利益冲突在推荐意见的形成中不明确	需要明确申请，如存在利益冲突将不能参加推荐意见的形成

　　专家共识强调专家经验在共识制定过程中发挥的作用，其专家经验主要来源于由多学科专家代表所组成的团队针对具体临床问题而达成的共识结果。专家共识指南虽然凝聚了专业论点，却可能因为专家的个人经验和主观见解而受到一定程度的影响。某些具有较大话语权的专家可能会在指南制定过程中占据主导地位，这在一定程度上可能会对指南的科学性和客观性产生影响，从而使共识的权威性降低。

　　不同于专家共识，循证临床实践指南是依据系统性高级别证据而制定的诊疗性文件，往往由官方机构如国家卫生健康委员会、学术机构如中华中医药学会立项发布，权威性相对较高。随着循证医学理念的兴起和深化，采用循证方法来制定临床实践指南已成为国际医学界的主导趋势和共识。循证临床实践指南是在广泛搜集和分析临床证据的基础上，遵循循证医学的严格程序，精心制定的一系列临床实践建议。与传统的临床实践指南相比，循证临床实践指南的显著优势在于其坚实的证据基础。每一项诊疗建议都得到了充分证据的支持，并且结合了丰富的专业知识，以确保指南的针对性和实用性。因此，循证临床实践指南相较专家共识不仅科学性强，而且具有更高的权威性，为临床医生提供了更为可靠和有效的指导。

　　循证临床实践指南与原始研究证据的系统综述或荟萃分析（Meta 分析）有着本质的区别。原始研究证据、系统综述或 Meta 分析的目的在于全面、客观地展示临床研究结果，并对这些结果进行深入的分析与解释，旨在为临床决策提供科学依据。而循证临床实践指南则更进一步，它们专注于特定的临床问题和结局，通过综合评估最新的研究证据，形成具体的推荐意见，以指导临床医生的医疗行为。这些指南是连接最新研究成果与实际临床实践的桥梁。指南的内容通常包括两个主要部分：第一，是对现有证据的整合和总结，并对证据的质量进行分级；第二，是提出如何将这些证据应用于具体的疾病诊断和治疗过程，同时明确指出每项建议的级别，以便读者在使用时能够评估其可信度。通过这种方式，循证临床实践指南不仅提供了一个科学的决策框架，也增强了临床医生在面对复杂医疗决策时的信心和效率。

第二节　中医临床实践指南的定义和特点

一、中医临床实践指南的定义

中医学作为保留完整的具有系统理论和传承的传统医学体系，具有悠久的疾病防治历史和广泛的临床应用。中医临床实践指南是指针对中医或中西医结合的诊疗措施，采用循证医学的方法，系统地收集、整理和评价干预措施利弊的临床研究证据，结合专家长期的实践经验，为疾病的诊疗而制定的声明性文件，旨在提高中医临床医疗的规范化和科学化水平。不同于现代医学指南，除了遵循现代临床研究证据，中医学还非常重视古籍文献的价值和医家经验的积累，强调证据的多元化。近年来，随着中医药在全球范围内认可度和接受度的持续提高，中医临床实践指南得到了显著的发展。中医药的理论体系和诊疗方法独特，但在现代医学的视角下，中医药的科学化和标准化仍是当前行业面临的一项重要挑战。为了更好地融入全球医学体系，中医药领域积极推动临床实践指南的制定，尤其是引入循证医学方法，制定适合中医药特点的循证临床实践指南，以增强中医药的科学性和可信度。自 2000 年起，中医临床实践指南的数量迅速增长。特别是自 2015 年起，国家发展和改革委员会启动中医药标准化研究项目，并提供专项资金支持，迄今已有 254 项中医指南得到资助并制定完成。由中华中医药学会标准化办公室负责的中医指南，作为团体标准至今已公开发布超过 1000 项，并且这一数字还在持续上升。

二、中医临床实践指南的特点

中医临床实践指南制定的技术流程主要包括组建指南项目组、构建及优化临床问题、进行证据检索与筛选、资料提取与证据综合、证据质量评价与分级、形成推荐意见，以及指南发布、评审、推广与传播等步骤。中医临床实践指南的特点体现在不同的环节之中。

（一）临床问题的构建具备中医药特色

临床实践指南在构建临床问题时常围绕病因、危险因素、筛查诊断、预防、治疗、康复、疾病分布、疾病预后等方面，而中医临床实践指南往往更关注疗效评价，围绕PICO（P，participant 对象；I，intervention 干预；C，comparison 对照；O，outcome 结局）确定临床问题时也需考虑中医药的特点。在确定研究对象（P）时，不仅涉及目标疾病人群的人口学特征，还包括辨证分型、证候、病程演变等中医特征。干预措施（I）的确定同样复杂多变，往往需要精确描述中药的组成、药材来源、加工方法和质量标准，以及复方中药中各成分的特性和作用。对于非药物疗法如针刺，规定穴位选择、施针手法及操作者资质。此外，中医指南还会探讨中西医结合的策略，包括是否推荐与西医治疗联合使用、选择何种西医治疗方法，以及联合治疗的最佳时机。对照组（C）的选择对于评估治疗效果至关重要。在中医药研究中常遇到的中药与中药之间的对比研究，如果对照药物的疗效尚未明确，加之缺乏中药与阳性药或阴性药对照比较的既往研究，制定指南时则不宜将其作为对照措施，以确保指南的科学性和准确性。结局指标（O）的确定不仅要基于临床重要性，还要体现中医药治疗的独特优势。在某些疾病的治疗中，中医药可能在整体疗效上并不占优势，但在减轻西药的毒副作用、增强西药疗效等方面显示出独到之处。这些优势往往需要在结局指标中得到体现，如患者自报告的结局（patient-reported outcome，PRO），使中医临床实践指南能更准确地反映中医药的综合治疗价值。

（二）重视中西医结合优势

中西医结合不仅是我国独有的医疗实践，更是我国医疗卫生体系的一大特色和显著优势，在临床应用中极为广泛。中西医结合临床实践指南属于中医临床实践指南的范畴，中西医结合临床实践指南重视病证结合、病症相应，在现代医学疾病命名的基础上，进行中医证候的分类，其中优先考虑纳入中西医结合治疗具有明显优势的疾病和证型。在制定中西医结合临床实践指南时，明确其在临床诊疗中的优势是至关重要的。这一优势主要体现在患者群体的选择、治疗的优势环节、具体的干预方案以及最终的临床结局方面。故中西医结合临床实践指南强调中西医结合治疗在疾病管理中的最佳应用时机和环节，可能包括疾病的预防、早、中、晚期的治疗，以及在标准西医治疗过程中的特定环节。

（三）独特的中医药临床研究证据分级标准

中医学整体观和辨证论治具有独特性，不完全适用于目前通用的证据分级标准，在制定中医临床实践指南时，往往采用适合中医药特点的"中医药临床研究证据的分级标准"（详见第九章第一节）。相较于使用通用证据分级标准，中医药临床研究证据的分级标准能够更加科学合理地评价中医临床证据，从而增强中医临床诊疗方案的科学性和实用性，为患者提供更加精准和个性化的治疗方案。中医药临床研究证据分级标准的引入和应用，是对现有证据评价体系的重要补充和完善。

（四）重视中医古籍文献和临床经验的吸纳和评价

不同于西医指南，除了遵循现代临床研究证据，中医临床实践指南还非常重视古籍文献的价值和医家经验的积累，强调证据的多元化，故而其指南的证据基础通常包括现代研究证据、古典医籍文献及医家经验和共识。中医临床实践指南在制定时可能会面临现代临床证据不足或质量不高的现实情况，与此同时，一些源自经典古籍的经方，可能缺乏来自临床试验的直接证据，但已在临床上长期使用并得到中医师的广泛认可。面对这种情况，中医指南项目组通常会根据实际情况，以提高临床治疗的效果为目标，制定纳入和评价经方的标准，确保这些历史悠久的方药能够在现代医疗实践中发挥其应有的作用。而当面对古籍文献与现代研究证据质量均不高或稀缺的情况时，专家的临床经验则尤其重要。在中医临床实践指南制定的过程中，专家所提出的合理的、有中医理论支撑的观点及基于长期临床实践的经验性证据也会被认真考虑，并在适当的情况下纳入指南之中。总之，中医临床实践指南在制定过程中往往需要妥善处理好临床研究证据、古籍文献证据与临床经验之间的关系。

（五）重视患者偏好及对中医实践获益的评价

中医临床的治疗领域主要涉及以患者为中心的症状缓解，临床上寻求中医药治疗的患者往往存在强烈的主观选择，中医临床实践指南则强调体现患者个体化需求和主观偏好，强调患者的生活质量改善和症状缓解，而非仅局限于疾病本身。在中医临床实践指南中，不仅限于理想场景下的特异性疗效评价证据，亦重视现实医疗环境中以患者为中心的临床效果评价，重视对中医实践获益的评价。来自真实世界研究的证据亦在中医临床实践指南的参考范围内，在对其进行评价分级时，往往参考"中医药真实世界研究中观察性研究证据分级"标准。

（六）独特的推荐意见形成的决策标准

不同于目前国际指南制定机构已有的从证据到推荐意见形成的各种框架和辅助工具，中医临床实践指南往往采用一套适用于中医药特点的推荐意见形成的决策标准，即"中医临床实践指南从证据到推荐意见形成的参考条目"（详见第十章第四节）。在形成推荐意见时，往往会考虑中医疗法的优势性，中医疗法的临床效果，证据的分级和来源，结局指标的重要性、安全性、经济性、可行性和患者可接受性。总之，在形成推荐意见时，中医临床实践指南对不同来源的证据会采用不同的评价标准，强调中医疗法在治疗中的角色，关注以患者为中心的整体状况的改善和获益。

（七）独特的报告规范及评价工具

不同于临床实践指南的通用报告规范 RIGHT（reporting items for practice guidelines in healthcare，国际实践指南报告规范）声明，中医临床实践指南在报告时遵循的是 RIGHT 声明中医药拓展版，这是 RIGHT 工作组组织多学科专家制定的专门针对中医指南的报告规范，体现了中医药特色。此外，中医临床实践指南的评价体系也饱含中医药特色，体现了中医指南的科学性、适用性和实施性（详见第十三章第二节）。

第三节　临床实践指南的国际进展

一、指南开发的国际主流机构

自 1990 年美国医学科学院首次提出临床实践指南的概念以来，在国际医学界得到了广泛认可，还被权威医学数据库医学文献分析和联机检索系统（medical literature analysis and retrieval system online，MEDLINE）收录为主题词。随后临床实践指南迅速在全球范围内展开，各个国家都先后成立了指南开发机构。1998 年，美国正式成立了国家指南交换中心（National Guideline Clearinghouse，NGC），是目前美国指南开发和推广的主流机构，推出了包括临床实践指南和相关证据的免费数据库，已成为目前全球质量最高的指南数据库之一，收录了来自世界各地的经过 NGC 严格评审后的指南。英国也是最早开发临床实践指南的国家之一，其指南开发的核心机构主要为苏格兰校际指南协作网（Scottish Intercollegiate Guidelines Network，SIGN）和英国国家卫生与临床优化研究所（National Institute for Health and Clinical Excellence，NICE），二者在全球临床实践指南的开发中均扮演着重要角色。前者成立于 1996 年，是苏格兰国家卫生服务（NHS Scotland）的一个部门，专注于开发临床实践指南，并以高质量、严谨的指南制定闻名于世；后者成立于 1999 年，是英国国家医疗服务体系（National Health Service，NHS）的一部分，旨在提供健康技术评估、临床实践指南和公共健康指南，为全球最大的国家级资助指南制定项目之一。2002 年，国际指南协作网（Guidelines International Network，GIN）成立，这是一个全球性的非政府学术组织，致力于促进临床实践指南的制定、改编和实施，目前该组织拥有来自 47 个国家的 103 个成员单位和 106 位个人成员，在全球范围内推动了临床实践指南的发展和应用。作为全球公共卫生领域的核心机构，世界卫生组织（World Health Organization，WHO）肩负着引领全球卫生事务的重任，不仅制定各类卫生规范和标准，还致力于提出基于证据的政策方案。因此，制定全球性的指南成为 WHO 的关键任务之一。2007 年，WHO 总干事成立了专门的指南评审委员会，这一举措标志着 WHO 对指南质量的严格要求和对制定过程透明度及证据化的承诺。自指南评审委员会成立以后，所有包含推荐意见的 WHO 出版物都必须经过其严格审批，确保每一项推荐都建立在最全面、最可靠的科学证据基础之上。随着循证医学的发展，众多学术机构和组织纷纷对临床实践指南的定义进行了更新和发展，但至今美国医学科学院和 WHO 所提供的指南定义仍被视为最具权威性，强调了循证医学在指南开发过程中的核心地位。

二、全球临床实践指南的增长与发展趋势

在过去三十年中，随着循证医学的发展，以及全球范围内对高质量医疗实践和患者护理标准需求的增加，国内外指南和共识的数量实现了显著的增长。GIN 作为全球最大的指南数据库，截至 2019 年 6 月，已经收录了至少 6597 部指南，这些指南源自 84 个国家的近 100 个组织和机构。MEDLINE 数据库的统计数据进一步印证了这一增长趋势，其收录的指南数量从 2000 年的 787 篇稳步上升至 2017 年的 19575 篇，反映出近二十年来临床实践指南在出版与数据库收录方面呈指数增长。在我国，自 1993 年首部公开发行的期刊指南发布以来，至 2017 年年底，国内公开发行的期刊已累计发布了近 800 部指南。临床实践指南和共识的快速增长是全球医疗领域不断进步的标志，它们在提升医疗服务质量、指导临床决策和改善患者预后方面发挥着重要作用。随着医疗保健需求的持续增长和医疗技术的快速发展，预计未来临床实践指南的数量和影响力将继续扩大。

三、指南方法学的更新与发展

自 1990 年临床实践指南概念首次提出以来，其制定的方法学已经逐渐演进并日益规范。随着循证医学原则的确立和医疗实践的不断进步，指南的制定过程变得更加严格和透明，确保了推荐意见的科学性和实用性。2004 年，国际"推荐分级的评价、制定与评估"工作组正式推出了 GRADE（grading of recommendations，assessment，development and evaluations）证据质量分级与推荐强度系统，成为指南推荐意见形成的重要参考工具。2009 年，挪威奥斯陆大学教授佩尔·奥拉夫·范德维克（Per Olav Vandvik）和加拿大麦克马斯特大学教授戈登·盖亚特（Gordon Guyatt）共同提出建立 MAGIC（making GRADE the irresistible choice）的新兴方法体系，借鉴 GRADE 系统，能快速实现临床实践指南和决策辅助工具的创建、传播和动态更新，在一定程度上解决了临床实践指南制定时间较长、更新较慢的问题，促进了临床指南的有效使用及最新临床研究证据向实践的有效转化。此后，2017 年，美国贝鲁特大学提出了动态指南（living guidelines）的概念，2019 年 WHO 起草了动态指南制定的标准化流程框架。此外，2015 年国际实践指南注册与透明化平台（Practice Guidelines Registry for Transparency，PREPARE）的建立也是一个重要的国际进展。这一平台汇集了来自世界各地的最新指南，通过提供双语解读和注册信息，推动了指南的标准化和透明化，促进了指南制定的科学性、透明性，增强了指南制定者之间的合作，避免了指南的重复制定。

四、人工智能在临床实践指南领域的发展

随着人工智能（artificial intelligence，AI）技术的迅猛发展，其在医学领域的应用已取得一系列成果。自 20 世纪末以来，AI 在临床实践指南领域的应用经历了显著的发展和转变，从最初的数据挖掘和自动化计数算法的应用，到当前的高级机器学习模型和自然语言处理技术，AI 在指南的制定、评价、传播与实施等各个环节均展现出其独特的价值和潜力。1996 年，美国的俄勒冈健康科学大学首次将自动化计数算法应用于电子病历数据的快速筛选和提取，为哮喘严重程度的预测和评估提供了新的视角，这是 AI 应用于指南制定环节的体现。随后在 1998 年，哈佛大学、哥伦比亚大学及斯坦福大学的国际医学（Inter Med）合作项目研究者开发了指南交换格式，实现了指南的机器可读性，促进了不同医疗机构和系统平台上的指南共享，促进了指南的评价、传播与实施。1999 年，美国加州大学提出了通过机器学习模型进行数据挖掘、制定指南，并应用于痴呆分期领域中。进入 21 世纪，随着可扩展标记语言和超文本标记语言等技术的应用，临床实践指南的呈现和实施方式得到了进一步的优化。2000 年，美国耶鲁大学提出的临床元素模型通过定义 110 个元素，为指南的存储和组织提供了更为灵活和标准化的框架。此外，自动化工具的开发，也为指南的规范性追踪和科学研究向临床实践的转化提供了强有力的支持。至 2008 年，来自意大利的学者发表了指南实施及呈现的 AI 方法。2015 年，美国西北大学开发了帮助检索指南制订证据的机器学习系统，同年国际系统评价自动化小组成立并提出了系统评价自动化的维也纳原则，为指南的制定提

供了极大辅助。尽管 AI 在临床实践指南领域的应用尚处于初期阶段，但其潜力已经开始显现，尤其是在模型构建、算法优化及工具开发方面。随着 AI 技术的不断进步和应用的深入，预计其将在临床实践指南领域发挥越来越关键的作用，推动医疗实践向更高效、更精准的方向发展。

总之，临床实践指南的国际进展和未来发展趋势显示出其在全球医疗体系中的重要性和影响力。临床实践指南不断优化和进步，为提高全球医疗质量、降低医疗成本和推动医疗公平作出了重要贡献。未来，随着技术的进一步发展，临床实践指南将更加贴近临床实际，推动医疗服务的持续改进和优化。

（刘建平、蔡祎晴）

第二章　标准与指南

第一节　我国现行标准层级和类别

　　标准是指通过标准化活动，按照规定的程序，经协商一致制定的为各种活动或其结果提供规则、指南或特性，供共同使用和重复使用的文件。随着工业化、全球化的发展和科技的加速进步，不同领域内的活动变得日益复杂和多样化。为了保障产品质量、提高生产效率、促进贸易便利及确保公共安全，制定和实施统一的标准成为迫切的需求。1896年，美国成立了国际材料试验协会（International Association for Testing Materials，IATM），后更名为美国材料与试验学会（American Society for Testing and Materials，ASTM），该机构发布了一系列材料性能与测试方法相关的标准，这是可以追溯到的、最早的行业标准化组织发布的标准。在医学领域，随着医学研究的深入和医疗技术的快速发展，医学领域对标准化的需求日益增加，全球各国和地区纷纷建立并完善医学标准体系，旨在规范医疗行为、保障医疗质量和患者安全。世界卫生组织（WHO）制定和发布了一系列医药领域的国际标准，在推动全球卫生领域的标准化和规范化方面发挥了重要作用。

　　我国在标准化工作方面一直给予了高度重视，并作出了多方面努力，不断完善标准化法规体系、加强标准化体系建设、提升标准制定水平、加强标准宣传和推广、完善标准执行机制、加强标准化人才队伍建设及加强国际标准化合作。这些工作为我国经济社会发展提供了有力支撑，同时也为全球标准化事业作出了积极贡献。本节将对我国现行的标准层级和标准类别进行介绍。

一、标准层级

　　1988年标准化法规定，我国标准层级分为国家标准、行业标准、地方标准和企业标准四级。前三者均为政府主导制定的标准，企业标准虽由企业自主制定，但需到政府部门备案，因此，我国标准主要是由政府供给的架构。这种主要依赖政府供给标准的体制，在历史的长河中，特别是在计划经济时期，发挥了重要作用。政府通过制定和推行各类标准，确保了社会生产的统一性和规范性，为国家的经济建设和发展提供了强有力的支撑。然而，随着市场经济的兴起和快速发展，特别是科技创新的日新月异，单一由政府主导的标准供给体系逐渐暴露出局限性。2015年，国务院印发了《深化标准化工作改革方案》，方案指出"建立政府主导制定的标准与市场自主制定的标准协同发展、协调配套的新型标准体系，健全统一协调、运行高效、政府与市场共治的标准化管理体制，形成政府引导、市场驱动、社会参与、协同推进的标准化工作格局"。2018年，我国对标准化法进行了修订，新版本的标准化法规定我国的标准层级包括国家标准、行业标准、地方标准、团体标准和企业标准五级。国家标准分为强制性标准和推荐性标准，行业标准、地方标准是推荐性标准，团体标准是社会自愿采用性标准，企业标准是在企业内部实施的标准，这种由政府主导制定的标准和市场自主制定的标准共同构成了新型标准体系。

（一）国家标准

国家标准分为强制性国家标准和推荐性国家标准，强制性标准必须执行，国家鼓励采用推荐性标准。一般针对保障人身健康和生命财产安全、国家安全、生态环境安全及满足经济社会管理基本需要的技术要求制定强制性国家标准；针对满足基础通用、与强制性国家标准配套、对各有关行业起引领作用等需要的技术要求制定推荐性国家标准。强制性国家标准的管理和发布机构为国务院有关行政主管部门和国务院标准化行政主管部门，推荐性国家标准的管理和发布机构为国务院标准化行政主管部门。中医药领域国家标准对应的国务院有关行政主管部门和国务院标准化行政主管部门为国家中医药管理局、国家市场监督管理总局和国家标准化管理委员会。全国专业标准化技术委员会（Technical Committee，TC）受相关行政主管部门的委托开展国家标准的起草、征求意见、技术审查、复审等工作。中医药领域的全国专业标准化技术委员会见表2-1。

表2-1　中医药领域的全国专业标准化技术委员会

编号	名称	秘书处所在单位	负责专业范围
TC475	针灸	中国中医科学院针灸研究所	针灸术语、操作、临床研究、常见疾病诊疗及针灸器具
TC476	中西医结合	中国中西医结合学会	中西医结合诊疗术语、诊疗指南和疗效评价等
TC477	中药	中国中药协会	中药材、中药饮片的研制、开发、生产、质量和安全控制、检测技术、评价技术
TC478	中医	中华中医药学会	中医临床各科（内科、风湿病、骨伤科、周围血管病、耳鼻喉科、肛肠、眼科、皮肤科、男科、外科、老年病、儿科、推拿、妇科、急诊、感染病、肿瘤、糖尿病、针刀医学、艾滋病、亚健康、络病、护理等）及中医药基础、应用等技术
TC479	中药材种子（种苗）	中国中医科学院中药研究所	中药材种子（种苗）
TC483	保健服务	北京国康健康服务研究院	保健服务等

（二）行业标准

行业标准是推荐性标准，在没有推荐性国家标准而又需要在全国某个行业范围内统一某些技术要求时可以制定行业标准，行业标准重点围绕本行业领域重要产品、工程技术、服务和行业管理需求，一般性的技术要求、跨部门和跨行业的技术要求不能制定行业标准。行业标准的管理和发布机构为国务院有关行政主管部门，中医药类标准涉及的行业领域是中医药，管理与发布机构为国家中医药管理局；除此之外，其他涉及中医药的行业领域也会制定相关的中医药标准，如卫生领域的原国家卫生计生委发布了"WS/T 500.5–2016 电子病历共享文档规范第 5 部分：中药处方"，国内贸易领域的商务部发布了"SB/T 11183–2017 中药材产地加工技术规范"，出入境检验检疫领域的原国家质量监督检验检疫总局发布了"SN/T 4604–2016 进出口中药材中真菌毒素的测定"。

（三）地方标准

地方标准为推荐性标准，旨在满足地方自然条件、风俗习惯等特殊技术要求。当面临这些特殊技术需求时，可以针对性地制定相应的地方标准。地方标准的管理和发布机构为省级标准化行政主管部门和经其批准的设区的市级标准化行政主管部门。地方标准具有针对性和灵活性，能够充分考虑地方的实际情况和特点。中医的学术流派往往与地域特色紧密相连，不同的地域环境、气候条件和人文背景孕育出了各具特色的中医流派，如岭南医学、江浙医学、川派医学等。这些流派在诊断、治疗、用药等方面都有自己独特的方法和经验，这些独特的经验和方法正是地方标准制定的重要基础。

（四）团体标准

团体标准是依法成立的社会团体为满足市场和创新需要，协调相关主体制定的标准，由本团体成员约定采用或者按照本团体的规定供社会自愿采用。为了满足市场和创新需要，特别是在新技术、新产业、新业态和新模式的领域中，当现有标准存在空白时，团体可以积极制定团体标准以填补这些空白，并协调相关市场主体的利益。国家鼓励社会团体制定高于推荐性标准相关技术要求的团体标准，鼓励制定具有国际领先水平的团体标准。但对于术语、分类、量值、符号等基础通用方面的内容应当遵守国家标准、行业标准、地方标准，不再制定团体标准。团体标准的制定机构是依法成立的社会团体，国内中医药类社会团体众多，如中华中医药学会、中国中西医结合学会、中国针灸学会等。

（五）企业标准

企业标准是企业对企业范围内需要协调、统一的技术要求、管理要求和工作要求所制定的标准。企业标准是企业内部管理和经营的重要依据，通过制定和实施企业标准，企业可以规范自身的经营行为、提高产品质量、加强内部管理，从而增强企业的竞争力和持续发展能力。

在国际上，标准的层级还涉及国际标准和区域标准。国际标准是指国际标准化组织（International Organization for Standardization，ISO）、国际电工委员会（International Electrotechnical Commission，IEC）和国际电信联盟（International Telecommunication Union，ITU）制定的标准，以及 ISO 确认并公布的其他国际组织制定的标准。区域标

准是世界某一区域标准化组织通过的标准，如欧洲中医协会、欧洲针灸协会等制定的标准。此外，我国的一些国际性学术组织，如世界针灸学会联合会、世界中医药学会联合会、世界医学气功学会等，也发布了与中医药相关的标准。

二、标准类别

按照标准的性质，标准分为术语标准、符号标准、分类标准、试验标准、规范标准、规程标准、指南标准七个类别。

（一）术语标准

术语标准是界定特定领域或学科中使用的概念的指称及其定义的标准。术语标准的标准化对象是术语，其核心技术要素是术语条目，术语条目中的核心内容是术语及其定义。

（二）符号标准

符号标准是指界定特定领域或学科中使用符号的表现形式及其含义或名称的标准。符号标准的标准化对象是符号，其核心技术要素是符号（包括文字符号、图形符号）或含有符号的标志。

（三）分类标准

分类标准是指基于诸如来源、构成、性能或用途等相似特性对产品、过程或服务进行有规律地排列或划分的标准。分类标准的标准化对象是产品、过程或服务，其核心技术要素是分类方法和（或）编码方法，以及分类结果和（或）编码结果。

（四）试验标准

试验标准是指在适合指定目的的精确度范围内和给定环境下，全面描述试验活动及得出结论的方式的标准。试验标准的标准化对象是试验方法，其核心技术要素是试验步骤和试验数据处理。

（五）规范标准

规范标准是指规定产品、过程或服务需要满足的要求及用于判定其要求是否得到满足的证实方法的标准。规范标准的标准化对象是产品、过程或服务。其中"要求"和"证实方法"是规范标准区别于其他类型标准的重要特征。在中医临床领域，疾病和证候的诊断、疗效评价、医疗技术的操作流程等都可以通过提出具体的要求（如诊断要素、疗效评价指标、技术操作过程中的器材、体位、环境、方法等）和提供证实方法（如诊断条目分级量化评定、疗效评价量表）来判定临床实践的过程和结果是否符合标准中的规定。因此，规范类的标准除了陈述型条款外，更多采用要求型条款和指示型条款来表述要求和证实方法。

（六）规程标准

规程标准是指为产品、过程或服务全生命周期的相关阶段推荐良好惯例或程序的标准，规程标准的标准化对象是过程。其中"程序确立""程序指示"和"追溯/证实方法"是规程标准区别于其他类型标准的重要特征。在中医临床领域，医疗技术的操作流程等可以通过确立操作程序、对于具体操作步骤给出指示、提供程序的追溯和证实方法来判定临床实践过程是否符合标准中的规定。因此，规程类标准更多采用指示、要求型条款和指示，以及陈述型条款来对临床实践过程提出要求、给出指示和提供追溯/证实方法。

（七）指南标准

指南标准是指以适当的背景知识提供某主题的普遍性、原则性、方向性的指导，或者同时给出相关建议或信息的标准。指南标准的标准化对象也可以是产品、过程或服务。其中"需要考虑的因素"是指南标准区别于其他类型标准的显著特征。在中医临床领域，某些药品的临床应用、医疗技术的操作流程、疾病的诊疗指南、医疗服务的提供等都可以通过明确需考虑的因素来给出普遍性、原则性、方向性的指导。因此，指南标准更多采用推荐、陈述性条款来表述基于现有证据所给出的最佳推荐。

第二节　中医指南类标准文件

指南标准是标准文件中的重要一类，尤其在中医药领域，其数量相较于其他类型的标准而言占据显著优势。中医药理论具有较为宏观的特性，涉及疾病的诊断、治疗、预防、康复等多个复杂环节，随着循证医学的逐步发展，中医临床研究证据也在不断积累。面对这些宏观、复杂、新兴的问题，制定一个可以提供方向性的指导、给出具体建议或有参考价值的文件，比制定提出具体要求和程序的规范标准和规程标准更能满足临床实践的需求。同时，指南标准的制定也将为规范和规程类标准的制定提供可参考的内容。

一、制定指南标准的前提

本章第一节提及了按照标准的性质分类，标准文件可分为术语标准、符号标准、分类标准、试验标准、规范标准、规程标准、指南标准七个类别，其中术语标准、符号标准、试验标准是针对特定的标准化对象的，分类标准有特定的目的，而指南标准与规范和规程标准的标准化对象相似，都涉及产品、过程或服务。不论制定规范和规程标准还是制定指南标准，主要是看提出要求还是给出原则性、方向性和指导性的建议。通常在两种情况下会考虑给出原则性、方向性和指导性的建议：一是标准化主题过于宏观、复杂或处于发展初期，由于技术发展水平或认识程度等原因很难识别出具体的特性、程序或试验方法，还不具备编制规范或规程的条件；二是对于那些宏观、复杂的标准化主题，已经可以识别出关于主题的特性、程序等，但直接编制规范和规程标准可能会对该领域未来的发展形成限制，为了给该领域未来的发展留有更大的空间、提供更多的选择，最好提供必要的指导。规范标准、规程标准和指南标准的选择思路见图2-1。

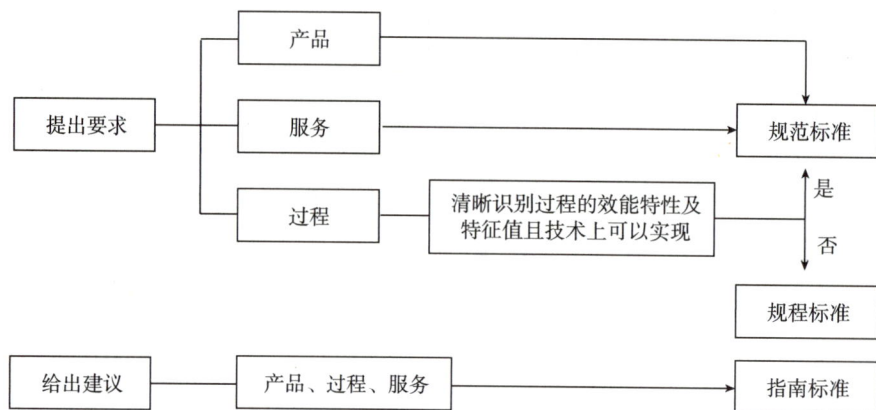

图 2-1　规范标准、规程标准和指南标准的选择思路

二、中医指南标准制定需考虑的因素

（一）设置总则

总则是对标准内容的总体认识和把握，是经提炼总结形成的具有普适性的指导原则。由于中医疾病诊疗所依据的理论框架及表述手法上存在多样性，对于指南使用者而言，尤其是缺少中医背景的指南使用者是很难理解中医诊疗内容的。通过设置总则，可以为指南使用者提供对一个关于指南整体的初步印象和认识，帮助理解指南的基本目的、范围和要求。同时，总则还可以概括性地介绍指南中涉及的一些重要概念、原则或方法，为指南使用者后续阅读和理解指南的具体内容提供基础。虽然总则通常包含一些普遍适用的原则和要求，但它同样具有一定的灵活性和适应性。可以根据具体情况，对总则中的某些内容进行适当的解释、补充或调整，以适应不同的实际需求。这种灵活性和适应性有助于增强指南的适用性和有效性。此外，将一些普遍适用的原则和要求集中在总则中，有助于减少整个指南更新时的复杂性。当需要更新某些内容时，只需要针对具体的条款进行修改即可，而不需要对整个指南进行大规模的修改或重新编写。

（二）尽量不规定要求

在国内相关的标准文件撰写规范中，如"GB/T 200001.7-2017 标准编写规则　第7部分指南标准"规定了指南类标准文件内容不应规定要求，这是由于指南标准的目的是提供原则性和方向性的指导，而不是规定具体的内容。因此，指南标准中一般不能含有"要求""总体要求""规定"等措辞，而是使用"……是至关重要的""……是十分必要的"等方式表述。但医学领域指南标准可能存在特殊性，有些治疗、操作存在严重安全性隐患，对于这些内容，需首先考虑是否可以规范性引用已有的国家标准、行业标准等，如缺少权威的标准，可以在指南标准中提出新的要求。

（三）遵循易用性原则

指南标准被应用才能发挥其指导临床实践的作用，易用性不仅是指易被读者使用，同时也需要考虑易于被其他标准化文件、法律法规或规章等文件引用。为了便于指南被应用和引用，需要考虑以下因素：

第一，明确便于查找相关文件的要求，注明规范性引用文件。规范性引用文件不同于参考文献，参考文献是在指南标准制定过程中参考过的文献，是对指南标准内容进一步地扩展，为指南标准提供资料性的参考；而规范性引用文件是指南标准不可分割的一部分，与指南标准文本中的规范性内容具有同等效力。在某个疾病的中医临床实践指南的制定过程中，有些内容是不需要重新制定的，如已有权威的诊断标准，那么此时就可以将这些已有的标准作为指南标准的规范性引用文件，单独设置一章，使指南使用者可以从这一章中一目了然地了解到使用该指南还需要查看哪些文件。

第二，规范使用能愿动词。能愿动词是区分要求型条款、指示型条款、推荐型条款、允许型条款和陈述型条款的特征词。准确使用能愿动词能使指南的使用者准确地理解指南内容，标准中不同类型条款所使用的能愿动词和句子语气类型见表2-2。

表 2-2 标准中不同类型条款所使用的能愿动词和句子语气类型

条款类型	语气类型	能愿动词/典型表述用词/表述方式	特殊情况下等效表述	示例
要求型条款	要求	应 不应	应该、只准许 不应该、不准许	艾灸条应选择合适的清艾条或药艾条
指示型条款	指示	（祈使句）	—	准备好治疗盘、弯盘、镊子等辅助工具
推荐型条款	推荐	宜 不宜	推荐、建议 不推荐、不建议	服药期间，宜保持饮食清淡，避免过饥过饱，宜多饮水
允许型条款	允许	可 不必	可以、允许 可以不、无须	可结合其他中医治疗方法如艾灸、拔罐等，以增强针灸治疗的效果
陈述型条款	能力	能 不能	能够 不能够	近视力正常，裸眼远视力低于1.0，但能用负球镜矫正
	可能性	可能 不可能	有可能 没有可能	发育期儿童的眼轴长度增长过快可能是向近视发展的趋向因素，但应考虑到伴随正常生长发育的眼轴增长
	一般性陈述	是、为、由、给出等	—	本文件给出了某药的临床适应证及证候特点、剂量、疗程、联合用药等内容

第三，设置编号，避免悬置段。为了便于被其他文件所引用，指南标准中的所有章、条、术语、附录、图、表等都应设置编号。指南标准中的列项可以使用列项符号（如"——"）而不用设置编号，但如果列项中的某些内容有可能会被其他文件所引用，

就需要考虑对列项进行编号（包括字母编号和数字编号）。悬置段是指不同层级编号之间的未设置编号的一段文字，如 1 和 1.1 之间的文字，因悬置段没有编号，不明归属，引用时容易造成指向不明，因此，指南标准应避免设置悬置段。

（苏祥飞、冯雪）

第三章　国际指南组织机构和指南文库

第一节　国际指南组织机构与指南文库介绍

一、世界卫生组织

世界卫生组织（WHO）成立于 1948 年 4 月 7 日，是联合国系统内负责指导和协调全球公共卫生工作的主管机构，也是国际上最大的政府间卫生组织。中文官方网址为 https://www.who.int/zh。WHO 与 194 个会员国的政府及其他合作伙伴协作，致力于实现让所有人达到最高可获致健康水平的根本理念。WHO 的主要职能包括：促进流行病和地方病的防治；提供和改进公共卫生、疾病医疗和有关事项的教学与训练；推动确定生物制品的国际标准。

WHO 指南是指任何由 WHO 制定，包含了有关临床实践或公共卫生政策推荐意见的文件。推荐意见告诉最终目标用户在特定情况下能够做什么或应该做什么，以从个人或集体角度获得可能的最佳健康结果。每当成员国、WHO 国家办事处、外部专家或其他利益相关者就临床或公共卫生问题或政策领域寻求指导时，WHO 就会制定指南。WHO（2014）《第十二个工作总规划》（GPW）指明，WHO 现在是，将来仍是以科学和证据为基础关注公共卫生的组织。指南是 WHO 按照 GPW 中的规定在卫生方面实现其技术领导地位的根本手段，WHO 的合法性和技术权威源于其坚持系统使用证据作为所有政策的基础。

二、国际指南协作网

国际指南协作网（Guidelines International Network，GIN）是一个由组织和个人组成的全球性的指南制定协作网络，成立于 2002 年 11 月，并于 2003 年 2 月正式注册。GIN 致力于连接全球的指南制定机构，旨在通过支持国际合作，促进临床实践指南的系统制定及其在实践中的应用，从而提高医疗保健质量。目前该组织包括 93 个组织和 89 名个人成员，涵盖了 46 个国家。GIN 认为，即使在资金有限的情况下，指南制定过程也要符合一定的标准，保证既要严格规范又要切实可行，因此就高质量指南的最低标准达成了共识。

GIN 拥有全球最大的指南数据库，目前其在线图书馆有 7400 多份文件，包括 3636 份指南，这些资源可以在 GIN 的网站上公开检索获取。GIN 的目标是制定可靠且可获得的指南，建立一个全球性的指南开发者网络，以提高临床实践指南的质量和可用性，促进高质量指南的制定和使用，以改善全球的医疗保健质量。GIN 通过以下多种方式以实现这一目标：①提供资源和支持：GIN 为指南制定者（包括组织、实施者、研究人员、学生和其他利益相关者）提供资源支持，帮助他们制定基于最佳证据的指南。②促进交流与合作：GIN 作为一个平台，促进不同机构和个人之间的交流与合作，分享知识和经验，协助成员减少重复工作，提高循证指南制定、调整、传播和实施的效率和有效性。③举办会议和研讨会：GIN 定期举办会议和研讨会，如举办指南研究领域的高级别会议 GIN 年会，吸引指南制定专家、方法学专家、政策制定者、卫生保健专家以及其他利益相关者的参与。通过创造学习和能力建设的机会，以及制定、改编、传播和实施的高质量标准，促进高质量指南制定和实施。④ GIN 还给出了患者与公众指南（Patient and Public Versions of Guidelines）的定义，将临床实践指南（CPG）内容转化为患者和公众易于理解的形式的指南，以利于指南传播和实施。

三、英国国家卫生与临床优化研究所

英国国家卫生与临床优化研究所（National Institute for Health and Care Excellence，NICE）是一个国家级的研究机构。NICE 成立于 1999 年，最初被称为国家优质临床服务研究所，主要目标是协助国家医疗服务体系（National Health Service，NHS）提供规范化和标准化服务，以促进临床医疗在健康服务中的应用。2005 年，NICE 与卫生发展署（Health Development Agency，HDA）合并，更名为国家卫生与临床优化研究所，其职能从仅仅评估临床健康服务扩展至健康促进服务与政策评估，以及公共资金的有效利用。2013 年，根据《英国健康与社会服务法案 2012》，NICE 正式成为独立的非政府部门公共机构，拥有独立的权责和财政预算，直接受国会监督。尽管 NICE 在职能上对卫生部负责，但在机构运行上独立于政府，其指南和推荐意见的开发由各个独立的委员会来完成，使其能够灵活地提供公共服务并执行政府职能。

NICE 通过综合运用现有的最佳证据，制定了多种类型的指南，不仅适用于临床的不同需求，还旨在提高医疗服务的整体质量和效率，以指导医疗实践和决策。这些指南覆盖从技术评估到诊断的广泛领域，详见表 3-1。

表 3-1　NICE 指南的不同类型

类型	英文缩写	评估范围	发布数量	举例	编号
指南	NICE guidelines（NG）	对于疾病的临床诊断和治疗方法提出基于证据的推荐意见	316	《肺癌的诊断和治疗》	NG122
技术评估指南	Technology appraisals guidance（TA）	评估新药、程序、设备和诊断剂等卫生技术的临床和成本效益	758	《阿仑单抗治疗高度活动性复发缓解型多发性硬化症》	TA312
医疗技术指南	Medical technologies guidance（MTG）	评估创新医疗设备和诊断方法	67	《Memokath 051 输尿管支架用于输尿管梗阻》	MTG75

续表

类型	英文缩写	评估范围	发布数量	举例	编号
诊断指南	Diagnostics guidance（DG）	评估新的创新诊断技术	47	《人工智能衍生的计算机辅助检测（CAD）软件，检测和测量 CT 扫描图像中的肺结节》	DG55
介入手术指南	Interventional procedures guidance（IPG）	评估介入手术的有效性和安全性	601	《外周动脉病变中钙化动脉的血管内碎石术》	IPG780
高度专业化技术指南	Highly specialised technologies guidance（HST）	对于新的和现有的高度专业化药物和治疗方法的推荐意见	28	《阿法诺肽治疗红细胞生成性卟啉病》	HST27

四、苏格兰校际指南网络

苏格兰校际指南网络（Scottish Intercollegiate Guidelines Network，SIGN）由苏格兰皇家学院协会于 1993 年成立，致力于提高医疗服务质量和效率，通过制定循证医学指南来支持临床决策，其制定的指南在全球范围内具有高影响力和认可度。SIGN 汇集了一支由临床医生、卫生和社会护理专业人员、患者代表及广泛的个人组成的专业团队，形成了一个多学科、多专业的合作网络，目标是制定和传播基于当前最可靠证据的国家临床指南，致力于通过减少医疗实践和结果方面的差异，提高整体的卫生保健质量。SIGN 的指南制定过程严格遵循科学文献的系统回顾，确保了其内容的科学性和准确性。这些指南的制定旨在将最新的医学知识转化为实际临床实践，以促进医疗质量的持续改进。同时还特别关注患者教育，制定了易于理解的患者指南，帮助患者更好地理解他们的疾病状况，以及如何与医疗专业人员合作，共同管理健康。这些患者指南提供了宝贵的信息，使患者能够更加积极地参与到自己的健康管理中。

SIGN 的官方网站提供一系列覆盖广泛临床领域的指南，主要包括心血管疾病、糖尿病、肿瘤和传染病等关键领域，它们不仅在苏格兰国内被广泛采纳为医疗实践的标准，而且在全球范围内也得到了许多国家和地区医疗机构的高度认可和参考。

五、爱尔兰临床疗效委员会

2010 年 9 月，为了响应患者安全和质量保证委员会的关于建立患者安全文化的倡议，爱尔兰政府启动了患者安全第一倡议。其倡议的一个重要组成部分是爱尔兰的临床疗效框架（national framework for clinical effectiveness）。临床疗效涉及多个领域，其主要内容是制定、调整、使用临床实践指南以支持循证实践，以及通过临床审计来改善护理结果。

爱尔兰临床疗效委员会（National Clinical Effectiveness Committee，NCEC）成立于2010 年 12 月，负责制定、修改爱尔兰的临床疗效框架。爱尔兰临床疗效委员会是由其临床指南和临床审计的利益相关者组成的。爱尔兰临床疗效委员会的任务是为爱尔兰政府所认可的临床指南和临床审计提供一个框架，来更好地改善临床实践。

爱尔兰临床疗效委员会的职权范围包括：①确定爱尔兰卫生系统的临床指南和临床审计的实施顺序。②施行适用于爱尔兰卫生系统的临床指南和临床审计的质量标准。③传播关于如何制定临床指南、开展临床稽查的标准，如何将临床指南和临床稽查相联系，以及关于开展临床稽查的方法学标准相关的内容。④向爱尔兰卫生系统推荐符合质量要求的临床指南和应该进行的全国范围的临床审计。⑤与其他机构合作，公布经批准的临床指南和临床审计结果。⑥定期报告经批准的临床指南的实施情况。

六、加拿大医学会临床实践指南文库

加拿大医学会临床实践指南文库（Canadian medical association CPG infobase）于1995年由加拿大国家、州或地区医学卫生组织专业协会、政府机构和专家小组共同主办并认可，网站上还链接有加拿大医学会制作的《临床实践指南手册》。CMA 信息库目前包含 1200 多份临床实践指南，这些指南由位于加拿大的权威医疗保健组织制定或认可，网站中一半以上的指南有全文。

第二节　主要国际组织的指南制定方法

一、世界卫生组织指南制定方法

（一）指南的规划

在指南制定之前首先需要考虑是否有必要制定指南，明确指南的目的与目标人群、开始制定与指南完成的时限、如何实施推荐意见、参与制定的主体，其他需要注意的事项包括出版形式，以及确定指南的范围等。

（二）确定指南制定的参与者

制定 WHO 指南需要成立四个小组，包括指导小组、指南制定小组（Guideline Development Group，GDG）、外部评审小组及系统评价小组。除小组以外，指南制定中还包括其他个人和团体，如方法学家、专业技术顾问、GDG 会议观察员、指定的撰写人或编辑等。

指南的资助者不得参与指南制定过程，也不应影响推荐意见。除 GDG 会议观察员外，所有参与指南会议的专家都需在会议前填写利益声明表。具有重大利益冲突（无论是经济性还是非经济性）的候选人不得加入 GDG。

（三）撰写指南计划书

指南计划书是指概述提议指南的论据和范围及制定过程中涉及的方法和资源的

文件。指南计划书的模板可在 WHO 指南评审委员会（Guidelines Review Committee，GRC）内部网站中查阅，计划书的必要组成部分包含：背景和环境、制定指南的原因、目标人群、受推荐意见影响的个人、其他相关指南、目的和目标、指南制定的贡献者、GDG 的管理、利益冲突、制定关键问题、系统评价方法、证据到推荐意见、撰写指南文件、同行评审、后勤工作和资源、实施和评估及更新。

（四）形成问题和选择结局

确定关键问题和优先结局的步骤包括：①产生初始问题清单。②起草 PICO 格式的关键问题。③列出相关结局。④评审和修订。⑤对关键问题进行优先级排序。⑥评价结局。⑦最终确定关键问题及至关重要的结局。

（五）证据检索和综合

WHO 指南中的推荐意见应当建立在对科学文献进行系统评价的基础上，系统评价的步骤主要包括：①制定并最终确定关键问题及研究纳入排除标准。②明确信息来源并检索原始研究。③研究选择与数据提取。④评估单个研究的偏倚风险。⑤结果和结论的综合与报告。⑥制定系统评价的最终报告。

（六）证据质量评价

WHO 使用 GRADE 方法来评估证据体并制定和报告推荐意见。证据评价和证据总结制定由具有 GRADE 使用经验的方法学专家执行。受托为 WHO 指南制定提供支持的系统评价小组必须能够熟练使用 GRADE 进行证据评价。

（七）制定推荐意见

推荐意见评估主要考虑证据质量、利弊平衡、患者偏好和价值观、资源影响、问题优先级、公平性和人权、可接受性及可实施性。推荐意见的强度说明了 GDG 对实施推荐意见有利和不利结果间平衡的信心程度。

（八）指南的制作和发布

为使指南及时到达目标人群手中，需要仔细规划指南的制作和发布。具体而言，包含以下 5 个部分。

1. 指南结构　所有的指南都要有执行摘要、主体和附录。摘要应包含指南的主要推荐意见；正文应包括目录、引言、方法、推荐意见和结论；系统评价、结果评级、结果总结、GRADE 证据概要表、证据 – 决策框架和表格，以及其他相关文件可用附件形式提供。

2. 同行评审　WHO 指南在草案最终确定发布之前应进行同行评审。外部评审小组以及 WHO 总部和区域办事处的相关部门对同行评审负主要责任。

3. WHO 指南的制作和发布过程　WHO 指南的制作过程应和其他 WHO 出版物保

持一致，具体内容可通过 WHO 工作人员和 WHO 内部网络获取。

4. 传播　传播包括指南的获取，指南有效性的宣传及其大范围发行。

5. 更新　WHO 指南需要发布一个"复核（review-by）"日期，以说明推荐意见在多长时间内有效。有效期的长短没有绝对的标准。决定指南复核的日期时，要考虑这一研究主题更新的频率、尚未发现证据的问题和潜在需要的新建议。

（九）指南的改编、评估和实施

改编、评估和实施是完成指南制定过程的步骤。实施新指南会引出新的影响证据和研究问题。需根据新证据继续对实践进行再评估，并更新指南。

1. 改编　考虑到当地的环境和资源状况，对 WHO 指南的改编应在地区、国家或者更低一级机构的层面完成。翻译也是改编过程中的一个要素。

2. 评估　使用监测和评估系统收集和分析数据，以评估指南的效果和影响。指南应该对主要推荐意见的结果或者绩效评估进行监测。

3. 实施　实施一般是国家或更低一级机构的职责，这也是为何让这些机构参与指南制定过程的原因。WHO 总部和区域以及国家办事处可通过在国际会议上宣传新指南，提供指南传播研讨会、工具、资源和整体协调的方式支持实施活动。

二、国际指南协作网指南制定方法

GIN 提出了一套高质量指南的最低标准。这些标准包括指南制定小组的组成、决策过程、利益冲突、指南目标、制定方法、推荐意见、证据评级、指南审查以及更新流程等各个方面。

（一）成立指南制定小组

指南制定小组应包括不同的相关利益方，如医疗专业人士、方法学专家、卫生经济学家、患者或其他医疗消费者，通常认为由 10 ～ 20 人组成的指南小组最为合适。指南制定小组负责审查证据，将证据转化为推荐及撰写指南等。

（二）决策过程

指南的制定是以证据为基础，各个群体达成一定共识的过程。在选择和解释证据、将证据转化为推荐，以及在缺乏证据时如何处理等方面，都需要达成共识。GIN 建议通过名义群体法、德尔菲法和正式投票法来达成共识，且无论采用哪种方法，指南都应明确规定应该参与的人数并记录达成共识的过程。

（三）利益冲突

指南应对指南制定小组成员的财务和非财务利益冲突进行说明，还应说明如何记录和解决已发生的利益冲突。除此之外，指南应明确说明赞助组织及其在临床指南制定中的作用，还应充分说明向指南作者提供的任何酬金或资助。

（四）指南目标

指南应明确说明其目标和解决的关键问题。范围包括诊断标准、治疗方案的利弊、评估的主要结局、目标患者人群以及指南的使用人群。

（五）制定方法

指南应明确详细地说明制定所使用的方法并附有对制定过程的清晰描述，可以在指南文件或附件中说明。指南制定方法应包括选择小组成员、审查证据、制定推荐意见、传播和实施指南等各个方面。

（六）推荐意见

推荐意见应以科学证据为基础明确阐述，说明其优势、劣势及成本。旨在为指南使用者提供明确方向，尽量实现对成本的量化，考虑资源和可行性、患者和护理人员的偏好，以及伦理和法律问题。推荐意见的表述应尽量避免使用含混不清的词语和短语。

（七）证据评级和推荐

指南应提供证据评级来说明证据质量及推荐强度。指南制定者应采用标准化方法对证据进行综合和分级。根据对证据一致性、临床疗效、适用性、可推广性及患者偏好的评估，来确定推荐强度。明确证据质量分级和推荐强度，提高临床指南的可信度并推进其实施。

（八）同行评审和利益相关方磋商

指南出版前应由指南小组以外的利益相关方进行审查，审查者可包括外部专家、发起组织代表和公众成员，还应包括对证据报告和指南制定方法的审查。指南中应附有外部审查过程的相关说明。

（九）指南更新

指南应包括有效期限和指南小组更新计划，保持指南更新过程的透明度。制定者应前瞻性地确定是否需要以及何时更新指南，定期更新指南以反映新的证据和实践变化。

三、英国国家卫生与临床优化研究所指南制定方法

（一）确定指南范围

指南涵盖的范围应包括：指南针对的医疗机构、疾病、患者人群、干预与治疗措施、主要结局等；识别并决定与其他 NICE 指南的重叠部分；考虑利益相关者对所确定的范围的意见；拟定范围草案并进行最后协商确定。

（二）成立指南制定小组

指南制定小组应是多学科的，包括研发团队、信息专家、流行病学家、系统评价专家、统计学家或经济学家、患者及其照顾者等。通常由 13 ～ 15 人组成。一般会议的次数取决于指南主题的规模和范围。每个主题通常有 2 ～ 15 次会议；大多为期 1 天，但有些会议可能会持续 2 天。

（三）形成系统评价问题

系统评价问题源于指南范围内的临床问题，涵盖范围中规定的所有关键领域，包含更多细节。系统评价问题包括治疗问题、诊断问题和预后问题。如使用 PICO 原则形成结构化的治疗问题；使用 PICTO 框架形成诊断问题，分别代表人群（Population）、待评价试验（Index test）、比较标准或参考标准（Comparator or reference standard）、目标疾病（Target condition）、结局测量（Outcome measure）。提出问题后，制定研究的纳入排除标准、文献检索策略、系统评价的方法等。

（四）文献检索

由信息检索专家制定全面的检索策略，检索词通常应包括主题词和自由词，保证文献检索的过程是透明的、全面的、可重复的。检索在书目数据库、网站和其他来源上混合进行，具体取决于系统评价问题的主题和所寻求的证据类型。对于临床干预有效性的评价，优先检索 Cochrane 对照试验中心注册库（Cochrane central register of controlled trials，CENTRAL）、Cochrane 系统评价数据库（Cochrane database of systematic reviews，CDSR）、Embase、MEDLINE 等。临床安全性审查问题还应优先考虑 MHRA 药物安全更新和国家患者安全警报。对于抗微生物药物耐药性的评价，优先考虑英国卫生安全局的英国抗生素利用和耐药性监测计划（ESPAUR）报告和英国卫生安全局的抗生素耐药性当地指标。特定主题的来源示例包括：PsycINFO（心理学和精神病学）、CINAHL（护理和专职医疗专业）、ASSIA（应用社会科学索引和摘要）、HealthTalk 和其他来源。

（五）证据综合

在进行证据综合时，首先需要依据既定的纳入和排除标准挑选相关研究。初步筛选过程通过审阅题目和摘要来完成，随后进行全文阅读以进一步筛选。在评估研究质量的环节，由一位专业人员独立执行，为减少可能出现的错误和偏倚，会从已筛选的研究中随机抽取一定比例，由两位评估者独立进行质量评价。评价过程遇到意见不一致的情况时，可以通过讨论来解决分歧。在整合证据的过程中优先采用 Meta 分析的方法，对收集到的数据进行统计合成。此外，依据 GRADE 证据质量分级标准，对证据的质量进行严格分级。对于经济学证据的质量和评价结果，使用经济学证据总结来反映成本效果分析（cost effectiveness analysis）。

（六）制定指南推荐意见

指南的推荐意见基于最佳的临床效果和成本效益证据，同时考虑各结局的相对重要性、干预措施的利弊、资源使用和健康净收益。当干预措施的潜在益处明显大于风险，并且可能具有成本效益，则强烈推荐；当益处和风险无法确定，则推荐强度减弱。推荐意见的措辞建议明确说明，以动词开头，例如"提供或不""考虑""衡量""建议""讨论""询问"等。当证据缺乏、质量太低或不确定而无法得出确切的结论时，可根据专家共识形成指南推荐意见。

（七）撰写发布指南

指南结构主要包括：指南介绍，指南制定的方法，系统评价的问题、证据总结、经济学证据总结、指南推荐意见，参考文献，附录。指南发布前须重视和讨论利益相关者的意见。使用一系列方法来提高对指南的认识，例如通知注册利益相关方指南的发布、发布新闻稿和博客、开展培训会议或研讨会。一般每 3 年更新指南，可以及时补充新的内容和修正错误。

四、苏格兰校际指南网络指南制定方法

（一）成立指南制定小组

在新的指南制定开始时，SIGN 执行部门会与所有相关机构进行讨论，成立指南制定小组，小组成员要求：①多学科，包括所有相关的临床专业代表。②与当前的护理实践相关，召集专家和学者积极参与日常医疗保健服务。③包括特定项目所需的技能和专业知识，必要时可包括卫生经济学家、社会工作者。④具有地理代表性，包括来自苏格兰各地城市中心和农村地区的参与者。制定小组通常由 15 ～ 25 名成员组成。

（二）选择指南主题

SIGN 主要根据疾病的负担、医疗实践和健康结局中存在的差异，以及改善结局的潜力来选择纳入指南的主题。一般考虑以下标准：①苏格兰国民健康保险制度的临床优先领域。②临床不确定领域，如实践或结果存在较大差异。③证实有效的治疗措施，并可以降低死亡率或发病率。④医源性疾病或具有重大风险的干预措施。⑤相关利益相关者表明对指南的必要性。

（三）系统评价

①明确关键问题。使用 PICO 格式将指南内容分解为一系列结构化的关键问题，构成文献检索的基础。②文献检索。文献检索必须集中在解决每个关键问题的最佳证据上，考虑系统评价（包括 Meta 分析）、随机对照试验、观察性研究、诊断性研究、经济学研究。③检索数据库。包括考克兰图书馆（Cochrane Library）、医学文献联机数据库

（MEDLINE）、医学文摘资料库（Embase）、与主题相关的网站、WHO临床试验注册平台等。④筛选。筛选分为两个阶段，首先排除与关键问题明显不相关的或研究类型不相关的研究，再排除明显不符合纳入和排除标准的研究。⑤评价文献。一旦被选定为潜在的证据，则会对研究所采用的方法学进行评价以保证其可靠性，评价标准因研究类型而有所不同，至少两名有相关经验的人员进行评价。

（四）评估证据质量

基于GRADE系统方法学对于证据体进行质量评价，需要考虑：①证据体研究的可靠性。最先考虑的一点即构成特定问题相关证据体的研究的偏倚风险。②研究间结果是否一致，也被称为异质性。针对某一特定结局对所有研究进行回顾，以明确是否均支持或反对。统计学异质性通常通过Meta分析来确定。③研究是否与目标人群相关。这通常被称作证据的直接性或适用性或外部有效性，其主要关注证据在多大程度上能直接应用于苏格兰NHS。④对于效应量估计是否可靠。常被称作效应值的精确性，一般用95%可信区间进行表示。⑤是否确定已纳入所有相关证据。这一问题与发表偏倚相关，即仅有部分研究结果（通常为阳性结果）得以报告的情形。一般情况下无法明确是否存在发表偏倚，评价人员只能提示可能或是不可能。

（五）形成推荐意见

①指南制定小组应考虑其他可能影响推荐强度的因素：对确定的选择的把握度、平衡利益与风险、患者对不同结局的看法、平等性、成本与利益。② GRADE决策过程的结果将产生强推荐和弱推荐。以下情况可以强推荐：高质量证据、临床效果的高度确定性、干预措施的缺点很少、患者的接受程度很高。以下情况可以弱推荐：证据质量不高、对实践中的预期效果不确定、需要平衡治疗的利弊、患者可能有不同程度的接受度。

（六）草案咨询和同行评审

SIGN通过以下方式向更广泛的卫生和社会护理界征求对新指南草案的反馈意见：公开咨询、全国公开会议和同行评审。

（七）指南的实施

指南实施面临两大阻碍：即指南本身内部障碍和与临床环境及特定情况相关的外在障碍。SIGN通过对不同指南拟定实施方案来解决外部阻碍因素，包括四方面内容：优化措施、提升认知并促进教育、构建网络和提供指南实施支持资源。

五、爱尔兰临床疗效委员会指南制定方法

NCEC将临床指南的制定和实施过程分为计划、制定、传播、实施、评估、修改6个阶段，形成一个循环。6个阶段是相互关联、相互影响的。

（一）计划

该阶段由 8 步组成，具体内容为：

1. 明确计划　指南制定者在指南制定前，需先考虑指南与国家的卫生计划、政策的关系，检查之前是否制定过，或者现在正在制定相同主题的指南。

2. 选择主题　指南的制定者应明确说明目前对于临床指南的需求情况，如目标疾病对患者和卫生系统造成了沉重负担、指南能否降低医疗开支等。

3. 确定目标和范围　指南的制定者应明确临床指南拟解决的问题、指南的预期效果、指南制定小组的职责范围等。

4. 识别利益相关者　需要让利益相关者参与到指南制定过程中，考虑指南对不同领域的具体影响。

5. 建立指南制定小组　指南制定过程涉及多个学科的多个方面，要求制定小组为多学科团队。

6. 制定指南小组的沟通计划　沟通计划应包括沟通的时间、地点、参与者、沟通内容、沟通目的等，通过高效的沟通计划进行指南制定的准备工作。

7. 评估资源　需要指南制定小组对指南制定所需的资源进行评估，包括人力、物力、资金支持等。

8. 利益冲突的管理　指南制定小组应尽最大努力，减少指南制定过程中的利益冲突。

（二）制定

该阶段由 11 步组成，具体内容为：

1. 临床问题的确定　建议基于 PICO 原则，构建指南的临床问题。

2. 文献检索　基于临床问题，构建检索策略，对现有研究证据进行检索。

3. 文献筛选　基于文献检索的结果，对纳入的研究进行筛选，以排除与指南制定过程无关的文献。

4. 对纳入的指南进行质量评估　应由至少两名研究者进行背对背评估，确定其中的高质量证据或推荐意见。

5. 对纳入研究的质量评估　可以用 CASP 等质量评估工具，也应至少由两名研究者进行背对背评估，确定其中的高质量证据或推荐意见。

6. 新指南的拟定　基于前两个环节的结果，基于已纳入指南的证据和推荐意见，决定是在原有指南基础上进行修订更新，或是制定新的指南。

7. 撰写指南草案　根据 NCEC 临床指南模板，撰写临床指南的草案。

8. 论证修改　将指南草案交予更广泛的利益相关方进行协商和后续修改。

9. 外部评审　将指南交予指南制定小组以外的专业评审人员，进行指南的评审。

10. 整合修改　基于外审的结果进行最后的修改，形成指南的最终稿。

11. 发布　将定稿的指南交由专业机构批准后，发布施行。

（三）传播

要求制定相关传播计划，通过提供指南的电子版，利用媒体、专业期刊，开展相关培训等方式尽量广泛地传播指南。

（四）实施

要求指南制定小组在制定指南的过程中也制定指南的实施计划，分析指南在实施过程中可能遇到的问题，并制定解决方案和协助指南实施的工具。指南的实施过程应采用问责制，明确在国家和地区各层面实施指南的负责人，并基于实施环境和资源来达到最好的实施效果。

（五）评估

评估阶段由 5 步组成，具体内容为：

1. 确定评估专家　在评估的所有阶段（如规划、数据收集、分析、报告撰写）都应咨询相关专家。

2. 确定评估内容　在制定指南的同时制定评估计划，包括应评估的内容、评估方法等。

3. 确定数据收集方法　通过电子病历、问卷调查、访谈等方式收集评估需要的数据。

4. 确定评估细节　指南制定小组应决定评估的其他细节，比如通过评估某一特定环境中的特定实施策略来分析实施策略的效果。

5. 学习与分享　与指南有关的评估结果应该反馈给相关的研究者或利益相关方，来促进对指南的持续改进。

（六）修改

指南制定小组应制定指南的证据评估和更新计划，明确指南需要进行更新的标准，并基于更新计划，在指南需更新时进行更新，确保指南的有效性。

六、加拿大医学会临床实践指南文库指南制定方法

（一）判断是否需要指南

首先需要解决的问题为是否需要制定临床实践指南，即 CPG 是否能够改善已知的医疗差异。对省级或国家数据库（例如，加拿大健康信息研究所或其他省级健康数据来源）的评估可能显示出医疗实践或结果的不一致性。新的证据、法规、技术或程序也可能会引发关于最佳医疗手段的疑问。判断是否需要指南还需要考虑该领域是否有充分的研究，是否有足够的资金进行 CPG 制定等。

（二）成立指南制定小组

指南制定小组既需要由多学科人员构成，保证专业知识的权威性，又需要进行有效的团队合作。在 CPG 制定之前，工作组可以由少数核心成员组成。在决定进行指南制定之后，更广泛的代表将有利于最终的接受度。指南制定小组可以考虑包含以下成员：主席、专业团体代表、方法学家、患者或公共代表、政策制定者和行政支持人员。

（三）确定共识方法

指南制定小组应当在正式开始前就确定选用的共识方法，推荐的专家共识方法包括名义群体法、德尔菲法、改良德尔菲法。

（四）确定临床问题

小组就具体需要回答哪些问题达成共识，推动证据检索、质量评估和推荐意见的形成。

（五）执行系统检索

利用工作组商定的关键词对选定主题进行系统的文献检索。主要的证据来源是各类数据库中的原始研究和系统评价，证据的搜索还应包括来自该领域专家的意见、手动检索期刊，以及查阅文章和书籍中的参考文献列表。

（六）选择和评价研究质量

指南制定必须确定选择和评价研究质量的标准，该标准应当系统且透明。推荐采用 GRADE 与 SIGN 方法学清单进行评价。最好由两名研究人员对所有研究独立进行评估。

（七）形成推荐意见

工作组需要形成循证且有价值的推荐意见。推荐意见的形成可以参考 GRADE、SIGN 和 SORT（the strength of recommendation taxonomy）方法，应当全程清晰记录考虑的因素、证据以及推荐意见形成的过程。

（八）撰写指南

可以参见指南标准化会议（conference on guideline standardization，COGS）工作组制定的指南报告清单。

（九）同行评审与测试

向目标群体、利益相关者和专家征求有关 CPG 的意见。专业组织和学术领袖在评估和认可 CPG 方面发挥着重要作用。在大规模推广指南之前，可以在少数部门或医疗团队对 CPG 进行测试。

（十）指南更新

以下做法有助于确保及时进行必要的更新。首先，由熟悉该主题的人员，如考克兰（Cochrane）审查组，定期进行搜索以检查新的发展情况；其次，由 CPG 工作组识别可能需要修订 CPG 的研究，主动进行相关领域的搜索；再次，CPG 工作组可以选择由未参与 CPG 开发的专家对其 CPG 进行审查；最后，可以成立一个持续存在的 CPG 小组，每位成员在固定时期内任职于 CPG 小组，可能会轮换成员。

（李云、张煦东、张居文、于凡雅、陈薇）

第四章　中医临床实践指南现状、问题与挑战

中医临床实践指南（以下简称"中医指南"）的制定与修订，作为中医药现代化和规范化的重要组成部分，经历了从基于专家共识制定到遵循循证医学方法和规范的长期发展，并臻于完善。这些指南通过系统的文献检索，融合中医理论、多方专家意见及循证医学证据，为中医临床诊疗提供了科学的指导，有效地推动了中医药在临床实践中的应用。循证医学提出了一系列规范的方法，用以指导指南的制定，从而确保这些指南的科学性和质量。高质量的中医指南能够为医疗从业人员提供标准化的操作流程和规范的诊疗标准，从而减少医疗差错，确保患者安全。同时，这些指南还能提供有效的医疗措施、减少医疗资源浪费，并提升诊疗效果和服务质量。

随着中医药在全球范围内的推广，中医指南的制定和应用受到了政府和专家的高度重视。然而，中医指南的发展依然面临着诸多挑战。首先，中医的独特性和复杂性增加了中医指南制定的难度，这要求在中医传统理论和现代医学研究方法之间找到平衡点。其次，中医指南的质量评价体系尚未完全建立，现有的评价工具和标准多源于西医体系，而专为中医指南设计的质量评价工具的适用性仍需进一步验证和完善。最后，中医指南在临床中的应用受到地域、医院等级、医生个人水平等多种因素的影响，这导致了中医指南普及和执行上存在差异。本章内容将深入分析中医指南在过去20年的发展状况、质量评价体系现状，以及所面临的问题与挑战。我们期望通过本章节的探讨，为中医指南的政策制定者、编制者及医疗从业者提供有价值的信息和见解，以推动中医指南的进一步完善和优化。

第一节　中医临床实践指南的现状

中医指南的制定最早可追溯到20世纪80年代，为实现中医药现代化、国际化，中医药领域开展了一系列中医药标准化研究项目，以推动中医指南的发展。1994年，国家中医药管理局发布了涵盖了不同临床分科的中医病证的诊断、治疗与疗效判定标准，这为中医指南的制定奠定了基础。早期的中医指南主要基于专家共识，缺乏规范化的制定流程和循证医学证据支持，与现代意义上的指南存在较大差异。尽管如此，这些标准对于规范中医临床实践和提升诊疗水平起到了积极的作用。90年代后期，随着循证医学方法的引入，部分学者开始尝试基于循证方法制定中医指南。2003年，《传染性非典型肺炎（SARS）中医诊疗指南》的发布，标志着中医指南开始正式走向规范化。

21世纪以来，中医指南进入快速发展时期，其发展历程大致可分为四个阶段。第

一阶段（2000—2008 年），在《中医药标准化发展规划（2006—2010 年）》的指导下，国家中医药管理局和行业学会针对常见病、多发病及重大疾病的防治，开展了一系列中医临床病证诊疗指南的制修订工作。2008 年《中医内科常见病诊疗指南》的发布，对于中医临床实践指南的发展和标准化工作具有重要意义。中医指南也在 2008 年达到了第一个发布高峰。第二阶段（2009—2012 年），2010 年国家中医药管理局发布《中医药标准化中长期发展规划（2011—2020 年）》，与此同时，2011 年中国中医科学院、中国针灸学会在世界卫生组织西太区的资助下，先后制定了《中医循证临床实践指南·针灸》《中医循证临床实践指南·中医内科分册》和《中医循证临床实践指南·专科专病》等中医系列指南，涵盖了 20 多种疾病。这一时期，中医内、外、妇、儿等各个学科领域的指南发布量大幅增加，并于 2012 年达到第二个发布高峰，其中《中医儿科常见病诊疗指南》标志着第一份严格意义上的中医循证临床实践指南的产生，在中医指南的发展历程中具有重要意义。第三阶段（2013—2019 年），中华中医药学会组织制定了大量中医各专科临床诊疗指南，2013 年最早以英文撰写的循证中医指南《中医药治疗慢性胃炎临床实践指南》问世。2015 年，中华中医药学会以团体标准的形式发布了《中医临床诊疗指南编制通则》，规定了中医指南制定的技术方法、结构和编写要求，这极大地规范了中医临床循证医学指南的制定方法和规则。该阶段的指南发布也在 2019 年达到了高峰。这 3 次高峰，均离不开国家中医药管理局及中华中医药学会的重视与领导，3 次大型中医常见病临床诊疗指南的编写工作，使中医临床实践指南的制定得到了迅猛发展，后续形成了一批采用国内外公认的循证临床指南编制方法的中医指南，极大促进了中医药标准化进程。第四阶段（2020 年至今），2022 年，国务院办公厅印发《"十四五"中医药发展规划》，强调加快中医药循证医学中心建设和制定并实施一批能体现"宜中则中、宜西则西"的中西医结合临床诊疗方案。这一阶段，国家层面的顶层设计推动了中医药循证医学的快速发展，这也是中医指南方法学研究得以完善和提升的重要契机，或将促进中医指南发展达到新的高度。

截至 2019 年 12 月，已发布 527 部中医指南，其中指南 482 部，专家共识 / 共识意见 45 部。在研究方法方面，403 部中医指南基于专家共识法制定，124 部基于循证方法制定。这些指南涵盖了 21 个系统疾病，主要集中在消化系统疾病、肌肉骨骼系统或结缔组织疾病、损伤、中毒或外因的某些其他后果、泌尿生殖系统疾病等。中医指南中有推荐意见及证据分级的有 124 部，其中 115 部对推荐意见有明确的等级定义。目前，中医指南制定中采用的证据分级标准共有 10 种，主要以刘建平学者制定的"中医药临床研究证据的分级标准"、Delphi 分级标准、中医药行业标准、GRADE 系统为主。在中医指南更新方面，有研究指出仅有 75 部中医指南或共识是更新版，平均更新周期为 4.09 年，这表明中医指南 / 共识更新率低，平均更新周期较长，在更新机制上尚待完善。由统计数据可见，中医指南数量在逐渐增加，涉及多系统病证，由于目前大多数公认的证据质量和推荐强度分级标准均来自国外，并不完全适用于中医指南的制定，而国内中医指南的证据质量及推荐强度分级标准不统一。中医的治疗方法很多源自古籍，其结局指标与现代医学存在差异。中药通常以组方形式应用，难以进行单一成分的比较，处理异质性问题存在难度；许多中医研究以个案报告为主，常被评估为低质量研究。因此，如何科学地确定中医指南推荐意见的证据质量和推荐强度分级标准，是一个需要深入讨论的问题。

尽管中医指南的制定工作起步较晚，但通过近年来的不断发展，已发布了大量中医指南，极大促进了中医临床实践标准化和规范化，并构成了基本的中医指南体系。然而，现有中医指南主要是由相关机构组织临床专家进行编写，存在着编写成员较为单一，覆盖面不够广泛，制定方法有待规范、缺乏体现中医学的特点，缺少高质量临床研究证据的支持等情况，造成大多数指南并非真正的循证指南。因此，系统开展循证指南的相关研究，严格遵循指南方法学，并制定具体的循证中医指南，是目前亟须完成的工作。

第二节 中医临床实践指南的质量评价

中医指南是中医药标准化的核心组成部分，其质量直接关系到中医药标准的整体质量和中医药行业的健康发展。长期以来，学术界和医疗界对中医指南的发展给予了广泛关注。临床指南的质量评价是确保医疗建议科学性、实用性和透明度的关键步骤，有助于增强临床医生和决策者在选择和应用中医指南时的信心，提高临床疗效，保障医疗服务的质量。因此，科学有效的评价方法对于提升中医指南的质量评价至关重要，尤其在其制定、评价和推广应用过程中。

尽管我国在中医指南制定方面取得了一定进展，但在质量评价方面仍有待提高。目前，中医指南在研发和应用过程中面临若干挑战，一些指南存在方法学上的缺陷，这些缺陷影响了指南的真实性和可靠性。虽然过去 20 年中医指南质量已得到极大提升，但与国际临床实践指南方法学质量相比，仍有较大差距，特别是在指南编辑独立性、制定过程的严谨性及多学科团队构成方面。

一、临床指南质量评价常用工具

指南质量评价工具是指评价指南制定过程的方法学质量，旨在评估指南的科学性与可靠性。高质量的指南能够确保指南内容不仅基于最佳可用证据，并适应多样化的临床情境，同时保持高标准的透明度和一致性。目前，常用的指南质量评价工具主要有临床指南研究与评价系统 II（appraisal of guidelines for research and evaluation II，AGREE II）和中国临床实践指南评价体系（appraisal of guidelines for research and evaluation-China，AGREE-China）。

（一）AGREE II

AGREE II 是在 2003 年发布的 AGREE 基础上，于 2009 年更新发布的。AGREE II 通过六个维度对指南进行评估：范围和目的、参与度、严谨性、清晰度、应用性和独立性。这六个维度进一步细分为 23 个条目，为指南的整体质量提供了量化分析。尽管

AGREE Ⅱ被广泛使用，但也存在一些局限性：①评估者须具备高度专业的循证医学方法学知识，以确保评估的准确性。②工具没有明确设定不同领域和条目的权重，这可能影响评价的平衡性。③使用 7 分等级表，但缺乏具体评分标准，且评价过程较为耗时。④某些条目可能不完全适用于中国国情，需要进一步本地化调整，以确保其适用性。⑤主要侧重于指南的方法学质量，而不直接评估指南的具体内容或支持建议的证据质量。⑥对指南的临床适用性和实施后传播效果的评估涉及不足。

（二）AGREE-China

AGREE-China 是在 AGREE Ⅱ框架的基础上，由复旦大学循证医学中心王吉耀教授团队根据中国临床实践的特点和中国临床指南评价工作的需要而开发的本土化指南评估工具。该工具清单包括 5 个领域：科学性和严谨性、有效性与安全性、经济性、可用性与可行性、利益冲突；涵盖 15 个条目，并包括 1 条整体评价（指南的整体印象：强推荐、弱推荐、不推荐）。在考虑到不同条目的权重时，AGREE-China 去除了不符合我国国情的条目，并对范围和目的、参与人员、严谨性 3 个方面进行了整合，同时增加了经济性领域的评估。此外，精简了应用性领域的条目，并明确了每 1 分值的具体含义。相较于 AGREE Ⅱ，AGREE-China 的评分体系更加具体，评判的差异性更小，可操作性更强，更符合我国的实际需求，因此，更适合作为中国指南的质量评价工具。然而，AGREE-China 评价量表在某些方面仍然与 AGREE Ⅱ相差不大，特别是在科学性 / 严谨性领域。此外，该工具评价时点的描述存在模糊性，未充分考虑到临床适用性评价。评估者同样须具备高度专业的循证医学知识。自 2018 年发布以来，该工具的使用率较低，相关指南质量评价仍以 AGREE Ⅱ为主。

二、中医临床实践指南质量评价工具

目前中医指南的数量在持续增长，但普遍面临质量上的挑战。虽然现有的评价工具，如 AGREE Ⅱ和 AGREE-China，在中医指南的评价及反向促进指南质量改善中发挥着重要作用，但这些质量评价工具并不完全契合中医指南特点。因此，建立一个完善的、适用于中医药领域的指南评价体系，并形成科学有效的指南评价方案显得尤为迫切。

中医药的发展源于临床实践，强调个人经验的总结，且干预措施变异性大，疗效的重复性相对较差。因此，这些特点决定了中医指南不可能完全照搬国外指南制定、修订与评价方法，结构上要遵循规范标准，内容上要突出中医药理论的特色，这也是制定中医指南评价清单时应考虑的关键问题。为了解决这一问题，由陈薇、刘建平等循证医学方法学专家领导的团队，参考国际公认的评价工具制定流程和方法，结合中医药领域的特点，经过中医药领域权威的临床专家与方法学家的深入论证，提出了一套中医指南的质量评价建议清单。该清单细分为 16 个条目，旨在帮助指南制定者在初稿完成后快速识别并改进中医指南质量问题，以便有针对性地提升指南质量。该清单适用于中医指南的质量评价，并且已被纳入中华中医药学会的团体标准。该清单特别强调了中医特色条目，如对中医病名、证候、汤药、中成药和针灸的描述，并对指南的文献检索过程提出了详细、严格的要求。清单还建议正确选择效应值和统计方法，以确保指南的科学性和实用性。此外，该清单未采用传统打分制，而是采用了更为简练的定性评价（是／否／不合适），更适合在指南制定过程中快速检验其完整性。

第三节　中医临床实践指南面临的问题与挑战

中医指南编制工作虽然起步较晚，但受益于国际循证医学指南的快速发展及其在我国的本土化应用，中医指南数量正在稳步增长。一个科学严谨且行之有效的指南制定流程应该是一个动态的循环过程，包括初步制定、修订、试行、实施、再修订和再实施等阶段。定期根据临床研究进展和医疗技术的最新成果更新指南，是保证指南科学性和实用性的关键。然而，目前中医指南在制定、修订和应用过程中，尚未形成一套完善的编制、评审、试行和更新机制，导致指南不能及时体现最新的研究证据和临床实践变化，从而影响其实用性、应用范围和可信度。尽管资源和管理体系的限制给中医指南的更新带来了挑战，许多指南的更新频率未能满足临床需求，但建立和完善这一机制对于提升中医指南的质量和实用性至关重要。

一、中医指南制定过程面临的诸多问题

（一）指南编写专家存在意见分歧

尽管目前中医指南制定逐渐重视制定流程的规范化和循证方法学的应用，努力遵循最新技术要求与规范，并重视众多利益相关方的参与，如临床专家、流行病学家、统计学家、方法学专家和患者代表等，以确保多学科、多领域团队成员的代表性和科学性，但在实际制定过程中仍面临诸多挑战。不同背景和经验的专家在某些治疗方法和实践上常常存在分歧，尤其在缺乏高质量证据的情况下，这种分歧可能影响指南的统一性，使其在某些方面存在争议，难以获得普遍共识。此外，尽管大多数项目组有方法学专家参与，但全程参与的比例并不高。虽然大多中医指南中专家信息涵盖了其所属院校／机构、专业／学科，但缺乏关于性别、职称及所属机构等级的详细信息。同时，在指南编写过程中，缺乏多维度的参与人员，尤其是基层中医药工作者、循证医学专家等关键学科专家的参与，以及患者和卫生政策制定者的反馈。这些不足之处限制了指南的全面性和实用性。

（二）指南的主题与临床问题定位不准确

中医强调辨证论治和个体化诊疗，导致不同医生在面对同一疾病时，由于理论流派和个人临床经验，导致的理解差异和临床辨证各异，致使诊疗方法多样且个性化强，不同患者的治疗效果差异显著。虽然这种方法在实际临床中具有很高的灵活性和针对性，但也给指南的标准化和普适性带来了巨大挑战。现有中医指南通常以某一疾病为主，结

合中医辨证情况提供临床诊治的参考意见，缺乏明确的主题和具体的临床问题。同时，临床及文献研究中涉及的疾病证型与许多标准指南提出的证型存在较大差异，这种情况导致指南提出的证型难以在临床上被广泛接受，也影响了其推广与应用。由此可见，由于中医学自身的特点及目前临床研究的现状，很难在临床上对所有问题达成共识，希望通过一个指南解决诊断、辨证、治疗等所有临床问题是不现实的。在制定中医指南的过程中，如果没有明确主题和具体的临床问题，不可能形成具有实际意义的指南。在中医指南中，如何广泛涵盖各类疾病与治疗方法，同时确保其内容的易理解性和实用性，是一个复杂难题。

（三）缺乏高级别的循证医学证据

在制定中医指南时，面临的核心挑战之一是缺乏高质量的循证医学研究证据。目前，中医指南所引用的证据主要来自观察性研究、病例系列或病例报告、专家观点、古籍文献，以及小样本随机对照试验。这些证据质量通常较低，而系统评价和多中心、大样本的随机对照试验等高质量研究证据相对稀少。此外，中文发布的系统评价质量普遍不高，且缺乏本土化的高质量临床研究作为支持，导致可用证据的数量和质量均不理想。尽管在非药物疗法领域，如针灸、气功和太极拳，近年来已有一些高质量的随机对照试验研究证据证明其疗效，并在部分指南中得到推荐，但在许多疾病的治疗上，中医疗法仍缺乏高级别的临床证据。但许多古典医籍记载的及临床医生长期积累的"行之有效"的经验，由于缺乏临床试验验证，却未能转化为高级别证据，这限制了中医指南现有证据的级别和质量。

（四）指南中缺少中医药证据分级与推荐意见的标准

循证临床实践指南的制定依赖于系统地搜集科学、客观的研究证据，并据此制定明确的推荐意见。在中医领域，这一过程尤为关键，但由于中医的特殊性和研究的局限性，证据级别判定和推荐意见的形成存在争议，影响着指南的质量。因此，确立一个科学、具有中医特色的临床证据评价和分级体系，对于中医指南的制定至关重要。目前，中医指南采取多种证据分级标准，包括刘建平提出的"基于证据体的传统医学证据分级"、汪受传提出的"基于 Delphi 法的中医文献证据分级标准"、GRADE 分级标准和Delphi 分级标准等。由于中西医理论的巨大差异，不能完全照搬目前国际上公认的西医临床证据质量评价和分级，以及推荐意见的分级体系。直接应用国际公认的评价体系并不完全适宜，而国内尚未建立统一的科学证据质量分级和推荐强度标准，现有多数分级系统并不包含推荐意见的形成。推荐意见是临床实践指南的核心部分，一般需要考虑证据数量、质量、一致性、实用性、可推广性等问题，还要根据证据级别、患者偏好、卫生经济学评价等对推荐强度作出说明。为了解决中医指南中从证据到推荐意见形成的决策标准的缺乏，以陈薇、刘建平等为核心的研究团队，系统调研了国内外临床实践指南从证据到推荐意见形成的考虑因素 / 标准的相关文献，并结合中医药特点，经过权威中医药临床专家和方法学家的论证，探讨建立明确、透明、符合中医药特点的从证据到推荐意见形成的参考条目及细则，最终确定了中医指南 8 个从证据到推荐意见形成的参考条目，包括中医疗法的优势性、临床效果、证据分级和来源、结局指标重要性、安全性、经济性、可行性和患者可接受性。这套证据评价和分级体系融合了中医学特色，并构建了一套科学严谨的从证据到推荐意见的要目，对于推动中医指南证据转化和临床推广应用具有重要意义。然而，为了进一步提升其效用和适用性，还需要在今后的指南制定中不断实施应用，并根据实际反馈进行细致的改进和完善。

二、中医指南修订更新机制不完善

《中华人民共和国标准化法实施条例》规定标准复审的周期性一般不超过 5 年。然而，根据"中医药标准与指南信息服务平台"的数据显示，中医指南普遍缺乏明确的更新周期和专门的史新小组来跟踪指南实施的动态。事实上，近 45% 的指南自发布以来超过 5 年未更新。这种滞后可能使指南无法及时反映中医药领域的最新研究成果，影响指南在临床中的应用价值。除了指南更新周期长、更新方法和步骤不清晰外，部分指南自发布后从未更新过，过时的推荐意见可能会对临床造成严重的误导。为了确保指南内容与最新的科学证据和临床实践保持一致，定期更新是必要的。然而，中医指南推荐的治疗措施多源于临床常用方法，新治疗方法较少，且随机对照试验在中医领域的应用存在局限，这些因素减缓了指南更新的频率，但定期更新的必要性并未因此而降低。此外，修订流程的规范性在很大程度上影响指南的质量，不当的修订方法可能导致推荐意见的不可靠性或错误，进而影响到临床决策。

三、中医临床实践指南推广和应用困难

中医指南的推广和应用面临困难。其中，临床医生对于中医指南的认知和采纳度不高是产生这一现象的重要原因。这一现象可能主要归因于以下几个方面：首先，指南的宣传和教育不足，导致医生对指南内容缺乏足够了解。其次，临床工作量大，医生倾向于依赖于既有的知识和经验，而非参考指南。最后，信息化资源限制也可能影响基层医生获取和应用指南。除了临床医生对于中医指南依从性不高以外，指南制定过程中的一些问题也可能影响其推广与应用。例如，指南制定团队的权威性不足、编写成员单一、指南内容未能达成广泛共识、制定方法不规范、未能体现中医学特点、推荐内容与临床实际脱节，以及推荐缺乏证据或者证据缺乏可信度等，这些问题都可能削弱临床医生对指南的信任和遵循意愿。此外，患者对中医指南的认知和接受程度同样关键。许多患者缺乏对中医指南重要性的认识或对其持有怀疑态度，这种认知和心理上的双重障碍阻碍了患者接受基于指南的治疗方案，最终导致中医指南在临床的实施并不理想。中医指南的接受度和应用情况在不同地区表现出显著差异，在中医作为主要医疗方式的地区，其社会认可度和使用率较高。相反，在将中医视为补充或辅助的医疗手段的其他地区，其社会接受度相对较低。这种区域差异可能影响中医指南的普及和实施效果。基层研究调查发现，地理区域、医院级别、临床中医师的学历水平、职称、工作年限、专业方向、所在科室、所在单位是否可以购买指南推荐的中药饮片或中成药、是否认同中医药疗

效，以及对指南的知悉程度是影响医师参考使用指南的重要影响因素。

四、应对策略与建议

（一）制定中医指南应组建多学科专家团队

构建一个由多学科、多领域专家组成的团队是制定高质量中医指南的关键步骤。然而，目前许多中医指南的制定团队学科背景构成较为单一，且在利益冲突声明方面不够明确。因此，制定中医指南的首要任务是制定团队组建的明确标准，包括成员的专业资质和研究经验要求。《中医临床诊疗指南制修订技术要求（试行）》中强调了组建工作组时跨学科合作的重要性。除了吸引中医临床医生和患者参与，确保指南内容紧密贴合临床实际和患者需求外，工作组还应积极寻求循证医学、临床流行病学、医学统计学、文献学和卫生经济学等领域专家的参与，这些专家的全程参与对提升指南的质量至关重要。在此基础上，项目组应定期对成员进行定期专业培训，并通过有效交流提升团队专业和协作效率。同时，建立透明的评估和反馈机制，持续收集内外部意见，以确保指南的时效性和适应性。最后，应为团队提供充足的资金和技术支持，以保证指南制定工作的高效和高质量完成。

（二）提高临床研究证据质量，加强证据收集与评价

1. 规范中医临床试验设计

推动中医临床研究的规范化和标准化，通过制定并推广一套科学规范的中医临床试验设计方法，注重方案的国际注册、伦理和知情同意，同时强化这些设计的实施，以提升临床证据的质量和数量。

2. 制定并推广中医临床研究的报告标准

统一的报告标准将增强中医临床研究的透明度和可信度，确保研究结果的准确传达和可靠解读。

3. 加强古方验方的临床验证

增加对中医古方验方临床疗效验证试验的投入，关注具有长期人用经验的经典名方，运用科学的方法验证其疗效，以期获得支持古代医家经验的高质量文献证据。

（三）促进指南专家共识的形成

制定中医指南的过程中，达成专家间的共识至关重要。为了解决意见分歧，建议采取以下措施：首先，定期举行专家会议，深入讨论关键议题，以促进共识形成。其次，建立专家共识评审机制，对指南中的争议性问题进行评估，力求达成一致。最后，加强与临床一线工作者的沟通与合作，收集实践经验和反馈，以持续优化指南内容。

（四）建立和完善中医指南评估与更新机制

中医指南应基于最新的系统性评价证据，因此有必要制定明确的中医指南评估标

准，定期对中医指南进行评估、修订与更新，以确保推荐意见始终基于最佳证据，从而提高中医指南的时效性和指导价值。更新中医指南通常需要考虑以下 3 个关键因素：首先，重要证据的更新。对于原指南中基于低质量证据或无证据支持的治疗措施，若新出现的高质量研究显示相反效果，或原指南未推荐的治疗措施经过更高质量研究后显示出显著的益处，这些新证据应作为更新指南的重要依据。其次，新治疗措施的纳入。医疗技术的进步，促进了新的治疗措施出现。这些新方法在通过随机对照试验验证其疗效及安全性后，应及时纳入指南，形成新的推荐意见。最后，优化现有推荐意见。对于已有的推荐意见，如果在治疗方案的调整或针对特定人群的精准治疗方面，能够基于新的证据获得更好的疗效及安全性，那么对原指南应进行相应的修订和更新。如果指南更新不及时，可能会影响其时效性。为提升中医指南的科学性和实用性，建议确立符合中医指南自身需求的标准化更新周期。参考国际循证临床实践指南每 2～3 年的史新频率，成立专门的工作小组，负责监督指南对医疗质量的影响，并通过临床反馈和最新的临床研究证据对指南进行更新和完善。

（五）制定有效的中医指南推广应用策略

中医指南的推广与应用是确保其发挥效用的关键环节。然而，目前许多中医指南存在"重研制、轻推广"的现象，这违背了所倡导的基于证据进行决策的理念。因此，中医指南制定机构还应加大指南发布后的推广力度，并遵循以下基本原则。首先，指南的发布应通过多元化渠道，如权威期刊、学术会议、专业网站和社交媒体，实现广泛的传播。其次，指南应以免费或低成本的方式提供，确保医疗专业人员和患者易于获取。再次，教育整合至关重要，应将中医指南内容纳入医学教育和继续教育课程，以提升专业人员的认识和应用能力。推广策略还应包括个性化定制，为不同用户群体提供不同版本的指南（医师版指南／护理版指南／患者版指南），满足不同层次的需求。此后，需建立反馈循环机制，收集用户反馈，持续改进指南内容和推广方法。最后，定期评估推广策略的效果，确保达到既定目标，并考虑文化适应性，使指南内容和推广策略适应不同地区的医疗实践和患者需求。

（刘建平、李志强）

第五章　中医临床实践指南制定流程

第一节　中医临床实践指南制定技术流程

中医临床实践指南制定技术流程主要包括组建指南项目组、构建及优化临床问题、证据的检索、文献筛选和资料提取、针对不同结局对证据进行综合、证据质量评价、推荐意见的形成、指南的评审、指南的推广与传播几个步骤。

一、组建指南项目组

指南项目组的总体职能包括监督、制定和评议 3 个方面。我们建议中医临床指南项目组应包括 3 个小组，即专家指导组、工作组和外部评审组。

（一）专家指导组

专家指导组主要工作为：①确定指南主题和范围。②选择工作组成员，管理相关利益声明，协调利益关系。③审核批准指南计划书。④监督指南制定流程，提供相关技术支持。⑤形成推荐意见。⑥起草指南文本。⑦制定指南宣贯方案和修订计划。⑧监测评估指南的更新需求。

专家指导组成员应包括具有丰富指南制定经验的中医临床医师、西医临床医师、护理专家、方法学专家、卫生经济学专家、药学专家等多学科成员，建议由 20 ~ 30 名高级职称专家组成。

（二）工作组

工作组由中级或中级以上职称人员 5 ~ 10 名组成，包含 1 名项目秘书。工作组的主要工作内容为：①调查并确定临床问题，列出结局指标清单并排序。②撰写指南计划书。③进行证据检索、综合及评价，并形成证据决策表。④组织指南评审，汇总评审意见。⑤记录指南制定过程，整合相关材料。⑥协调制定过程相关事项。项目秘书的工作为全程协调指南编撰的组织管理和业务管理工作，并负责与学会的沟通和资料的报送工作。

（三）外部评审组

外部评审组的主要工作为：①参与指南临床问题的优选。②参与指南正文的评审，确保指南的清晰性和透明性，评价指南可能产生的影响，给出反馈和修改完善意见，供指南工作小组解决。

二、构建及优化临床问题

确定临床问题是指南制定的第一步，临床问题的确定直接关系到指南覆盖的范围及最终的推荐意见，因此确保这一步的正确性至关重要。临床问题的收集可以有多种方法，如对临床医师进行调研，或由专家指导组共识确定。

（一）临床问题的范围

在确定临床问题时要注意不要出现选题范围过宽或过窄的情况，如果问题范围太宽泛，有可能导致指南制定过程失控，消耗过多的资源和时间，导致目标疾病涉及的研究对象或研究间的异质性增大，使研究结果难以解释。而如果问题范围过窄，会因纳入的研究过少，增加出现假阳性和假阴性的机会，使结果不可靠，推广价值也将受到限制。

（二）PICOS 原则

目前大多数的中医临床实践指南是治疗性指南，这类指南可以根据 PICOS 原则清晰地构建指南所关注的问题，即研究对象（participants，患者或某一具体病症）、干预措施（interventions，所施加的干预措施）、对照措施（comparisons，相比较的干预措施）、结局指标（outcomes，有关的临床结局）和研究类型（study design）（详见第六章第一节）。

（三）临床问题的优先化

工作组须采纳专家指导组和外部评审组的意见，对问题进行优先化排序，并确定哪些问题需要纳入指南。对临床问题进行优先化排序时可以参考以下因素：①现有指南尚未涵盖该问题或指南间的结论存在差异。②该问题在临床实践中存在争议或临床实践与研究证据之间存在较大差异。③该问题的解决有利于提高资源利用率，减少无效的医疗行为。④该问题的解决能使广大人群受益。⑤该问题的解决可以提高临床用药或操作的安全性。首先可根据具体工作时间及人力、物力资源情况，确定纳入临床问题的数量，再邀请专家指导组及外部评审组使用李克特量表（Likert scale）对每个临床问题进行打分，求取平均值，按指南范围合理分配纳入临床问题的数量。

三、证据的检索

由指南工作组负责，根据确定好的 PICOS 问题，系统梳理已有研究成果，制定详细的检索策略及文献纳入/排除标准。全面系统地检索中国知网、万方数据库、维普网、中国生物医学文献数据库、PubMed、Cochrane library 等文献数据源。

在检索顺序上，首先应该全面收集相关主题的现有指南。如果有相关的指南，则需要对现有指南进行评估，考虑拟制定的指南所关注的临床问题与现有指南所关注的临床问题是否一致，并评估指南的质量。如果没有可以用的指南，则检索相关的系统评价，比较系统评价和指南的 PICOS 问题，评价其相关性。若有最近两年内发表的高质量系统评价，则可直接使用。如果系统评价的发表时间距今两年以上，则需要考虑系统评价发表后是否有新的相关原始研究发表，如果有新的原始研究发表，且这些原始研究的结果会改变原有系统评价的结果，则必须对原系统评价进行更新。最后，如果当前没有系统评价可以利用，工作组就需要直接检索原始研究，启动系统评价工作。

中医药研究证据的来源是多元化的，除了现代临床研究，来源于古籍的文献证据也是指南重要的证据来源之一，因此在中医药临床实践指南的制定中经常需要对中医古籍进行检索。目前有关中医指南在应该如何检索和整合中医古籍证据方面并没有明确的标准。古籍文献的检索和现代文献不同，通常无法依据论文标题和摘要等进行检索，而需要结合考虑书名、作者、朝代，以及疾病、方药、穴位等相关信息的关键词进行全文检索。指南中证据的检索详见本书第七章。

四、文献筛选和资料提取

文献的筛选应分为三步进行：①初筛：根据检索出的文章的题目、摘要等筛除明显不符合要求的文献。②阅读全文：对可能合格的文献，应获取全文，逐一阅读和分析，以确定是否合格。③与原作者联系：如果文章中的信息不全面或不能确定，或者存在疑问和分歧，应与文章作者联系，获取相关信息，再决定取舍。为了避免选择偏倚，应该由至少两名研究人员独立对文献进行筛选，并明确记录检索及筛选的过程及结果，如有意见不一致的地方，应明确说明判断意见不一致时的处理方法。工作组应将文献检索、筛选过程记录并制作文献筛选流程图，可参考 PRISMA 的流程图。

文献筛选结束后，需要从原始研究的全文或研究者提供的资料中收集所需要的数据，即进行资料提取。一般需要设计专门的资料提取表来帮助完成资料提取工作，资料提取过程应该尽可能全面、准确，避免偏倚、错误和重复劳动。资料提取过程也应该由至少两名研究人员独立进行，并对如何处理意见不一致的情况进行说明。

五、针对不同结局对证据进行综合

当各研究的研究对象相似，采用相同的干预措施、结局测量指标和测量方法时，可以采用 Meta 分析合并数据。而当各研究间存在较大差异，不能进行资料的定量综合（Meta 分析）时，则可对单个研究的结果进行定性描述。

计数资料的效应值表达可以采用相对危险度（relative risk，RR）或比值比（odds ratio，OR）表示，计量资料的效应值表达采用均数差（mean difference，MD）或标准化的均数差（standardized mean difference，SMD）表示，并报告 95% 可信区间。

在进行 Meta 分析时，需要进行异质性检验。如果存在异质性，但其异质性在合理的解释范围且可用统计学方法予以处理时，可以用随机效应模型（random effects model）对不同研究的结果进行汇总。此外，需要对异质性产生原因进行探讨，常用的方法是亚组分析和敏感性分析。如果可以对异质性作出解释，如人群、干预措施、结局指标、研究方法等，则工作组需提供不同患者人群、干预措施和结局指标的不同效应量估计，而专家指导组则可能对不同患者人群和干预措施提出不同的推荐意见。

六、证据质量评价

工作组负责对证据进行质量评价和分级。目前，国际和国内有多个证据分级标准可以参考，工作组可以根据本课题组的技术力量和研究领域的特点选择适合的证据分级标准。古籍文献和现代临床研究文献需要分别采用不同的质量评价标准（详见第九章）。

七、推荐意见的形成

由工作组就临床问题，基于前期的证据检索、系统评价结果以及证据分级的评估，综合考虑利弊平衡、患者的偏好和价值观、资源投入等因素，初步形成推荐意见。形成推荐的考虑因素建议参考本书第十章第二节。推荐意见的书写要贴合临床实际，注重科学性和实用性。撰写推荐意见时，汤剂须详细描述治法及方药信息，如方剂名称、出处、方剂组成，以及随证加减、疗程等。对于中成药，须写明中成药名称、用法用量、疗程等。对于非药物疗法，须写明操作程序和适应证等。

推荐意见需要通过专家共识的方法达成，一般共识次数应 ≤ 3 次。如果超过 3 次，仍然没有达成共识意见，则视为未达成共识，不宜写入推荐意见中。推荐使用的目前临床医学实践中常用的正式共识方法，包括德尔菲法（Delphi method）、名义群体法（nominal group technique，NGT）、共识形成会议法（consensus development conference，CDC）和改良德尔菲法等。项目组可根据具体情况选择适合的共识方法，但是不管选择哪种方法，均应在指南中进行记录和描述（例如，如何确定和达成共识、是否进行投票等），并保留相关文件，如意见反馈表等。

八、指南的评审

指南评审是指南制定的重要环节，是指南质量控制的关键，主要包括广泛的意见征集及同行专家评审两种形式。广泛的意见征集有利于多方面、多渠道获取指南相关方的意见，从而保证指南的适用性，有利于项目组向更广泛的人群介绍指南的初步结论及相关推荐意见，有利于指南的推广。而指南同行专家评审目的是通过同行专家的审阅，从专业角度对指南进行再次的审查及确证。指南同行专家评审由外部评审组执行。

九、指南的推广与传播

常见指南传播途径包括权威组织机构发布、期刊等纸媒出版及指南在线出版等。指南的推广和传播应注重指南获取的公开性和个性化。公开性是指南制定方有责任宣传、传播指南，考虑指南免费发行的范围。学会制定的指南可以通过学会及其各个专业委员会进行传播推广，还可以通过继续医学教育的解读和住院医师规范化培训等方式传播推广。个性化指针对不同目标人群采用不同的推广途径及使用不同指南版本，如对专业人员可推广专业的完整版指南，对患者可推广简单易懂的患者版指南。

第二节　中西医结合临床实践指南的制定原则

中西医结合是我国独有的，也是我国医疗卫生体系的一大特色和优势。虽然中医、西医两种医学体系存在着显著差异，但两者的有机结合往往会起到意想不到的效果。在2020年初的新冠疫情阻击战中，中医药的早期介入，使得我国用了大约一个半月的时间就迅速控制住了疫情，不仅提高了新冠病毒的治愈率，还有效地降低了病死率。中西医结合的构建给中国人民提供了具有"中国特色"的有力的医疗保健体系。

中西医结合在临床实际中应用非常广泛，有研究表明临床上60%的中风患者在使用西药的基础上会接受中药治疗。但是临床上大多数中成药是由西医医师开具的，由于其缺乏中医理论知识，不辨寒热虚实，不知道药物组成，不熟悉药物的功能主治，仅凭药品名称开具，导致不合理应用情况十分突出。因此，如何促进合理使用中西医结合方法治疗患者，使患者获得的利益最大化，是中西医结合治疗的关键。中西医结合指南在遵循中医临床实践指南总的制定流程和方法的基础上（详见本章第一节），需要体现中西医结合的特点和优势，使指南更具实用性等特点，应该遵循以下原则：

一、多学科团队成员参与

指南的制定应由一个多学科的团队来完成，原则上应该包括中医临床专家、西医临床专家、中西医结合临床专家、循证医学专家、卫生经济学家，以及除了卫生保健领域的人员以外的其他与指南利益相关的各方代表。

临床专家应该熟悉指南相关疾病的诊疗过程，并具有不同年限的临床经验。临床专家的职责包括：确定指南的主题和范围，确定中西医结合治疗的临床优势问题，对指南中涉及的临床问题进行指导，形成推荐意见，进行指南撰写等。由于中西医结合指南的特殊性，我们建议中医临床专家占全部临床专家的比例不多于2/3。

循证医学专家的职责包括：全程负责或指导方法学相关环节，包括临床问题的构建、检索策略的制定、证据的综合和评价等。

卫生经济学家的职责包括：与指南指导组讨论相关潜在的经济问题，形成经济性相关的临床问题；进行经济分析并总结经济性证据；对经济性证据进行质量评估等。

此外，指南项目组还应根据实际情况纳入药学专家、临床护理专家、患者代表及卫生政策专家等。

二、病证结合，病症相应

在中西医结合指南中，建议在现代医学的疾病名的基础上进行证候分类。证候标准必须规范，常用的证候标准包括国家中医药管理局发布的中医病证诊断疗效标准、国家药品监督管理局发布的中药新药临床研究指导原则、全国性学术组织制定的标准、政府主管部门组织专家编写的诊疗规范、全国中医药统编教材和地方性学术组织制定的标准等。指南制定者需要尽可能采用行业中相对认可的相关标准，并根据临床实际合理选择证型。证型的数量不宜过多，以满足临床治疗需要为主，尽量纳入典型证型，以及中西医结合治疗具有优势的证型。对于证型的描述应简明准确，并尽量使用西医临床医生能理解的文字。不管采用哪个标准，指南中证型的确定都需要指南制定专家组进行充分的讨论达成共识后才能确定。

三、明确临床诊疗中体现中西医结合优势的关键问题

确定指南临床问题的过程体现了中西医结合指南的特点，主要包括以下几个方面：

1. 优势人群　是指中西医结合治疗适用的人群，可以理解为单用中医或西医疗法效果不佳，或虽然单用中医/西医有疗效，但是中西医结合治疗效果更显著的人群。如下面的例子："中重度活动期溃疡性结肠炎的患者，有一部分患者单用英夫利昔单抗效果不佳，这时联合中药经典方剂口服可以改善腹痛、腹泻和脓血便症状。""肺癌接受放化疗的人群，当出现疲乏状态时，可加用中药，有效缓解患者的疲乏。"优势人群分别是对英夫利昔单抗效果不佳的中重度活动期溃疡性结肠炎的患者，以及放化疗后出现疲乏状态的肺癌患者。

2. 优势环节　中西医结合指南关注的并不是疾病治疗的全面概况，不一定要纳入疾病的全病程治疗，而是要聚焦在中西医结合优势环节。指南制定组需要在指南中明确说明中西医结合治疗在疾病的哪一个环节或分期更有优势。比如是预防的作用还是治疗的作用，是在疾病的早期阶段有优势还是晚期阶段，或者是在西医治疗进程中的哪一个环节具有优势？如"乳腺癌化疗导致的不良反应，通过中药的调理能够得到有效的缓解"。缓解化疗后的不良反应就是中药的优势环节。

3. 优化的干预方案　指南中需要具体说明采用的中医和西医治疗措施。需要注意的是采用的西医治疗措施应该是目前正在使用的最有效的治疗手段。比如对于溃疡性结肠炎的治疗，虽然制定小组找到了中西医结合对比柳氮磺吡啶的临床研究，但是柳氮磺吡啶属于氨基水杨酸制剂的一种，是早期开发的治疗肠道炎症的药物，由于其临床安全性不高，目前临床上已不再使用，所以不能在指南中再推荐中药联合柳氮磺吡啶进行治疗。另外，当有多个中药纳入时，需要在指南中明确说明如何根据不同情况使用不同的中药，而不是把相关的中药全部罗列出来。最后，纳入指南的应是有长期临床使用经验和确切效果的经方，以及有高质量临床研究证据支持的上市中成药，院内制剂和专家个人经验方原则上不应纳入指南中。

4. 优势结局　中西医结合治疗的优势最终要体现在临床结局的改善上。指南使用者需要明确知道采用指南中推荐的治疗方案可以改善患者的哪些结局。优势结局可以包括很多种：如提高疗效、改善症状、降低西药使用量、减少不良反应等。比如"急性咽炎的患儿，在常规抗生素治疗的基础上，使用中药喷雾，可以快速缓解咽部疼痛"。优势结局就是疼痛的缓解，而不是疾病的治愈。需要注意的是，如果指南采用中西医结合治疗的目的是提高疾病的疗效，在分析证据时，需要考虑中西医结合相比单纯西医治疗所提高的疗效，是否具有临床意义的"优势"。比如，某指南制定小组在前期文献证据综合中，发现中西医结合对比西医治疗贫血，仅可提高血红蛋白值 1g/L，可能临床推广

应用的价值就不大。

确定优势临床问题可以采用多种方法，如文献分析、对临床医师进行调研 / 访谈，对患者进行调研，或由专家指导组共识确定等。其中临床专家调研 / 访谈是确定中西医结合优势问题比较直接简单的方法，其结果也有较高的准确度。需要注意的是，针对中医临床医师和西医临床医师，调研 / 访谈的目的和内容是不一样的。相对于中医临床医生，西医临床医生对于中西医结合的优势领域往往更加清楚，这些潜在的优势往往存在于西医治疗效果不理想的环节。因此，调查西医医师的目的是在于了解中西医结合可能的潜在优势。而在这些潜在优势中，哪些是中医治疗确定有效果的，则需要通过调研 / 访谈中医医师来进一步遴选，最终形成初始的临床问题清单。在某些情况下，指南制定组也可以考虑对患者进行调研，因为很多患者是由于对西医治疗不满意，转而寻求中医或者中西医结合治疗。因此，了解就诊的患者对中医的需求，也可以帮助我们确定中西医结合的优势环节。

四、处理好临床证据与临床经验的关系

临床指南需要建立在证据的基础上，但是中医指南证据往往结合了现代研究证据、古典医籍文献和医家经验与共识。某些情况下，指南中采用的现代临床证据不足或质量不高，而有些来源于经典古籍的经方，虽然在临床上有很长时间的使用，效果也得到了中医师的认同，但缺乏临床试验的证据。此时就不能两眼只盯着临床研究，只纳入有临床研究文章发表的中成药，而忽略掉有临床实际效果的方药。项目组可以根据实际情况，以临床治疗和产生临床实际疗效为目的，制定指南中纳入和评价经方的标准。当古籍文献与现代研究证据都质量不高或稀缺的时候，专家的经验往往会起到举足轻重的作用。如果专家在参与指南制定过程中可以提出合理的、有中医理论支持的观点和长期实践的经验性证据，也可以考虑纳入指南中。

五、以体现临床优势和实用性为目的撰写推荐意见

推荐意见是针对中西医优势临床问题，对临床实践的具体指导和体现，推荐意见的撰写是中西医结合指南的重点。中西医结合指南中的推荐意见需要明确说明适用患者的情况、中西医结合使用的环节及具体使用方法等。如"推荐意见：轻中度活动期溃疡性结肠炎，可在西医治疗的基础上联合 ×× 胶囊、×× 丸、×× 散，有可能提高临床疗效"。这个推荐意见的问题是，首先，没有说明使用的是何种西医治疗。其次，没有说明为何使用中西医结合治疗。是由于西医治疗轻中度活动期 UC 效果都不好吗？还是其中的某一部分患者西医治疗效果不好需要联合中药。再次，推荐意见中列举了多种中药，但是没有写明在何种情况下使用哪种中药。最后，没有写清楚中西医结合治疗的优势在哪里，因为"提高疗效"是一个非常不明确的结局。如果能改成"推荐意见：轻中度活动期溃疡性结肠炎，患者不接受或不耐受美沙拉秦，或美沙拉秦 4 周足量（每日 3.0 ～ 4.0g）应答不良时，可联合服用五味苦参肠溶胶囊（每次 4 粒，一日 3 次，8 周一疗程），有助于改善患者腹痛、脓血便的症状"就比较合适。

　　如果指南中推荐的是中成药，需要写出药物的使用剂量和时间。如果推荐的是汤药，需要标明组成成分和剂量，如果汤药的剂量不固定或者会随患者病情情况变化，则至少写出推荐剂量及加减变化的原则。总之，一切应以临床可实施为标准。此外，对于是否推荐某种药物的，其标准会根据实际情况而有所不同。比如，虽然一般情况下疗效大小是判断是否推荐某干预措施的一个重要标准，但是在中西医结合指南中，如针对某疾病的某个阶段，目前西医没有有效的治疗方法，此时有一种中医干预措施有潜在的疗效，只要这种中药安全性较好，仍然可以考虑推荐使用。

　　总之，中西医结合临床实践指南需要采用科学规范、体现中西医结合特点的制定方法，充分挖掘中医、西医和中西医结合在疾病诊疗过程中的优势，制定出体现"宜中则中、宜西则西"的中西医结合诊疗方案，这是促进中医药走向世界，构建人类命运共同体贡献"中国方案"的重要环节。

第三节　针灸临床实践指南的研制思路

　　针灸作为一种非药物疗法，其诊断方法、效应机制、作用途径等与药物疗法有着本质的区别。同时，针灸也是一种受到多种疗效影响因素影响的、注重操作的复杂干预。长久以来，针灸学的发展依赖于数千年来临床医生的实践积累，以文献为载体的医家经验，蕴含着古今临床医生对针灸诊疗技术、方法，以及治疗规律的总结。针灸医生对古今医家经验具有较高的认可度，在遇到临床难以解决的问题时，倾向于查阅古今医家经验文献来启发诊疗思路。近几十年来，随着针灸国际化发展的不断推进，"针灸是否有效"的问题受到广泛关注，在循证医学理念和方法的影响下，针灸临床研究大量涌现，循证针灸临床实践指南（以下简称针灸指南）研制工作也日益受到重视。在过去10余年间我国针灸指南得到了快速发展，根据针灸学科的自身特点，针灸行业确立了针灸指南对推动针灸学科立法、管理，促进科研成果转化方面的作用与价值，同时借鉴循证医学概念，形成了针灸指南的定义：针对特定针灸临床问题，体现针灸临床诊疗特色优势，依据现代最佳临床研究证据，参照古代文献、名医家经验，结合患者价值观和意愿，系统研制的帮助临床医生和患者恰当选择针灸干预措施的指导性意见或推荐性建议。

一、非经济利益冲突的管理与平衡

　　针灸为操作性技术，干预措施种类繁多，针灸学的繁荣发展离不开众多针灸疗法、流派、学派的百家争鸣。在指南推荐意见形成过程中，主要借助于共识专家个体/群体思维，将专家自身的经验知识与临床研究中的治疗方案进行整合，以对共识内容进行判断，最终形成统一的推荐意见及推荐强度。在此过程中，共识专家对疾病的看法和认知，及其个人对干预措施的经验积累和创新，将对推荐意见的形成产生影响。由于参与针灸指南制定的共识专家在临床实践过程中往往有自己的偏好疗法、流派或学派，这就导致一方面，共识专家可能会在某些干预措施证据质量较低或证据不充足的情况下，依然对推荐此干预措施具有强烈的信心；另一方面，共识专家也可能会因为不熟悉或认识存在偏差，而不愿接受其他流派的针灸方法，即使有证据能证明该疗法有效，可能也不愿意对其进行推荐。由此可见，针灸指南制定过程中有必要对不同专家学术观点带来的非经济利益冲突做出管理和平衡。

因此，为形成科学严谨的针灸指南，在遴选共识专家时，需注意对针灸临床专家进行学术背景调查，尽可能选择熟悉多种流派技法，并愿意基于证据推广非本流派疗法的专家组成共识组，用以平衡不同学术观点之间的分歧。

二、临床问题的收集思路

临床问题的确定是指南制定过程的起点，对推荐意见的形成起着决定性作用。临床问题聚焦与否，直接影响着推荐意见能否推荐出具体的或宽泛的治疗方案。对于针灸指南而言，针灸临床医生是针灸指南的主要使用群体。当前针灸临床医生关注的临床问题已不再停留在是否要使用针灸某种疗法治疗疾病的问题上，而是如何使常用疗法的疗效得到充分发挥。所以，针灸指南的临床问题一般是围绕临床实践中常用且有一定效果的疗法展开的。

1. 确定临床问题的难点　针灸指南在临床问题确定过程中，尚有较多方法学问题有待解决。其一，从针灸学科特点来看，针灸是一门由40多种疗法组成的独特学科，临床干预方法种类繁多，而针灸临床医生往往有自己偏好的疗法、处方、手法，导致临床问题难以聚焦到具体干预措施上，使得临床问题的收集本身成为挑战。其二，从针灸诊疗规律来看，适宜针灸治疗的人群往往不是疾病全阶段的患者，并且针灸可改善的症状也不是疾病关键的结局指标。例如，针刺可缓解化疗后肿瘤患者的乏力症状，但无法治愈肿瘤。这种情况下，如果临床问题不能聚焦针灸适宜的人群，不能明确针灸可改善的症状，这样的临床问题就不符合临床实际情况。因此，必须根据临床实践情况，对临床问题的人群和结局指标要素进行恰当的分解。目前，针灸指南临床问题的收集和分解都是确定临床问题过程中的难点。其三，从临床针灸医生对针灸指南了解程度来看，多数临床医生并不清楚什么是指南可以回答的结构化临床问题，其所提问题中有很多疾病辨证诊断相关问题。在这种情况下，如何充分地收集到临床的需求，以及如何结构化地整理临床问题，就显得尤为重要。此外，临床医生经常会对具体的操作方法提出问题，如，针刺治疗痞满的常用选穴有哪些？这类问题往往难以进行结构化分解，是否有必要回答，以及如何回答，均是让针灸指南制定者纠结的难题。

2. 临床问题的收集思路　考虑到针灸指南是围绕"针灸疗法"形成推荐意见的指南类型，在临床问题的收集阶段，可按照"有哪些常用的（可能有一定疗效）临床干预措施 – 适宜于何种人群 – 可解决哪些结局 – 相比于何种对照措施"的设问流程。也就是说，针灸指南临床问题构建是有其自身逻辑规律的，应从针灸干预措施（I）出发，在全面摸清治疗指南目标疾病常用的（可能有一定疗效的）针灸干预措施后，首先对这些干预措施进行优先排序，再针对其中具体的干预措施，进一步明确哪些操作要点（如取穴、刺激量、治疗频次、治疗周期等）是影响该干预措施产生疗效的因素，然后再对临床问题中人群要素（P），临床结局评价指标要素（O），对照措施类型（C）依次进行收集和构建，最终形成结构化临床问题。这种收集方法可以有效地锁定临床常用的有效疗法或干预措施，使临床问题更加聚焦到临床医生的关注重点。同时，通过对临床问题中的人群要素进行限定，可以避免将干预措施推荐用于治疗针灸临床不常见的人群。

3. 临床问题的合并与分解　合理地合并与分解临床问题，可有效地缩减临床问题的数量，又可避免过于细碎的临床问题因证据不足难以回答的尴尬局面。根据以往研制经验，可从干预措施或研究对象两个角度对临床问题进行合并和分解。从干预措施角度，针灸干预疗法种类繁多，在临床诊疗过程中常多种疗法联合使用。例如，临床常联合应用火针、拔罐、毫针及艾灸疗法治疗急性期带状疱疹。因此，必要时可将治疗机制类似的联合疗法合并为联合干预措施。从研究对象角度，由于针灸对于不同疾病阶段的患者人群，可改善的结局指标并不相同，因此需要根据临床实际对问题进行结构化分解。例如，火针治疗急性期、后神经痛期带状疱疹患者的结局指标存在差异，在处理"火针相比于西药，治疗带状疱疹患者的疗效是否更好？"这一临床问题时，需按不同病期对患者人群进行分解，即需将该问题描述为"火针相比于西药，对治疗急性期或后神经痛期带状疱疹患者的疗效是否更好？"

三、优选"古今相合，人我相验"的治疗方案

在循证医学理念指导下，当前针灸指南的制定遵循以临床研究证据为主的证据演绎与运用过程，然而实际制定中，常常面临"临床研究证据难以满足临床问题"等困境，导致指南推荐意见难以形成，进而影响了指南的适用性。事实上，现代临床研究中的治疗方案并不是凭空产生的，其与古今医家经验存在着不可分割的联系，在溯源其来源或诊疗依据时，总是能找到与之相关的古今医家经验。

关于何病选何穴、适宜采用何种操作手法，古人早已在积累了大量的诊疗经验后，总结成为诊疗规律，进而将其中的普适性诊疗规律推广到更多病症的治疗中。例如，在辨病选穴方面，对于外经病，一般采用循经取穴，而对于内腑病，则更多选择下合穴和俞募穴；又如，在组方配穴方面，古人总结有"刺灸病所方""循经分部方""通用方""刺脉刺络方"等。这些经验经过不断地丰富和发展，又进一步分类形成了两种设方模式：即根据不同分部理论选穴处方的"循部设方"和通治周身一部或多部乃至全身各部之疾的"通用方"。如四总穴歌中"肚腹三里留"即指出了与消化相关的胃肠不适均可以使用足三里进行治疗，"足三里"就是临床常用于治疗胃肠疾病的"通用方"。再如，在施术方法方面，随着针具不断地改良换代，补泻手法又发展出了更多操作技巧，自金元时期以来，操作技术的经验总结得到快速发展，针灸技法不断完善成熟，而现代针灸技术的发展则又是建立在对古代针灸疗法的不断挖掘和技术更新之上的。由此推断，针灸指南推荐的治疗方案在临床中应用的价值和前景，取决于其是否成熟，而是否成熟则与"是否已在临床实践中得以运用""是否有他人经验或自身既往经验与之相契合"有关。另一方面，传承他人经验、总结自身经验的过程本身即是对治疗方案疗效的验证，和对成熟的治疗方案进行自然筛选的过程。

总体而言，针灸指南着眼于为临床推荐出较为成熟、发展稳定的治疗方案，而是否有古今医家经验与之相关，是考察一个治疗方案成熟程度的重要依据。因此，有必要将古今医家经验文献作为临床研究中治疗方案的证据补充，遵循"古今相合，人我相验"的原理，筛选出有古今医家经验支撑、临床效果较好的治疗方案。从古今医家临床经验与临床研究中治疗方案的相关性中，可以直观地反映出治疗方案的临床适用性（临床价值），从而提升针灸临床医生（指南使用者）对治疗方案的使用信心。

四、方法学反思

（一）古今医家经验的应用过程不清晰

从指南制定角度，医家经验在载体形式上可分为古今医家经验文献和共识专家个人意见。鉴于大量有效的针灸治疗方案隐藏在医家经验文献之中，有着临床研究不可替代的临床价值，而包含医家经验认识在内的共识专家个人意见，对临床问题的确定和推荐意见的形成过程有着不可忽略的影响。这两种形式的医家经验在针灸指南制定的不同环节，可发挥不同的作用。目前对两种形式的医家经验在形成推荐意见的共识过程中的应用情景尚不清晰。尤其是共识专家整合古今医家经验作为自己的观点，在共识过程中，将自身的经验作为隐性知识加以显性表达，其应用的情景和发挥的作用并不明确，这就对专家共识的方法和报告规范提出较高的要求。期待未来开展多学科合作的方法学研究，推动医家经验在针灸指南制定过程中合理充分地转化应用。

（二）缺乏对古今医家经验的分级评价体系

针灸古今医家经验文献作为知识性材料应用于指南制定过程中，很难对其临床疗效进行评价。近年来，尽管有指南制定方法学专家提出了对中医古籍文献的评价方法，但对医家经验的评价方法仍然是缺失的。一部古代医籍的内部构成是极其复杂的，既有编著者直接临床实践的经验，又有汇集编著者对当时所见、所存医书的间接引用。即使是一部整体质量较高的官修书籍，落实到具体相关文献条目的文献质量和临床价值上，仍需要具体问题具体分析。也就是说，目前对古今医家经验的文献质量开展的分级评价研究，并不能完全体现出其学术价值及临床价值。这也是针灸古今医家经验分级评价体系迟迟未能形成的根本原因。

（三）针灸指南制定的共性问题

1. 治疗方案推荐强度的内涵 应对治疗方案的推荐等级也有强弱之分：若治疗方案较为成熟，其疗效的普适度高，属于疾病治疗的通治方，则应为强推荐；若治疗方案个体化程度较高，普适性较差，则应为条件性推荐，即弱推荐。

2. 证据与临床实际相佐证 循证针灸临床实践指南的编制，不能唯"证据"论，应将文献证据和临床实践相结合。这是因为，一方面，临床研究与临床实践的发展是并行的，临床中大量真实病例也可以对治疗方案的疗效进行验证。另一方面，检索到的证据中有关该病的各种证型、各种针灸治法，不能仅作简单描述，而是要从针灸临床治疗该病的实际情况出发，进行总结、归纳和评价，确定哪些辨证方法和分型是针灸临床实际采用的、哪些疗法是针灸临床实际应用有效的，以此来形成针灸治疗原则、推荐治疗方案。

3. 治疗方案须具体化　针灸指南推荐的治疗方案须具体化，其内容可包括针灸干预的适用人群、介入时机、治则治法、施术部位、施术方法、注意事项，以及该方案可能改善的症状。其中治疗原则也应具体化，应能概括针灸治疗该病辨证、选穴、治疗的特点，能切实回答临床问题，包括辨证方法、选穴原则、疗法特点、对症处理原则以及主要结局等。

（陈薇、武晓冬、赵楠琦）

第六章 中医指南中临床问题的确定

确定临床问题是指南制定的第一步，也是非常重要的一步，确定指南所解决的问题会对最终的推荐意见产生巨大影响。临床问题是指南的枢纽，是进行系统综述的核心，问题的数量直接决定了指南覆盖的范围和推荐意见的数量，也决定了临床证据搜寻的范围和广度，因而确保这一步的正确性至关重要。

第一节 PICOS 原则

确立临床问题应围绕研究问题的五个要素进行构建，即研究对象（participants，患者或某一具体病症）、干预措施（interventions，所施加的干预措施）、对照措施（comparisons，相比较的干预措施）、结局指标（outcomes，有关的临床结局）和研究类型（study design），也就是 PICOS 原则。

在指南中，构建问题时最具挑战性的决策是如何界定患者和干预措施的广度。在涉及的人群和干预措施的变化范围内，重要结果的效应尺度应大致相同。否则，指南有可能将对部分亚组患者和干预措施作出误导性估计。

西医指南中临床问题 PICOS 的确定相对简单，对于中医指南来说，由于中医药自身研究的特点，中医药临床问题 PICOS 的确定相对西医临床问题更为复杂，主要体现在 P、I、O 三个方面。

一、研究对象（P）

研究对象指的是指南的目标疾病人群是谁，疾病的诊断标准是什么，研究对象最重要的特征是什么，是否需要考虑某些相关的人口学特征（如针对儿童的指南和针对成人的指南）。对人群特征的限制一定要有合理的生物学、社会学依据，否则，应尽量避免对研究对象的年龄、性别、种族、地域等特征加以限制。

中医指南中的研究对象（P），除了以上方面，往往还需要界定其他一些中医相关的因素如辨证分型等。例如中医学的"月经病"，指南制定者对于研究对象需要分别从人、病、证、症、时 5 个方面进行界定。

人：少女、青年女性、中年女性、围绝经期女性。

病：西医疾病、中医月经病、是否合并其他病。

证：证候、单一证候、复合证候。

症：单一症状、复合症状。

时：就诊的时间、经前、经后、经期。

如何定义指南目标疾病人群的特征，需要指南制定小组在前期反复沟通讨论后确定。

二、干预措施（I）

对于中医指南来说，干预措施包括指南中的干预方案是什么，干预措施是否存在变异（如剂量、给药方式、给药次数和给药疗程的不同），以及这些变异是否会对结局有不同的影响（如不同剂量的药物产生的疗效会有所不同）。

中医指南的干预措施通常比较复杂，这时就需要指南小组考虑哪些干预是最关注的及如何正确地对其进行描述。举例来说，如果干预措施为中药，需要界定药味组方及其产地、收获季节、药用部位、加工处理方式、质量控制方法等，中药复方要对其中的成分进行界定。若干预措施为非药物疗法，如针刺，还需要对穴位、手法、针灸师资质等加以界定。需要注意的是，纳入的干预措施越多、越复杂，指南的制定工作越困难，所以最好由指南制定小组在前期讨论时决定指南纳入哪些干预措施。此外，中医指南中还需要明确说明中医和西医联用的问题，包括是否需要联合西医治疗，联合哪种西医治疗，在哪个阶段联合西医治疗等。

三、对照措施（C）

对照组的选择是解释两组治疗效果差别或等效性的关键。合理的对照包括阳性对照（肯定有效且效果已知的治疗措施，如某阳性药物对照）和阴性对照（肯定无效的治疗措施，如安慰剂对照和无治疗对照）。以下三种比较结果将无法解释：治疗 A 与效果不明的治疗 B 比较，治疗 A 加辅助治疗与无治疗或效果已知的治疗 B 比较，治疗 A 与效果已知的治疗 B 加辅助治疗比较。因此，这几种对照研究不建议纳入指南的检索。

此外，在检索中医药文献时，常常会检索到中药和中药对比的研究，在这些研究中，如果作为对照的中药的疗效不明确（如找不到该药既往与阳性 / 阴性对照比较疗效的研究），则不建议在指南中把该中药作为对照措施。

四、结局指标（O）

指南中应明确指出纳入哪些结局指标，应该尽量纳入对患者、临床医师、管理者和决策者有意义的结局指标，避免纳入琐碎的或对决策者没有意义的结局指标，否则会对读者造成潜在的误导。结局指标不宜过多，不仅要包括有效性结局，还要包括安全性结局，分别评价干预措施的获益和风险。循证医学重视终点结局，如生存率、致残率、生存质量等。其他相关的结局指标，如间接指标（实验室检查），这些指标虽然没有临床终点结局指标重要，但对于解释疗效或决定干预的完整性上有帮助。此外，还需要考虑结局的测量方式和时间。

对于中医指南来说，在确定结局指标时，除了要考虑指标的临床重要性，还要体现中医药治疗的特色优势。有些疾病中医药在防治上，整体上并不具有优势，但在某些环节上具有一定的优势，这应该在结局指标上体现出来。比如减轻西药的毒副反应。

最后，结局指标应该在进行文献检索之前确定，一定要避免根据原始研究使用的结局指标来事后确定指南中使用的指标。

五、研究类型（S）

指南制定者应当针对不同临床问题和研究目的，选择能回答研究问题的方法学质量高的研究设计类型。由于大多数中医指南关注的临床问题仍然是干预措施的疗效，而随机对照临床试验是回答此类问题的主要研究设计类型，因此，大多数中医临床实践指南纳入的是随机对照试验。但是如果指南的目的是评价某一诊断方法的准确性，最适合纳入的则应该是横断面研究和随机对照试验。而如果研究关注的是病因或危险因素，病例对照研究或队列研究则是比较适合的研究设计类型。

以中成药治疗感冒的循证临床实践指南为例，形成的临床问题见表 6-1。

表 6-1 中成药治疗感冒循证临床实践指南中的 PICOS 问题

	问题	示例
人群（P）	推荐接受干预措施的目标人群	普通感冒成人患者（包括不同中医证型）
干预（I）	潜在的干预措施	国家药品监督管理局批准上市的中成药
对照（C）	其他可选的干预措施	不治疗、安慰剂、对症治疗
结局（O）	推荐措施拟解决的临床结局	①临床症状（发热、咳嗽、流涕等）缓解及缓解时间 ②不良反应
研究类型（S）	研究设计类型	随机对照试验（RCT）

第二节　临床问题确定方法

确定指南中的临床问题有多种方法，国外的指南制作组织如英国国家卫生与临床优化研究所（NICE）、苏格兰校际指南网络（SIGN）、世界卫生组织（WHO）等均在其指南制定手册中描述了它们临床问题形成的过程。

NICE 由工作组、专业委员会成员或专家顾问等负责确定临床问题，主要经过七个步骤：①广泛的文献检索。②了解相关疾病背景。③确定目标人群和优选关键问题。④检查与其他 NICE 指南重叠的内容。⑤确认利益相关群体的意见。⑥形成草案进行公开咨询。⑦协商确定指南范围。这样得出临床问题的初步清单，然后会根据指南范围内容进行细化，最终确定可供系统综述的临床问题。

SIGN 通过患者相关的文献检索（包括关注患者的护理、心理学文献）以及指南检索，并结合了原始指南提案，确定指南大致涵盖的问题，再经过对 P、I、C、O 的分别确定最终形成临床问题，其中原始指南提案由个人或组织提交到 SIGN 理事会经过审批确定采纳。

WHO 与 NICE 指南的临床问题形成过程较接近，总体概括为以下步骤：①起草提议范围。②精简优选范围。③检索指南、系统评价及卫生经济评估报告。④产生初始问题清单。⑤起草 PICO 格式的临床问题。⑥列出相关结局。⑦由指南制定组及利益相关方进行评审和修订。⑧对关键问题和结局进行优先级排序。⑨最终确定临床问题和结局。

综上所述，国外指南制作组织在形成临床问题时，在一些步骤上不完全一致，比如：①文献检索：NICE 首先进行广泛的文献检索，结合利益相关人群反馈，再由工作组协商确定；SIGN 在已提交的原始指南提案的基础上，再进行患者相关的文献检索；WHO 则先由指导小组起草内容范围，再进行文献检索。② PICO 结构化：NICE 在细化出临床问题之后再进行 PICO 化；SIGN 最终通过 PICO 化的过程确定临床问题；WHO 在对临床问题 PICO 化后还需进行评审修订及排序才能确定临床问题。但这些组织均主要由指南制定专家主导并决定指南中的临床问题。

国内目前并没有专门的指南制定机构，在确定临床问题的方法上，也有多种不同的方法。比如由指南制定专家提出原始问题，或通过文献检索最后协商确定临床问题的方法，这种做法的好处是执行起来比较简单，容易达成共识，但缺点是对指南使用者的需求考虑不周。又如，某些指南制定者采用对临床医师进行调研的方法，收集整理纳入指南的原始临床问题。这种做法的优点是最大限度考虑了指南使用人群的需求，缺点是执行起来比较困难，意见分歧可能会比较大，确定最终临床问题的过程比较困难。总的来说，在确定临床问题的方法上，第一种是先小范围再扩大最后再缩小的过程，第二种是先大范围再缩小的过程。

由于中医临床治疗方式多样，而临床研究却相对缺乏，直接广撒网的调研方式可能会使很多临床问题面临无证据可循的难题，临床问题的筛选过程会增加大量无效工作。此时，如果先经过相关指南、系统综述等的检索来确定临床问题可能更为便捷有效。

不论采用上述哪种方式，最初形成的临床问题可能有很多，但是一个指南中不可能纳入太多的临床问题，因此，指南制定小组须采纳指南指导委员会和外部评审小组的意见，对临床问题清单进行优先性排序，确定哪些问题需要纳入指南。最终纳入每个指南的临床问题的数量根据主题及其复杂性有所不同，但通常保持在 15 ～ 20 个。

临床问题的最终确定一般要通过专家共识的方法来达成。目前常用的正式共识方法有德尔菲法（Delphi method）、名义群体法（nominal group technique，NGT）、共识形成会议法（consensus development conference，CDC）和改良德尔菲法（modified Delphi method）等。指南制定小组可根据具体情况选择适合的共识方法，但是无论选择哪种方法，均应在指南中进行记录和描述（例如，如何确定和达成共识、是否进行投票等），并保留相关文件，如意见反馈表等。

第三节　中医临床问题形成实例

本节以中国中西医结合学会、中华中医药学会和中华医学会共同发布的《脑梗死中西医结合诊疗指南》为实例，从临床问题的收集、遴选及确定的角度，对中医临床问题的形成过程进行讨论。

一、中医临床问题的收集

在《脑梗死中西医结合诊疗指南》的临床问题形成过程中，指南起草组采用了文献预检索与专家访谈的形式，收集与脑梗死中西医诊疗相关的信息。指南起草组会在此基础上综合形成《脑梗死中西医结合诊疗指南》中医临床问题清单，具体过程如下。

（一）专家访谈方案确定过程和方法

确定《脑梗死中西医结合诊疗指南》的主题、范围和目的后，指南起草组就脑梗死中西医诊疗现状、中西医结合诊疗干预关键环节等进行了文献检索，并在此基础上，针对脑梗死中西医结合诊疗的临床问题进行了一对一访谈，探讨中西医结合治疗脑梗死的关键临床问题，为形成《脑梗死中西医结合诊疗指南》中医临床问题清单奠定基础。

在专家遴选中，应考虑专家专业背景的互补情况，以及对拟制修订指南涉及主题、范围和目的的相关性。如应用对象涉及西医院及综合医院，应考虑在访谈专家中增加西医专家及中西医结合专家，以保证专家咨询结果与指南应用推广的一致性。

考虑到《脑梗死中西医结合诊疗指南》的应用范围为"供各级医疗机构的神经内科、脑病科、急诊科、中医科、针灸科、康复科、老年病科、内科、全科医学等相关科室医护人员使用"，指南起草组在访谈专家的遴选中制定了以下要求：①3名专家要求在三甲医院从事临床且具有丰富指南编制经验，专业分别为神经病学、中医脑病学和针灸学，从事临床15年以上，职称为主任医师，参加过标准化文件的编制，负责国家级脑卒中课题研究。②1名专家在中西医结合基层医院开展中西医结合临床工作，从事临床15年以上，职称为主任医师。基于上述原则，指南起草组遴选了4名权威专家（受访专家基本信息如表6-2所示）进行了访谈。

表6-2　受访专家基本信息

姓名	单位	职务/职称	专业
××	首都医科大学附属××医院	主任医师	神经内科
×××	××区中西医结合医院	主任医师	中西医结合
××	天津中医药大学××医院	主任医师	针灸学
×××	北京中医药大学××医院	主任医师	中医脑病学

在访谈工作中，围绕中医临床问题的确定，指南起草组以访谈时间30分钟左右为度，准备了8个问题，围绕脑梗死的诊断、急性期和恢复期治疗做访谈提纲，访谈专家诊治经验和关注的临床问题，并在访谈后进行总结，形成访谈报告与结论。

访谈内容：①脑梗死中西医结合诊疗方面有哪些值得关注的关键环节？②请您分别从中医、西医角度分别谈一谈脑梗死临床诊断方面有哪些关键的核心问题？③请您结合脑梗死急性期治疗现状，从中西医结合的角度谈一谈应该关注的关键问题？④您认为脑梗死急性期诊治过程中，包括内科治疗、神经介入治疗和并发症管理等，哪些问题是单纯西医难以解决而中西医结合或中医治疗有效果？⑤您认为脑梗死恢复期诊治过程中，包括内科治疗和并发症管理等，哪些问题是单纯西医难以解决而中西医结合或中医治疗有效果？⑥脑梗死患者的二级预防目前存在哪些问题？⑦您认为脑梗死康复治疗时应关注哪些方面？⑧除以上问题之外，您还有需要补充的内容吗？

访谈结论：①脑梗死早期诊断重要，病因学分型是关键临床问题。②脑梗死证候诊断是关键临床问题，也是中西医结合诊治基础和特色，应尽可能提供科学且易于西医掌握的辨证方法。③脑梗死不同病期采用的中西医结合治疗方法不同。脑梗死急性期西医最重要的方法为血管再通治疗，中西医如何结合治疗是临床问题，可针对某些难点问题如低灌注或低血压患者、昏迷患者等给予中医治疗。④脑梗死急性期出现某些并发症如肺炎、便秘、腹泻、呃逆、癫痫等，中医如何辨证治疗是临床关注的问题。⑤脑梗死恢复期患者临床广泛应用中成药。如何精准应用中成药是临床关注的问题。⑥针对脑梗死患者二级预防方面，中医治疗能否降低复发率，以及其干预危险因素的疗效如何是临床关注的问题。⑦脑梗死病情平稳后何时开始中医康复方法，以及中医康复方法的疗效、用法和疗程等方面是临床关键问题。

（二）中医临床问题清单的形成和方法

除此之外，根据指南制修订目的，还需关注不同级别临床医务工作者（医生、药师、护士）、相关从业人员（护工等照护者），以及患者和家属所关心的临床问题及要素，可以通过德尔菲法、开放式调查问卷、邮件征集等方式进行。

指南起草组需在整理上述临床问题访谈、咨询结果的同时，检索现有的国际指南与文献，结合文献与指南起草专家的临床实践经验，排除已解决的临床问题。指南指导委员会与指南秘书组在充分参考现有文献的基础上，初步拟定中医临床问题清单。

二、中医临床问题的遴选

《脑梗死中西医结合诊疗指南》指南起草组通过组内讨论与临床问卷调研相结合的方式对中医临床问题清单上的临床问题进行进一步的遴选。指南起草组从脑梗死西医诊疗难点、中医药干预或中西医结合治疗优势出发，通过前期文献预检索，结合临床经验，多次组内讨论，在中医临床问题清单的基础上形成了18个临床问题。设计中西医临床专家调研问卷，主要内容涉及脑梗死的诊断、急性期和恢复期治疗策略与二级预防、并发症管理以及康复治疗等。通过在线调研临床问题的重要性，范围为1～5分，1分代表非常不重要，5分代表重要。调研结果如下。

（一）调研对象分布情况

调研对象应注意对专业背景、临床工作类型、地域、职称等因素的均衡。

《脑梗死中西医结合诊疗指南》临床问题遴选的调研对象是来自全国30家单位的41名专家，对临床问题的重要性进行评价。性别：男性22人、女性19人。专业：中医、中西医执业医师 27 名，西医执业医师 12 名，执业药师 1 名，执业护士 1 名。职称：正高级职称 38 人、副高级职称 1 人、中级职称 1 人、初级职称 1 人。地域分布：北京市 18 人、广西壮族自治区 1 人、广东省 4 人、贵州省 1 人、河北省 1 人、河南省 1 人、黑龙江省 1 人、湖北省 3 人、吉林省 3 人、宁夏回族自治区 1 人、山东省 2 人、陕西省 1 人、上海市 1 人、四川省 1 人、天津市 1 人、浙江省 1 人。

（二）调研结论

调研过程应根据德尔菲法的要求，根据共识的一致性情况进行 1～3 轮的问卷投票。《脑梗死中西医结合诊疗指南》临床问题遴选的调研时间为 2022 年 11 月 13 日～25 日，共发放问卷 41 份，回收问卷 41 份，通过汇总形成了 18 个临床问题的重要性排序。18 个临床问题经名义群体法同意票数均 ≥ 70%，故不再进行第 2 轮问卷调研，形成《脑梗死中西医结合诊疗指南》指南临床问题投票会原始问题清单，如表 6-3 所示。

表 6-3　指南原始问题清单

序号	问题
1	脑梗死的病因学分型是什么？
2	脑梗死常见证候要素的判定方法是什么？
3	脑梗死常见证候诊断标准是什么？
4	针对急性脑梗死出现低灌注或低血压患者，哪类中药注射液有助于改善神经功能缺损？
5	针对急性脑梗死患者，中药注射液能否改善神经功能缺损？
6	针对急性脑梗死患者，辨证口服中成药能否改善神经功能缺损？
7	急性脑梗死合并肺部感染患者，中药能否减轻感染症状？
8	脑梗死合并呃逆患者，中医辨证治疗能否减轻呃逆症状发作？
9	脑梗死合并便秘患者，中医如何辨证治疗？
10	针对脑梗死患者，口服中成药能否降低脑血管事件复发风险？
11	针对脑梗死患者，中药治疗能否协助控制血脂达标？
12	针对脑梗死患者，中药治疗能否协助控制血压达标？
13	针对脑梗死恢复期患者，辨证口服中成药能否改善神经功能缺损？
14	针对脑梗死肢体运动功能障碍，中医治疗能否改善运动功能？
15	脑梗死伴吞咽障碍患者，针刺治疗能否改善吞咽功能？
16	脑梗死伴语言 - 言语障碍患者，中医治疗能否改善语言功能？
17	脑梗死伴认知障碍患者，中医治疗能否改善认知功能？
18	脑梗死伴抑郁患者，中医治疗能否减轻抑郁程度？

任何指南所提供的推荐意见，都是为了使目标用户在所关注的临床问题所对应的最重要的结局指标中获益。因此在临床问题清单形成及临床问题 PICOS 解构时，需要对各问题所涉及的主要结局指标进行确定。因此，《脑梗死中西医结合诊疗指南》指南起

草组在整理临床问题清单的同时，针对各问题的有利与不利结局形成结局指标清单。在遴选临床问题或是确立临床问题时，在 1～9 分的范围内对结局指标进行打分，7～9 分表示该结局指标对决策起至关重要的作用，4～6 分表示该结局指标重要，1～3 分表示该结局指标不重要。每项结果所得到的平均分值决定该结果的相对重要性，在后续进行证据评价时提供重要依据。

三、中医临床问题的确定

根据不同的指南范围，临床问题的数量存在一定的差异，但大多数都在 10～20 项。《脑梗死中西医结合诊疗指南》考虑到覆盖脑梗死疾病的全病程，干预措施包括中西医两个维度，在临床问题数据的考量中倾向于尽量涵盖疾病中西医诊疗的各个维度，故未对清单中的 18 项临床问题的数目进行删减。

在确定临床问题时，应对专家组成进行考量。专家组的最主要成员为临床专家，考虑到推广与应用范围，专家类型应涵盖指南适用人群。其次，还可包括患者代表、卫生经济学家、卫生政策制定者、药学专家、健康服务管理者等人员。因为临床专家更熟悉临床问题的适用性，目前的中医指南在评价临床问题优先性时主要是由临床专家进行。为了更全面地确定临床问题，《脑梗死中西医结合诊疗指南》在确定临床问题专家遴选中加入了方法学和药学专家。

《脑梗死中西医结合诊疗指南》采用共识会议的形式对最终的临床问题进行确认。2022 年 11 月 26 日，线上召开了《脑梗死中西医结合诊疗指南》临床问题确定会。与会专家 26 名，其中中医脑病专家 12 名，神经内科专家 12 名，方法学专家 1 名，药学专家 1 名。会议通过名义群体法筛选了本指南聚焦的核心临床问题，并对关键结局指标进行了分级和重要性打分，最后筛选确定 18 个临床问题。并对临床问题根据其背景问题或前景问题属性进行进一步的 PICOS 解构和关键结局的确定，并对可能存在的多种干预进行明确与细化，以便于下一步文献检索、专家经验共识、推荐意见形成等工作开展。

示例：针对急性脑梗死患者，辨证口服中成药能否改善神经功能缺损？

示例临床问题产生背景与过程：通过专家访谈，我们收集到临床专家认为目前真实诊疗环境中，口服中成药广泛应用于脑梗死患者的诊疗中，各级、各类型医院的中西医医师如何精准选择是临床中的关键问题。针对该问题《脑梗死中西医结合诊疗指南》指南起草组通过内部讨论，考虑到脑梗死存在不同的疾病分期，口服中成药的使用多数为在西医指南规范化治疗基础上的加载用药，而中成药的治法多具有证候属性，故在原始临床问题清单形成的过程中对人群特征和干预形式进行了进一步的拆分和限定。在临床问题遴选问卷和临床问题确定专家共识会的基础上形成上述临床问题。

示例临床问题的初步解构：①P：急性脑梗死患者。②I：辨证口服中成药＋基础治疗。③C：基础治疗。④O：神经功能缺损。⑤S：基于随机对照试验的系统评价或高质量随机对照试验。

示例临床问题干预措施的细化：因临床实践中，口服中成药种类较多，为了精准选择药物，提供相应的推荐依据，在初步解构临床问题后需进一步细化干预措施的分类，如遴选临床关注度高、使用依据强的药品，围绕确定的P、C、O，分别形成不同的证据体，服务推荐意见的形成及推荐强度的共识。《脑梗死中西医结合诊疗指南》指南起草组在针对示例问题的干预措施细化工作中，结合《中华人民共和国药典》（2020年版）、《国家基本医疗保险和工伤保险药品目录》《国家基本药物目录》和既往已发布的脑梗死中西医临床循证指南与专家共识，对说明书适应证包括脑梗死急性期的口服中成药品种进行整理，并通过指南起草组工作会议，结合文献预检索情况进行初步的遴选。在此基础上，考虑到《脑梗死中西医结合诊疗指南》的目标使用者包括西医综合医院医生，需对其使用条件和依据提供相对易于理解、便于操作的建议。因此，指南起草组结合基础问题中脑梗死中医辨证诊断依据的问题，利用量化诊断工具，对遴选出的口服中成药的使用依据进行总结与归纳。

示例临床问题关键结局的确定：在明确P、I、C后，围绕确定的神经功能缺损这个结局，临床中有美国国立卫生院神经功能缺损评分量表（National Institutes of Health stroke scale，NIHSS）、中国临床神经功能缺损评分量表（China stroke scale，CSS）、斯堪的纳维亚卒中量表（Scandinavian stroke scale，SSS）、欧洲卒中量表（European stroke scale，ESS）等多种工具，考虑到量表本身特性与国内不同时期应用的现状，为了更好地评价急性脑梗死患者，在基础治疗上辨证口服中成药对神经功能缺损的改善情况，《脑梗死中西医结合诊疗指南》指南起草组通过德尔菲法形成各评分工具重要性的专家共识，并以李克特量表9分级的形式进行量化，为后续证据体的推荐意见形成与推荐强度投票提供参考。

（高颖、董兴鲁、陈薇）

第七章　中医临床实践指南中证据的检索

第一节　临床证据资源概述

一、临床证据概述

在循证医学背景下，证据是进行恰当决策的核心要素，临床决策需要结合当前最佳证据、医生经验和患者选择制定。临床证据在广义上指所有用以进行临床决策的相关信息，从狭义上讲是各种临床或研究相关的文献类载体，包括期刊文献、研究报告、正式或非正式发表的文件、网页信息、书籍、报纸等。

由此可见，临床证据的范围非常广泛，信息庞杂，当进行循证实践时，需要对现有临床证据进行梳理和甄别，应优先选择高效、高质量、最新、全面的证据。临床证据的5S模型基于上述思路对可能进行决策依据的临床证据进行了分类，并体现了证据的优先级（见图7-1）。需要注意的是，虽然该模型的分级形式和图形呈现"金字塔形"，但其与通常所说的临床证据金字塔不同。前者是对人们进行循证决策时考虑选取证据载体和证据类型的优先级进行了呈现，后者则是从临床流行病学的角度对不同类型研究的因果关联推断的强度高低进行了排序。

循证医学证据结构——5S模型

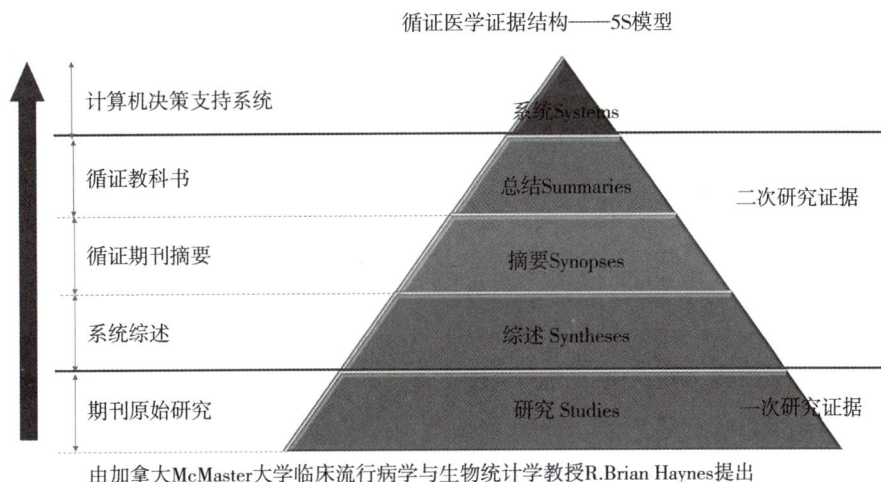

计算机决策支持系统　　系统Systems
循证教科书　　总结Summaries　　二次研究证据
循证期刊摘要　　摘要Synopses
系统综述　　综述Syntheses
期刊原始研究　　研究Studies　　一次研究证据

由加拿大McMaster大学临床流行病学与生物统计学教授R.Brian Haynes提出

图7-1　临床证据的5S模型

二、常见临床证据资源简介

在 5S 模型中，位于最顶层的是证据系统，这类证据资源有可能是付费的产品，通常经过深度加工，对现有证据进行全面的收集梳理，并进行有序的分类和呈现。比如 BMJ 出版集团制作的 BMJ 最佳临床实践（BMJ Best Practice）、美国 Up To Date 公司的产品临床顾问（UpToDate）。此类证据产品是由专业人员进行证据检索、评价和总结，并围绕每个疾病或临床问题，对所有类型的相关证据进行整理和标引，从而直接给出推荐措施、推荐强度，并提供循证的解释，所引用的证据包括最新指南、系统综述、临床试验等，且更新频率可以以日计算，使得临床医生能够通过简单的查询和操作，随时随地查询到最新且经过审查和甄别的高级别证据，进行循证的临床决策。另有一类高度集成的循证医学搜索引擎，也近似证据系统，这些网站通常收录了大量临床研究相关文献和资料，包括指南、标准及各类一次二次临床研究，甚至典型的临床案例。在这些搜索引擎上进行检索，则可以找到丰富的临床相关信息，如 TRIP、Dynamad、医脉通等都是临床医生十分常用的循证搜索引擎。此类搜索引擎网站提供一框式检索、复合检索和 PICO 检索等功能，所得检索结果会提供分类呈现的功能，然而证据的时效性、证据质量等需要用户自行判断。

当 5S 模型中顶层的证据系统无法获取或无法直接满足临床问题回答的时候，则需要考虑下沉至模型的中段，即二次研究。二次研究是基于一次研究的研究，高质量的二次研究能够对一次研究进行全面评价，这个加工过程在临床决策中大大提高了决策者的效率。5S 模型中将二次研究分成了循证书籍、循证期刊文摘及综述，综述还包括系统综述和传统综述。循证书籍指的是基于循证的理念和范式撰写的临床相关书籍，可能围绕疾病的诊疗或者药物的使用方面，其撰写范式遵循循证的范式，书籍呈现的信息包括临床问题的提出、证据的收集、评价和报告，书籍编写的主题和框架通常较为完整全面，但由于编写和出版周期，时效性常受到限制。循证期刊概要则刊登各健康相关主题的循证研究和证据，不同领域的期刊可能有更具体的侧重，比如《循证护理》杂志侧重护理领域的循证医学研究。结合临床问题对循证类领域内期刊进行检索会更具有针对性和时效性。如果在循证书籍和期刊中未能找到相关领域符合临床问题的解答，则需要考虑临床指南和系统综述类的二次研究。这类研究要求循证实践者首先识别问题所在的领域，结合必要的检索词进行搜索。在 5S 模型中临床实践指南由于涵盖了系统综述的信息，也被视为二次研究，在循证决策中，时效性理想的高质量指南作为证据的优先级应高于系统综述。

三、临床证据和指南的关系

本章所述的"指南"特指临床实践指南，其定义是基于系统综述证据，围绕具体的临床问题，结合政策、资源、公平性、经济等方面的考虑形成的推荐意见。制定一部临床实践指南需要先基于结构化的临床问题，对当前证据进行严谨的系统综述方法学流程的梳理和评价，其梳理和评价的对象可以仅是随机对照临床试验，也可以扩大到观察性研究、单臂研究等更多一次研究的范围。根据具体的临床问题需要，对一次证据进行客观评价，并考虑偏倚风险、一致性、精确性、直接性、发表偏倚等因素，对综合后的证据进行整体性的评价，循证实践的五个步骤始于提出具体的临床问题，第二步是进行全面的证据获取，第三步是进行证据的严格评价，第四步是应用证据，最后一步是应用后的评价，而临床实践指南实现了第三步严格评价到第四步证据落地应用之间的过渡，是综合了全面的临床证据及临床情境应用的集大成者。

需要注意的是，循证决策要求使用最新的最佳证据，对证据的评价和应用需要与时俱进，因此指南也必须考虑时效性。通常在进行一部临床实践指南的制定时，都需要先行完成一项高质量的系统综述，然后基于这项系统综述的证据进行后续的评价和临床推荐意见的制定。指南包含的证据类别众多，中医临床实践指南的证据获取可能还包含中医古籍的检索，指南的检索成为指南制定工作中关键且有特色的一个环节。

第二节　常用检索技巧

一、布尔逻辑符号

布尔逻辑最早以英国数学家 George Boole 命名，该逻辑最初应用于代数系统集合的表达。在计算机技术下的文献检索中，通过不同检索词的组合，所获取的命中文献也可以通过不同集合之间的关联来理解。

检索中涉及的布尔逻辑符号有 AND、OR 和 NOT 三个。在检索词的不同组合中，它们具有不同的功能。

AND 指同时满足两个或多个集合条件的交集，如"中医 AND 感冒"是在检索中取了与中医和感冒两个检索词同时相关的文献集合，能够找到如中医治疗感冒有关的文献。这种检索方式同时从多个不同角度对文献进行界定，因此能够缩小检索的范围。

OR 指满足两个或多个集合条件中任何一个即认为相关，如"中药 OR 成药 OR 草药 OR 汤药"是选取与中药、成药、草药或汤药中任何一个检索词相关的文献构成的集合，尽量全地涵盖了各种剂型中药的信息，扩大检索的范围。因此如果需要对某一个方面的文献进行尽量全面的检索，可以尽量完整地考虑相近意思的检索词并使用 OR 布尔逻辑符号，以便找到尽可能全面的相关文献。

NOT 指在某一个集合中排除另一个小集合的内容构成的集合，如"分组研究 NOT 动物"是指在有关分组研究的文献中去除和动物有关的研究，留下其余的研究，由此可能保留与人类有关的分组研究，这能够缩小检索范围，提高检索效能。如果去除的文献集合有比较明确的边界则适合使用。需要注意的是，当检索目的侧重于查准的时候，去除不相关的文献需要谨慎，设计检索策略时需要考虑周全，确保尽量避免误删。比如当需要去除动物研究时，检索入口是摘要的话可能会错误地去除摘要中提及"既往动物研究已经证明了药物疗效，本研究拟进行临床试验评价其临床疗效"的文献，因而建议考虑在题名或者关键词中使用"NOT 动物"。

二、医学主题词

医学主题词（medical subject headings，MeSH）是美国国立医学图书馆（National Library of Medicine，NLM）编制的受控词表，在医学信息检索系统中应用广泛。MeSH 结构以树状结构排列，通常从学科角度进行分类，一个医学主题词可能同时存在于不同的学科分类思路和树状结构中。

医学主题词能够提升检索的效能。以对肝癌（liver cancer）相关的文献进行全面检索为例，如果从篇名、摘要、关键词、全文等这些入口用自由词进行检索，则需要全面考虑所有表达肝癌的检索词，包括 liver cancer，liver tumor，liver carcinoma，liver neoplasm，hepatic cancer，hepatic tumor，hepatic carcinoma，hepatic neoplasm 等。一旦用词不全，则会造成漏检。如果数据库对所有与肝癌相关的文献都进行了医学主题词标引，相当于给所有与肝癌相关的文献都加上了一个标签，如肝癌的 MeSH 词为 liver neoplasms，用户只需要查明肝癌对应的这个医学主题词，并在 MeSH 词的入口进行检索，就可以将所有进行了该主题词标引的文献找到，这大大提高了检索的效率，增加了检索的全面性。

一些常见的数据库，如 MEDLINE、Cochrane Library 等都对索引中的文献使用了 MeSH 的标引。一些数据库则使用其他的受控词标引，其功能与主题词类似，比如 EMBASE 的 EMTREE 词系。当进行较复杂的全面检索时，应该充分应用医学主题词功能提升检索的灵敏度。但同时需要注意，一方面由于医学主题词的标引需要一定的时间周期，部分刚发表和收录至数据库的文献可能尚未完成标引，另一方面医学主题词并不能涵盖所有在文献中出现的词语或概念，如一些传统医学疗法的术语可能尚不存在相关医学主题词。因此在检索实践中，应该将主题词和自由词相结合，而不能仅仅依赖医学主题词检索。

三、复合检索式的构建

简单检索可能只需要将几个检索词一次性叠加，这样的检索式可以一步到位，通常每个数据库的首页都存在一框式检索，可以快速并且简单地找到相关性较强的文献，如执行"中医 AND 糖尿病 AND 高血压"的检索，可以大致搜索中医治疗糖尿病与高血压共病的研究。然而这样的一步式简单检索不能胜任精确和全面的检索需求。当检索需求比较具体且要求比较高的时候，通常需要通过多步组合的复合检索式来达成。比如检索既需要满足全面性又满足相关性，这可能同时需要 OR、AND 和 NOT 的布尔逻辑关系。这时候简单检索式难以一次性实现包含多个逻辑关系的检索过程。比如想全面地检索中药治疗高血压的研究，首先检索式中需要包含中药和高血压两类检索词，需要使用逻辑符号 AND，同时还需要兼顾中药相关文献的全面性，需要使用逻辑符号 OR。如果制定一个检索式："高血压 AND 中药 OR 草药 OR 汤药 OR 中成药"，数据库可能会按照顺序执行检索指令，得不到想要的结果。实际需要的是先执行"中药 OR 草药 OR 汤药 OR 中成药"并集的检索后，再和"高血压"组合取交集。正确的检索方式应该是分成两个步骤，首先执行并集检索，后组合交集，即：

#1：高血压

#2：中药 OR 草药 OR 汤药 OR 中成药

#3：#1 AND #2

在实际的检索中，检索式很可能远比上述例子复杂，这个时候则需要分别对每个步骤进行检索，再在多步骤中进行合并，当报告检索式的时候也需要遵循这样的范式，本章第三节中将进行具体解释。

四、基于结构化问题的检索策略

临床实践指南与系统综述的检索方式相同，均须基于 PICOS（P 代表人群、I 代表被评价的干预措施、C 代表对照措施、O 代表结局指标、S 代表检索的研究类型）结构化的临床问题对临床证据进行全面检索。为了兼顾全面性和相关性，查全的检索式通常由 P、I 和 S 三部分构成，即指南临床问题中的疾病、干预措施和研究类型。为了尽可能全面地进行文献检索，每个部分都需要尽量考虑同义词扩大检索命中的范围，在具有医学主题词等受控词的数据库中应进行主题词与自由词相结合的检索，在只有自由词检索的数据库中检索，检索入口尽量包括摘要。

基于结构化问题的全面检索基本是复合检索式的检索，为了考虑全面性，P、I、S 三方面检索词需要尽可能使用近义词，减少漏检的风险。在具有医学主题词功能的数据库中还应该将自由词检索与主题词检索相结合，使用 OR 的布尔逻辑符号连接，而 P、I、S 之间则需要使用 AND 连接，使得最终的检索结果与疾病、干预方式及研究类型都相关。以中草药治疗慢性阻塞性肺病的研究问题为例，如果需要检索随机对照临床试验，则 P、I、S 分别为慢性阻塞性肺病、中草药、随机对照试验。表 7-1 中显示的是以中草药治疗慢性阻塞性肺病的随机对照试验的全面检索式构建过程的检索式示例。检索入口一般考虑为篇名、摘要、关键词，建议至少包括摘要。在研究类型方面，有时候也会考虑去除一些大概率不相关的文献，比如通过 NOT 去除题目中含有"动物、大鼠"等词的文献。但这个步骤需要谨慎，由于人类相关的临床研究也有可能在摘要部分出现"既往动物研究"等表述，如果在篇名、摘要、关键词中去除动物研究，可能造成漏检，同时即使题目中出现了动物实验相关术语，也并不说明该研究中不包含人类研究。

表 7-1　检索式示例：中草药治疗慢性阻塞性肺病的随机对照试验的全面检索式构建过程

检索步骤	结构化问题方面	检索用词举例	检索用词组合逻辑
#1	P（疾病相关）	慢性阻塞性肺病、慢性阻塞性肺部疾病、慢阻肺、慢性气道阻塞、COPD	OR
#2	I（干预措施相关）	中医、中西医结合、中药、中草药、中成药、汤药、复方、辨证论治	OR
#3	S（研究类型相关）	随机、对照、盲法、分组	OR
#4	P、I、S	#1、#2、#3	AND

第三节　检索在临床实践指南中的应用

全面的文献检索在临床实践指南制定中是至关重要的环节，获取所有相关临床证据才能够确保指南提出推荐意见所依托的"原材料"是充分的。本节将介绍临床实践指南制定过程中的检索方法和注意事项。

一、明确检索范围

临床实践指南中临床证据的"原材料"可以仅来自基于RCT的系统综述，或者包括RCT和观察性研究，也有可能扩大到各种临床研究类型，尤其是传统医学相关指南，现存的RCT相关证据可能仅能得到低级或极低质量为主的证据，此时则有必要考虑回顾性研究、单臂研究甚至个案报告，结合专家共识基于现有证据，为临床决策提供依据和参考。

相应的指南检索范围也有可能非常不同。对于一部临床实践指南来说，通常必须进行检索的文献包括：符合疾病（P）及干预措施（I）的相关既往指南和共识、系统综述、随机对照临床试验。除此之外还可能包括队列研究、病例对照研究、横断面研究、病例系列研究、个案报告及古籍文献。制定指南时应该根据实际的证据需求制定明确的纳入排除标准和相应的检索式。

二、制定检索策略

与系统综述相似，指南的检索目的是查全，因此需要制定灵敏度高的检索策略，避免漏检。检索资源方面，也应该尽量包括已发表和未发表的文献，对发布的指南和共识、期刊文献、学位论文和会议论文，以及临床研究方案都进行检索。

由于临床实践指南是基于结构化问题形成推荐意见的，一部指南中可能涵盖了若干个PICO问题，当P和I不同时，应该制定不同的检索策略，在同一个P和I下，可能存在多个结局指标（O），这种情况下则可以基于同一套P+I的检索式，对不同结局指标进行梳理。因此当指南临床问题中的P和I不同的时候，则会出现多套检索策略，这种现象在一个系统综述中通常不会出现。

在同一套检索策略中，指南检索式与系统综述的检索式也不同。后者通常会考虑体现研究类型相关的检索词，如通过"随机""盲法""安慰剂"等词定位随机对照试验。对于指南来说，需要检索的研究类型更加宽泛和复杂，如果需要检索RCT之外的研究类型，P AND I得到的命中范围可控，比如在千位数或以内，可以考虑不对研究类型进行限定，通过初筛识别和归类不同研究类型，如包括既往指南、系统综述、RCT、队列研究等，这样也更加有利于查全的保证。如果P AND I组合得到的命中范围文献量很大，比如在大几千甚至数万的数量级，则需要对多种文献类型进行限定，同时使用指向不同类型研究的检索词并以OR的关系组合。比如分别以"指南""共识"检索指南和共识；"系统综述""系统评价""meta"检索系统综述；以"随机""盲法""安慰剂"

检索 RCT；以"观察性""队列""病例对照研究""注册登记研究"、检索观察性研究，以"单臂""病例系列"检索病例系列研究；以"个案""验案"检索个案报告，从而研究类型这个方面也有多个词以 OR 的关系连接后，再以 AND 的关系与 P 和 I 相关检索词进行组合。

三、报告检索策略及实例展示

临床实践指南检索策略的报告通常在指南之后附录的位置，它应透明报告检索策略，有时候需要简单报告证据的筛选过程。检索策略不仅是检索词的组合，还应该包括进行检索的数据库和平台、执行检索的时间、检索文献的时间范围、所有检索词和组合关系，以及基于上述要素所得的命中文献数量。尤其是命中文献数量需要明确报告，由于在线数据库会在很短的时间内更新，需要及时记录执行检索的时点得到的命中文献数量，而后续的文献筛选工作和文献数量的变化将从这个最初的命中数量开始。如果完成检索后一段时间再补查文献，很可能无法重现当时检索的实际情况。

检索式的报告方面，不建议直接复制和粘贴数据库中的检索痕迹和检索历史，因为数据库通常会将所有检索组合合并在一起呈现，这是数据库能够识别的格式，但如果使用的检索词很多，检索式存在多层逻辑结构，则整个上百字的检索式可能包含多层逻辑关系。过于复杂的检索式既难以阅读也难以重现，检索式的表达应该规范、清晰，便于理解，能够看出明显的层次和逻辑，通常以"#"来表示检索的步骤数。以第二节中的例子来说明，可以每个词作为一步，比如检索式可以写成：

#1 TKA= 慢性阻塞性肺病

#2 TKA= 慢性阻塞性肺部疾病

#3 TKA= 慢阻肺

#4 TKA= 慢性气道阻塞

#5 TKA=COPD 中医

#6 TKA= 中西医结合

#7 #1–#6/OR

#8 TKA= 中药

#9 TKA= 中草药

#10 TKA= 中成药

#11 TKA= 汤药

#12 TKA= 复方

#13 TKA= 辨证论治

#14 #8–#13/OR

#15 TKA= 随机

#16 TKA= 对照

#17 TKA= 盲法

#18 TKA= 分组

#19 #15-#18/OR

#20 #7 AND #14 AND #19

也可以每一个结构化问题方面为一个步骤来报告，如：

#1 TKA＝慢性阻塞性肺病 OR 慢性阻塞性肺部疾病 OR 慢阻肺 OR 慢性气道阻塞 OR COPD

#2 TKA＝中医 OR 中西医结合 OR 中药 OR 中草药 OR 中成药 OR 汤药 OR 复方 OR 辨证论治

#3 TKA＝随机 OR 对照 OR 盲法 OR 分组

#4 #1-#3/AND

当数据库存在医学主题词功能时，可以进行主题词与自由词相结合的检索，提升检索的全面性和效率。这时需要首先对医学主题词进行查询，确保使用的医学主题词是正确规范地再进行检索。比如在本节的实例中，慢性阻塞性肺病在 SinoMed 数据库的主题词系统中可查及，其医学主题词是"肺疾病，慢性阻塞性"；中药相关医学主题词是"中药"和"中草药"，随机对照试验的医学主题词是"随机对照试验"。有些医学主题词词条中还有若干款目词，可以作为自由词检索的补充，进行主题词与自由词相结合的检索式则可以更加全面：

#1 篇关摘＝慢性阻塞性肺病 OR 慢性阻塞性肺部疾病 OR 慢阻肺 OR 慢性气道阻塞 OR COPD OR 慢性阻塞肺疾病 OR COAD OR 慢性气道阻塞性疾病 OR 慢性气流阻塞 OR 慢性气道阻塞

#2 主题词＝肺疾病，慢性阻塞性

#3 #1 OR #2

#4 TKA＝中医 OR 中西医结合 OR 中药 OR 中草药 OR 中成药 OR 汤药 OR 复方 OR 辨证论治

#5 主题词＝中药 OR 中草药

#6 #4 OR #5

#7 TKA＝随机 OR 对照 OR 盲法 OR 分组

#8 主题词＝随机对照试验

#9 #7 OR #8

#10 #3 AND #6 AND #9

四、更新检索

临床实践指南的时效性非常重要，在合理设计和透明保留检索策略的前提下，检索的更新也可以比较顺利进行。如果没有重大的改变，通常更新检索是沿用原有的检索式，在所有数据库和平台上重新进行相同的检索。需要注意的是更新检索的开始时间不应该紧接着上一次检索的截止时间，而应该向前覆盖几个月。这是由于数据库对文献的收录可能存在时滞，第一次检索时有些新发表的文献可能还没有进入数据库，则需要在更新检索时补充。因此通常建议更新检索的开始时间至少是上一次检索的截止时间向前推 6 个月。

更新检索的过程中需要注意与上一版本的指南检索结果进行重复性的核对，所有需要检索的数据库和资源都应该进行更新检索。文献检索、筛选和资料处理等工作应该尽量与上一版指南保持一致。如果不得不进行更改，需要在指南中描述并说明原因。

第四节　古代文献证据检索

中医古籍中的信息也被认为属于临床证据，在指南的推荐意见和共识形成中具有重要作用，因此中医药临床实践指南的制定中经常需要对中医古籍进行检索，这也是中医药临床实践指南的特色之一。

尽管如此，目前有关中医指南中应该如何检索和整合中医古籍证据方面并没有明确的标准。已有研究者对现有临床实践指南和专家共识中古籍的应用情况进行了梳理和分析，并对古籍证据的应用规范和方法学探索提供了提示。

本节将从古籍资源和古籍检索注意事项这两方面进行探讨。

一、中医古籍资源

中医古籍本身是实体书籍，因此最原始的检索方式是进行手工检索，但是耗费的时间成本和难度都较高。目前已经存在比较丰富的古籍数据库，各具特点，各有千秋，常见的线上资源包括：

1. 国家古籍数字化资源库（https://www.guji.cn/） 这是一个综合性的古籍数据库，具备全文检索功能，资源较全且检索较为简单。

2. 书同文古籍数据库（https://www.unihan.com.cn/） 可以进行同义词检索、逻辑检索和跨库检索，收录了历代经典中医药著作 100 余部及日本医书 150 余部，是中医药古籍大型全文库。

3. 瀚堂典藏数据库（https://www.hytung.cn/） 可以进行限定检索范围、组合检索查询、二次检索和常用异体字自动转换，收录 2 万多种古籍，60 亿余字，可以实现全文跨库检索及连续图文对照。

4. 爱如生中医典海数据库（http://dh.ersjk.com/） 可以全文检索、图文对照、可以使用书名、时代、作者、版本等目标检索，收录书籍总量 2000 余部，影像资料总计 100 万余页，录文达 4 亿余字。

5. 中医科学院信息所构建的"国医典藏数据库" 提供了比较方便的检索功能，但需要付费使用。

6.《中华医典》 目前对古籍资源进行较全面收集和整理且较为常用的数据库是《中华医典》。《中华医典》是由中国中医药学会、湖南电子音像出版社、嘉鸿科技开发有限公司合作推出，是一部对中医古籍进行全面系统整理的大型电子丛书。其收录中国历代医学古籍 1000 部，卷帙上万，4 亿字，汇集了新中国成立以前历代主要中医著作，被列为"九五"国家重点电子出版规划项目。一项 2024 年发表的方法学研究对 30 篇中医药临床实践指南及专家共识中的古籍检索资源进行了分析，研究发现其中 18 篇指南或共识都对《中华医典》进行了检索。

二、中医古籍检索注意事项

古籍文献的检索和现代文献不同，通常无法依据出版年份、期刊名称、论文标题和摘要等进行检索，而需要结合考虑书名、作者、朝代，以及疾病、方药、穴位等相关信息的关键词进行检索，这些关键词可能出现在题目或者全文中，因此古籍文献检索通常需要在全文的基础上进行，文字版的数据库则更容易满足检索需要。有些电子数据资源中的古籍资料是以影印或照片形式保存的，可能需要结合数字化图像识别技术实现检索的功能。

由于古籍的成书时间遍布历朝历代，进行古籍的检索还需要结合必要的历史知识和文字知识考虑最优的检索方法。不同时期的古籍在用字和表达方式上，都可能有所不同。比如古籍中的各种名称可能包括人名、地名、书名、病名、证候名、药名、方名、穴位名，这些名称很可能存在别名或别称，且不同时代和不同地区都可能有所不同，用字方面也可能出现生僻字、异体字、俗体字、通假字、避讳字，因此这些因素都需要在设计古籍检索方案的时候纳入考虑。

以疾病名称为例，现代医学中的术语可能在古籍中有另外的表述。比如糖尿病在中医古籍中常称为"消渴"，乳腺癌常称为"乳岩"。为了进行全面的古籍检索，首先应该充分论证疾病在古籍中的名称，同时还需要尽量全面地考虑其在古籍中可能出现的表述，包括对症状的描述、常见的临床指标或者常用的方药。比如现代医学中的眩晕病，在古籍中可能出现"眩""冒弦""冒眩""徇蒙招尤""眴眴""目瞑""喘冒风头旋"等表述；出现"眼黑生花""身如在车船上"等常用的症状描述；以及"泽泻汤""温胆汤"等常用的方药，都可以考虑作为中医古籍的检索用词。

（李迅）

第八章　指南制定中证据的系统评价

Cochrane 协作网创始人 Iain Chalmers 先生在题为"科学家不进行科学知识的综合是不可原谅的"的演讲中提到：在我们生活的世界，几乎所有干预的效果都将被重复检验，我们需要考察大部分证据，而不是孤立地看待任何一个独立的研究。这样的想法是合乎逻辑的，系统评价就源于"科学知识的综合"思想。

20 世纪 90 年代之前，综合来自多个研究结果的工作基本属于述评（narrative review）的范围，也就是特定领域的某个专家阅读同一个主题的研究，综合研究结果，得出一个治疗有效或无效的结论。但述评有一些重要的局限性。第一个局限性就是该法固有的主观性，以及缺乏透明性。第二个局限性在于当信息量很大时，述评者很难在头脑中合成大量研究的数据。20 世纪 50 年代以来，随着临床流行病学原理和方法在临床研究中被广泛应用，产生了大量临床试验的研究结果。但是，不同研究者针对相同临床问题得出的结果却大相径庭。面对各种不同结果，临床医师应该相信谁？这就需要对同一主题的所有研究进行综合汇总。因此，从 20 世纪 80 年代开始，许多领域的研究者从述评转向系统评价（systematic review）和 Meta 分析。

1972 年，Archie Cochrane 首次提出循证医学的思想并将系统评价的方法应用于产科领域，从而开创了 20 世纪临床医学领域内的一场翻天覆地的革命。1992 年，David Sackett 等正式提出了循证医学这一全新的临床医学模式，强调临床医生应用当前可得的最佳研究证据进行临床决策。1993 年，国际上成立了 Cochrane 协作网（Cochrane collaboration），广泛开展为循证医学的实践提供高质量的系统评价和 Meta 分析相关技术的研究。针对随机临床试验结果进行 Meta 分析的系统评价被认为是干预措施疗效评价最高级别的证据，这大大促进了该方法的普及、发展和应用。自 20 世纪 90 年代"循证医学"蓬勃发展以来，Meta 分析在医学领域的应用尤其广泛，覆盖了疾病的病因、诊断、治疗、预防、预后、卫生经济学及医学教育等各个方面。同时也为循证临床实践指南的制定、卫生技术评估及药物的综合评价等政策制定相关的工作提供了不可或缺的技术支持。

第一节　系统评价的概念及作用

一、系统评价的概念

系统评价是针对某一具体的医学科学问题，系统而全面地收集相关研究（包括已经发表和未发表的研究），采用循证医学与流行病学严格评价文献的原则与方法，筛选出符合质量标准的研究文献，进行定性或定量合成，得出当前最佳的综合结论。尽管系统评价在得出结论时仍具有一定的主观成分，但由于其研究过程明确和决策机制透明，其结论具有较好的客观性和可重复性，克服了传统述评的固有弊端。当系统评价中采用Meta 分析的方法对资料进行了统计学处理时称为定量的系统评价，没有进行 Meta 分析的系统评价可以认为是定性的系统评价。本章节所介绍的系统评价为定量的系统评价。

二、Meta 分析的概念

系统评价的关键成分是资料的统计合成，即 Meta 分析。Meta 分析一词是英国教育心理学家 Glass 于 1976 年提出，最早用于教育学、心理学研究中同类问题不同研究结果的整合（integrating the finding）。Meta 分析是一种对现有同类问题研究的结果进行合理归纳和定量综合的统计分析方法。Meta 分析中分配给每个研究的权重是基于预先规定的数学标准。评价者和读者可能对于结果的实际意义仍然有分歧，但标准化的统计分析为这种讨论提供了透明的、客观的和可重复的框架。

三、Meta 分析的作用

系统评价区别于传统述评最重要的一个特征就是 Meta 分析，Meta 分析的优势主要在于以下 4 个方面。

（一）增加统计功效

目前大量临床研究常常由于经费、技术条件的限制，纳入研究的样本例数较少，导致检验效能较低，利用 Meta 分析可以增加样本含量，在一定程度上减少随机抽样误差，提高检验效能，从而充分利用现有研究资源。

（二）评估不同文献研究结果的异质性

在医学研究中，对同一问题的不同的研究结果之间经常存在不一致的地方，有的研究结果甚至截然相反，通过探讨这些不一致研究结果的形成原因，可以促进医药研究方法发展和估计可能存在的各种偏倚，对有争议甚至互相矛盾的研究结果进行合理的定量综合，可以得出更为深刻和明确的结论。

（三）增强结论的可靠性和针对性

通过文献质量评价，对纳入研究的偏倚风险进行评估，剔除偏倚风险高和可信度很低的研究后进行敏感性分析，能最大限度减少各种偏倚，提高效应量估计的精度，同时根据影响疾病发生、发展及预后因素进行适当的亚组分析，还能使研究结果更具有针对性，使结论适用特定的人群，指导个体的预防和诊疗。

（四）为新的临床研究指明方向

通过系统评价和 Meta 分析，可以充分总结同一主题目前临床研究的现状，如果针对某一干预措施治疗某一疾病的证据确切，就可以避免将来重复开展这一主题的研究；如果该主题下临床研究少，质量差，疗效不确切，那么就可以提示未来的临床研究应补充这一领域的证据。

第二节　系统评价的步骤

系统评价的步骤一般有七个：①提出研究问题，并撰写研究计划。②检索相关文献。③根据研究方案筛选文献。④资料提取。⑤文献的质量评价。⑥资料的统计学处理（Meta 分析）。⑦研究结果的报告。

一、提出研究问题

系统评价与 Meta 分析研究问题的提出应从临床实际需求出发，解决临床上遇到的不确定问题。本著作中的研究问题应与指南制定的临床问题相符。在确定了临床问题后不应马上开展系统评价研究，而是应当先进行现有证据的检索，了解当前证据现状，判断所提出的问题是否已经有答案，如果未找到确切证据可以再开展新的系统评价研究。

提出系统评价的研究问题时应将临床问题转化成可回答的科学问题。提出研究问题是进行系统评价与 Meta 分析非常关键的一步，也是进行 Meta 分析的起始。可回答的科学问题即根据 PICOS 五大要素构成的结构化问题。科学问题确定好以后，将每一个要素进行细化即可形成研究的纳入、排除标准。

二、撰写与注册研究方案

如果是为指南制定开展的系统评价，将来并没有发表系统评价的需求，那么不需要对方案进行注册，如果是单独开展的解决某一临床问题系统评价，也有发表的需要，则需要在研究开始前提前注册。方案撰写主要阐明两方面的内容，一是为什么要做这个系统评价，即立题依据；一是要怎么做这个系统评价，即研究方法，包括纳入排除标准的制定、检索的来源与方法，数据分析和结果报告的方法。方案撰写的具体报告条目可参考"系统评价和 Meta 分析计划书优先报告条目（PRISMA-P 清单）"。研究者需要对研究方案进行国际注册，也可以发表，如果研究者作 Cochrane 系统评价，必须先在 Cochrane library 提交研究方案，如果是非 Cochrane 系统评价可以在 PROSPERO 注册平台（https://www.crd.york.ac.uk/prospero/）或者 INPLASY（https://inplasy.com）网站进行注册。

三、文献检索与筛选

计算机检索应至少包括以下几个数据库：外文数据库应检索 Cochrane 图书馆试验

注册库（https://www.cochranelibrary.com/）、疾病相关的专业数据库、Pubmed（https://pubmed.ncbi. nlm.nih.gov/）和 Embase（https://www.embase.com/）；中文数据库应检索中国知网（www.cnki.net）、维普数据库（http://www.cqvip.com/）、万方数据资源系统（http://www.wanfang data.com.cn/index.html）和中国生物医学文献服务系统（http://www.sinomed.ac.cn/）。同时，尽可能补充检索其他专业相关的资源，包括人工检索灰色文献（如内部报告、部分未被电子数据库收录的会议论文）、查找相关研究的参考文献清单或与研究作者进行联系等，也可以在 Open grey（http://www.opengrey.eu/）数据库及临床试验注册平台如美国临床试验数据库（https://www.clinicaltrials.gov/）、中国临床试验注册中心（http://www.chictr.org.cn/index.aspx）及 WHO 临床试验注册平台（http://www.who.int/ictrp/en/）下的其他注册库进行检索。

制定检索策略可参考与自己研究问题相关、已发表的系统评价（特别是 Cochrane 系统评价）检索策略，或请教信息检索专业人员，根据 PICOS 要素，将 Meta 分析问题分解为计算机检索系统可识别的关键词或主题词，利用逻辑运算符组成检索提问式。需要预检索，根据检索结果不断修正完善检索策略。

检索获取的文献，通常使用 NoteExpress 或者 Endnote 软件进行文献管理。通过阅读文献的题录和摘要进行初筛，对于排除的文献，需要给出排除的理由。对于初筛选出可能合格的文献进一步获取全文。仔细阅读和评估文献的方法学部分，以确定文献是否符合 Meta 分析的纳入标准，并决定该文献是否纳入。纳入研究流程见图 8-1，指南的制定也需要该流程图。

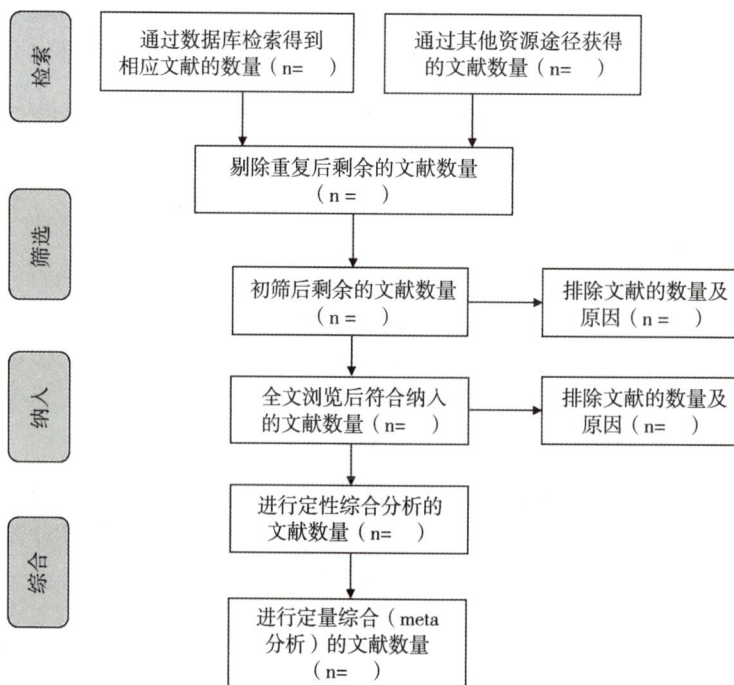

图 8-1　纳入研究流程图

四、资料提取

资料提取主要通过设计资料提取表进行全面系统地收集待分析的资料和数据。一般涉及以下七部分信息：①纳入研究的基本信息：纳入研究的编号（如 Han M 2017）、题录、通讯作者和联系方式。②研究方法和可能存在的偏倚：研究的设计类型和研究的风险偏倚评估。③研究对象的特征：年龄、性别、诊断标准、疾病严重程度、种族、社会人口学特征、研究地点等。④干预措施：试验组和对照组的干预细节，以药物为例，应提取药物名称、给药途径、剂量、疗程、频率等。⑤结局指标：按照原始研究报告的指标收集所有有效性结局和安全性结局的指标，以便于判断是否有选择性结局报告。⑥研究结果：根据指南的临床问题或者研究方案收集主要结局、次要结局和安全性结局数据，对于二分类变量，收集试验组和对照组各自的总人数和发生日标事件的人数；对于连续性变量，收集试验组和对照组各自的总人数、指标的均值和标准差。⑦其他信息。重要的引文、资助机构、潜在利益冲突、是否获得伦理学委员会的批准、研究设计时是否计算了需要的样本量等。

五、评估纳入研究的偏倚风险

方法学质量高的研究更能保证研究结果的真实性，因此需要对纳入的研究进行方法学质量评估，可以根据研究质量的高低分别进行合并，也可只纳入高质量的研究进行 Meta 分析。目前对于随机对照试验的方法学质量评估，普遍采用 Cochrane 协作网于 2008 年公布并于 2011 年修订的"偏倚风险评估 1.0"工具。2016 年 Cochrane 方法学工作组对该工具进行了更新，于 2018 年正式发布"偏倚风险评估 2.0"工具，但是由于 2.0 的版本评价过程复杂，也是以目前应用最广泛的 1.0 版本为基础，因此本节主要介绍"偏倚风险评估 1.0"工具。该工具包括 6 个方面：①随机分配方法。②分配方案隐藏。③对研究对象、治疗方案实施者、研究结果测量者采用盲法。④结果数据的完整性。⑤选择性报告研究结果。⑥其他偏倚来源。针对每一项纳入的研究结果，对上述 6 条作出"是"（低度偏倚）、"否"（高度偏倚）和"不清楚"（缺乏相关信息或偏倚情况不确定）的判断。此评估工具对每一条的判断均有明确标准，减少了主观因素的影响，保证评估结果有更好的可靠性。实施文章质量评估通常由两名评估员分别进行评估，出现争议处需要请第 3 位经验丰富的评估员加入集体讨论来确定。评价方法见表 8-1。

表 8-1　Cochrane 协作网风险偏倚评估工具

评价条目	评价内容描述	作者判断
随机序列产生方法	详细描述产生随机分配序列的方法	随机序列产生是否正确？
分配方案隐藏	详细描述隐藏随机分配序列的方法	分配方案隐藏是否完善？
盲法（受试者、试验人员）	描述对受试者或试验人员施盲的方法	受试者或试验人员是否知道受试者在哪组？
盲法（结局评价者）	描述对结局评价者施盲的方法	结局测量者是否知道受试者的试验分组？

评价条目	评价内容描述	作者判断
不完整结局数据	报告每个主要结局指标的数据完整性，包括失访和退出的数据	结果数据是否完整？
选择性报告研究结果	描述选择性报告结果的可能性及情况	研究报告是否提示无选择性报告结果？
其他偏倚来源	除以上 5 个方面，是否存在其他引起偏倚的因素	研究是否存在引起高度偏倚风险的其他因素？

对于其他偏倚条目，可以考虑通过以下几个方面评估：是否有明确的纳入与排除标准、是否有样本含量估计方法、是否有利益冲突、基线是否可比。

六、资料的统计学处理（Meta 分析）

（一）效应指标的选择

根据不同的数据类型，如二分类变量、连续性变量，分别选择不同的测量指标。一般来说，二分类数据常选择相对危险度（relative risk，RR）、比值比（odds ratio，OR）、危险差（risk difference，RD）或多减少 1 例不利结果需要治疗的人数（number needed to treat，NNT）。流行病学上定义相对危险度 RR 是指暴露组事件（这里的事件是有害的事件，如死亡）发生率比上非暴露组的事件发生率，当相对危险度大于 1 时，表示风险增加，相反，则风险降低，但当相对危险度等于 1 时，表示暴露与事件无关；OR 值的含义与 RR 值相似，OR 更多用于病例对照研究中，当发病率很低时，OR 可代替 RR 值估计暴露与疾病的关联强度；危险度差值则是暴露组的事件发生率和非暴露组的发生率之差。在随机对照试验中可以将暴露组和非暴露组理解为试验组与对照组。在效应合并过程中，为了满足正态近似的条件，RR 值和 OR 值一般要取对数后进行效应合并。连续性变量（或称为数值变量）数据常选择加权均数差（weighted mean difference，WMD）和标准化均数差（standardized mean difference，SMD）。加权均数差通过加权可消除多个研究间绝对值大小的影响，能真实地反映干预的效应值，标准均数差则是用两均数的差值再除以合并标准差所得的值，在加权均数差的基础上，进一步消除了多个研究测量单位不同的影响，因此当效应值的量纲不一样时，宜选择 SMD 合并统计量。

（二）异质性检验

按统计学原理，只有同质的资料才能进行统计量的合并，反之则不能。因此，在合并统计量之前需要对多个研究结果进行异质性检验，以判断多个研究是否具有同质性。异质性检验（tests for heterogeneity）就是用于检验多个相同研究的统计量是否具有异质性的方法。

Cochrane Handbook 将 Meta 分析的异质性分为临床异质性、方法学异质性和统计学异质性。①临床异质性是指参与者不同、干预措施的差异及研究的终点指标不同所导致的变异。②方法学异质性是指由于试验设计和质量方面的差异引起的，如盲法的应用和分配隐藏的不同，或者由于试验过程中对结局的定义和测量方法的不一致而出现的变异。③统计学异质性是指不同试验中观察到的效应，其变异超过了机遇本身所致的变异，它是研究间临床和方法学上多样性的直接结果。统计学计算异质性以数据为基础，其原理是各研究之间可信区间的重合程度越大，则各研究间存在统计学同质性的可能性越大；相反，可信区间重合程度越小，各研究之间存在统计学异质性的可能性越大。需要说明的是，临床异质性、方法学异质性和统计学异质性三者是相互独立又相互关联的，临床或方法学上的异质不一定在统计学上就有异质性表现，反之亦然。异质性的检验方法通常采用 Cochrane Q 检验或者 I^2 检验。具体检验方法见本章第三节。对于研究间的异质性通常采用亚组分析、敏感性分析、Meta 回归，以及选用随机效应模型来解释。

（三）模型的选择

Meta 分析的统计方法包括固定效应模型（fixed effects model）和随机效应模型（random effects model）。固定效应模型是指在 Meta 分析中，假设研究间所有观察到的变异都是由偶然机会引起的一种合并效应量的计算模型，这些研究假定为测量相同总体的效应。随机效应模型则是综合考虑研究内变异和研究间变异以估计结果的不确定性（可信区间）的模型。当包括的研究有除偶然机会外的异质性时，随机效应模型将给出比固定效应模型更宽的可信区间。

当异质性来源不能用临床异质性和方法学异质性来解释时，常可用随机效应模型合并效应量。随机效应模型估计合并效应量，实际上是计算多个原始研究效应量的加权平均值。以研究内方差与研究间方差之和的倒数作为权重，相对于固定效应模型而言，随机效应模型中样本量较大的研究给予了较小的权重，而样本量较小的研究则给予了较大的权重，这样可以部分消除异质性的影响，但小样本研究的质量普遍较差，而且受到发表偏倚的影响更大。

（四）亚组分析

亚组分析（subgroup analysis），即根据患者可能影响预后的因素分成不同的亚组，进而分析其结果是否因为这些因素的存在而不同。例如，可根据年龄、性别、病情严重度等进行亚组分析。亚组分析对临床指导个体化处理有重要意义，但因为亚组的样本量常很小，容易因偶然性大而得出错误结果。因此对亚组分析结果要谨慎对待，一般看作为假说的产生。只有在后来的高质量研究中得到证明或事先确定拟分析的亚组并样本足够大时，亚组分析的结果才较可靠。亚组数量不要太多，亚组分析容易导致两种危害，可能因为样本量不足出现否认有效处理的"假阴性"结论，也可能因为亚组因素选择不当得出无效甚至是有害的"假阳性"结论，也容易产生出一些令人误解的建议。亚组分析应当在制定指南临床问题或者方案设计阶段即确定下来，若进行大量的事后亚组分析来解释数据的异质性是数据捕捞。数据捕捞是应该避免的，因为通过分析大量不同的特征通常可能找到明显的，但却是错误的异质性解释。

（五）敏感性分析

敏感性分析（sensitivity analysis）是用于评价某个 Meta 分析结果是否稳定和可靠的分析方法。如果敏感性分析对 Meta 分析的结果没有本质性的改变，其分析结果的可靠性大大增加。如果经敏感性分析导致了不同结论，这就意味着对 Meta 分析的结果解释和结论方面必须谨慎。通常敏感性分析包括以下几个方面的内容：

（1）改变研究的纳入标准、研究对象、干预措施。

（2）纳入或排除某些含混不清的研究，不管它们是否符合纳入标准。

（3）使用某些结果不太确定的研究估计值重新分析数据。

（4）对缺失数据进行合理的估计后重新分析数据。

（5）使用不同统计方法重新分析数据，如用随机效应模型代替固定效应模型，或用固定效应模型代替随机效应模型。

（6）排除某些设计不严谨、方法学质量差的研究。

（六）Meta 回归

Meta 回归与亚组分析没有实质区别，目的都是识别研究的异质性。Meta 回归中使用单个分类变量作为预测变量时，与亚组分析一样，不同的是，可以允许连续型变量作为预测变量，也可以允许少量的多个变量同时作为预测变量来检验这些变量对效应值是否有影响。可以考虑将对效应值有影响的预测变量作为事后亚组分析的依据，但应谨慎实施。

系统评价作者应尽可能在研究方案中事先确定随后将用于 Meta 回归的研究特征。研究特征的数量不宜太多，而且应当确保每一个研究特征都有科学理论的支撑，对于每一个特征变量，都应该至少获得 10 个观察结果，即 Meta 分析中至少要有 10 个研究。但是当协变量在研究间分布不均衡时，10 个研究也是不够的。

（七）发表偏倚的测量

发表偏倚一直是 Meta 分析中存在的问题之一。它是指阳性结果的研究容易得到发表的倾向，而阴性结果的研究一般作者不愿投稿或投稿后不容易获得发表。此外，阳性结果的多次重复发表也是造成发表偏倚的原因之一。全面无偏倚地检索和对前瞻性临床试验进行登记注册，是避免发表偏倚的手段。

用于检查 Meta 分析是否存在发表偏倚的方法之一就是采用"倒漏斗"图形（funnel plot）分析的方法。RevMan 软件可自动生成该图形。采用单个研究的治疗效应估计值（x 轴）对应各个研究样本量大小的值（y 轴）构成的散点图。小样本研究的效应值散布在图形的下方，而大的研究将逐渐向上变窄，因而形成状似倒置的漏斗。在没有偏倚存在的情况下，图形呈对称势态。但一个试验的统计效能同时取决于该试验的样本量和受试者关注事件的发生数，因此，标准误逐渐取代研究的样本量运用于 y 轴来代表研究规模的测量值。当图形不对称时，除了考虑发表偏倚的可能性以外，还要考虑以下几种因素也可导致不对称：小样本、方法学质量低下的研究、机遇的作用、干预的变异性和假的报告等。一般同一个结局能进行 Meta 分析的文献数量在 10 篇及以上才建议使用倒漏斗图进行发表偏倚的测量。

以逍遥散联合抗抑郁药与单独使用抗抑郁药治疗抑郁症 HAMD 量表得分情况比较的倒漏斗图（见图 8-2）为例，图形呈比较明显的不对称，提示可能存在发表偏倚或者其他上述因素导致的偏倚。

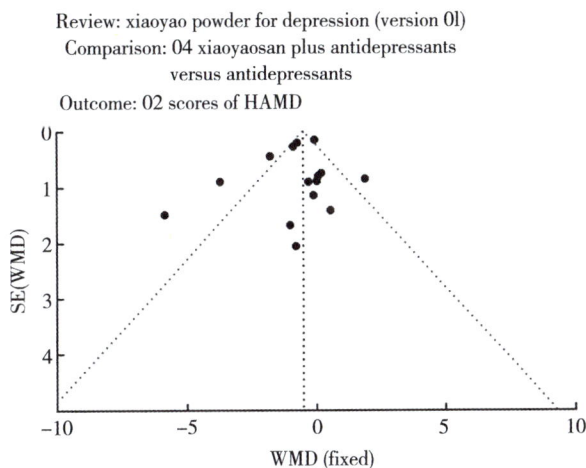

图 8-2　倒漏斗图示意图

（八）证据质量的评价——GRADE

GRADE 是一个由指南制定者、系统评价作者和临床流行病学家共同参与成立的证据推荐分级的评估、制定与评价（grading of recommendations，assessment，development and evaluations；GRADE）工作组从 2000 年始就在致力于制定和传播一套证据质量和推荐意见评级系统。

GRADE 工作组于 2004 年推出的评级系统突破了牛津标准单从研究设计角度考虑证据级别的局限性，它依据未来的研究是否改变我们对目前疗效评价的信心和改变可能性的大小将证据质量分为高、中、低、极低 4 个等级。

GRADE 分级系统的诞生和发展，使证据质量和推荐强度有了更为科学合理的遵循。它将证据质量和推荐强度分开评级，其对证据质量的判断既要看其研究设计类型，也要考虑研究实施的情况；对于推荐强度，不仅要看其证据质量，成本效应、利弊平衡、患者偏好和价值观等也影响推荐的强度，经过 GRADE 分级的证据，才能够成为制定推荐意见的依据，从而大大促进了临床研究的转化应用。目前，包括 WHO 和 Cochrane 协作网在内的 100 多个国际组织、协会和学会都采纳了 GRADE 标准。在指南的制定中证据质量和推荐强度均需考虑，而撰写系统评价过程中，评价者仅需考虑纳入研究的证据质量即可。

七、研究结果的报告及解释

研究结果的报告主要参照系统评价和 Meta 分析的报告指南——系统评价和荟萃分析优先报告的条目（preferred reporting items for systematic reviews and meta-analyses，PRISMA）报告。PRISMA 声明于 2009 年首次发表，旨在优化系统评价的报告质量。第一版的 PRISMA 声明发表距今已有 10 余年，在这 10 余年间，系统评价的方法学的发展促使 PRISMA 声明需要更新。2021 年 3 月 29 日，由 Matthew J Page 等众多专家学者联合在《英国医学杂志（British Medical Journal，BMJ）》上发表题为《2020 PRISMA 声明：更新系统评价的报告规范》的指南，指南中指出为了增加 PRISMA 声明的可实施性，2020 年版 PRISMA 声明修改了条目的结构和呈现方式，新的指南规范更能适应系统评价在文献检索、文献筛选、文献评价和文献综合等方面的进步和发展。2021 年 4 月 13 日，Equator 协作网（Enhancing the quality and transparency of health research）在线发布 2020 年版 PRISMA 声明以及报告清单，标志着 2020 年版 PRISMA 声明取代 2009 年版 PRISMA 声明指导系统评价的报告。

第三节　固定效应模型和随机效应模型

Meta 分析常用的方法有倒方差法（Inverse Variance Method）、Mantel-Haenszel 法（M-H 法）、Peto 法、DerSimonian-Laird 法（D-L 法），详见表 8-2。

表 8-2　不同效应量的常用 Meta 分析方法表

资料类型	合并效应量	模型选择	计算方法
计数资料	OR	固定效应模型	Peto 法、M-H 法、倒方差法
		随机效应模型 *	D-L 法
	RR/RD	固定效应模型	M-H 法、倒方差法
		随机效应模型 *	D-L 法
计量资料	WMD/SMD	固定效应模型	倒方差法
		随机效应模型 *	D-L 法

注：在异质性分析和处理以后，若异质性检验仍出现 $P \leqslant 0.1$ 才考虑使用。

对于计量资料，最常用的方法是倒方差法，对于计数资料最常用的方法是 Mantel-Haenszel 法（M-H 法），各种 Meta 分析方法的主要区别在于赋予研究权重的方法不同，主要包括异质性检验、计算合并的效应量、合并效应量的检验（可信区间或者 Z 检验 / 卡方检验）三个步骤。现以倒方差法为例简要介绍 Meta 分析的基本原理。

一、固定效应模型

倒方差法在固定效应模型的效应合并中具有广泛的应用，可用于二分类变量资料和连续性变量。用于二分类变量时，需进行对数转换；对于连续性变量可直接应用。倒方差法原理是以方差的倒数为权重，对各纳入研究的效应进行合并。

【例1】茵栀黄口服液用于治疗新生儿黄疸的研究，经过筛选，有4项茵栀黄口服液联合蓝光治疗与蓝光治疗比较，服用方法为一次5mL，一日两次，疗程为5天的研究可以合并，具体数据见表8-3。试用基于倒方差法的Meta分析方法比较茵栀黄口服液联合蓝光治疗与蓝光治疗痊愈率有无差别。

表 8-3　茵栀黄口服液联合蓝光治疗与蓝光治疗痊愈率比较

研究编号	联合疗法			蓝光治疗		
	样本量（n_{Ti}）	未愈（a_i）	痊愈（b_i）	样本量（n_{ci}）	未愈（c_i）	痊愈（d_i）
1	58	34	24	56	39	17
2	30	15	15	30	20	10
3	42	30	12	42	34	8
4	43	8	35	43	17	26

根据表8-3数据，使用公式8-1、公式8-2、公式8-3计算每个研究的RR_i、$y_i=\ln(RR_i)$、y_i的方差v_i、权重w_i、相对权重rw_i、w_iy_i、$w_iy_i^2$，结果见表8-4。

表 8-4　茵栀黄口服液联合蓝光治疗新生儿黄疸痊愈率的 Meta 分析表

研究编号	RR	y_i	v_i	w_i	rw_i	w_iy_i	$w_iy_i^2$
1	1.36	0.31	0.07	15.29	0.19	4.74	1.47
2	1.50	0.41	0.10	10.00	0.12	4.05	1.64
3	1.50	0.41	0.16	6.22	0.08	2.52	1.02
4	1.35	0.30	0.02	27.632	0.61	14.49	4.31
合计				80.24	1.00	25.80	8.44

其中，第i个研究的相对危险度为：

$$RR_i = \frac{a_i / n_{Ti}}{c_i / n_{Ci}} = \frac{a_i n_{Ci}}{c_i n_{Ti}} \tag{8-1}$$

lg（RR_i）的方差和权重为：

$$Var\left[\ln\left(RR_i\right)\right] = \frac{1}{a_i} + \frac{1}{c_i} - \frac{1}{n_{Ti}} - \frac{1}{n_{Ci}} \tag{8-2}$$

$$w_i = \frac{1}{Var\left[\ln\left(RR_i\right)\right]} \tag{8-3}$$

（一）异质性检验：Q 检验

H_0：4个研究来自同一总体，即每个研究的总体效应水平相同；

H_1：4个研究来自不同总体，即各个研究的总体效应水平不全相同；

Q统计量可通过公式8-4来计算：

$$Q = \sum \mathrm{w}_i \left(y_i - \bar{y}_i \right)^2 = \sum \mathrm{w}_i y_i^2 - \frac{\left(\sum \mathrm{w}_i y_i \right)^2}{\sum \mathrm{w}_i} \sim \chi^2 \left(\nu = k - 1 \right) \qquad (8\text{-}4)$$

式中，$\bar{y}_i$ 为所有研究的平均效应量，Q 值服从自由度为 k–1 的卡方分布。

将表 8-4 的数据代入上式中，$Q = 8.44 - \dfrac{(25.8)^2}{80.24} = 0.15$，$\chi^2_{0.1,3} = 6.25$，因此 $P > 0.1$，研究结果同质性良好。可以采用固定效应模型进行数据合并。

Q 检验中的 Q 值会随着自由度的增大而增大，Cochrane 协作网在 2003 年提出了新的评价异质性的指标 I^2。I^2 统计量反映异质性部分在效应量总的变异中所占的比重。I^2 统计量采用公式 8-5 来计算：

$$I^2 = \frac{Q - (k-1)}{Q} \times 100\% = \max \left(0, \frac{Q - \nu}{Q} \times 100\% \right) \qquad (8\text{-}5)$$

式中，Q 为异质性检验的卡方值，k 为纳入 Meta 分析的研究个数。

本例，将 Q 检验的统计量代入上式中得：$I^2 = \dfrac{0.14 - 3}{0.14} \times 100\%$，$I^2$ 为负值。

I^2 的取值范围定义在 0 ～ 100% 之间，当 $I^2 = 0$（如果 I^2 为负值，仍设它为 0）时，表明没有观察到异质性；I^2 值越大则异质性越大。Cochrane Handbook for Systematic Review of interventions 5.0 及以上版本中依照 I^2 值将异质性分为 4 个程度：30% ～ 40%，轻度异质性；40% ～ 60%，中度异质性；50% ～ 90%，较大异质性；75% ～ 100%，很大的异质性。一般情况下，只要 I^2 不大于 50%，其异质性就可以接受。

（二）计算合并效应值

$$RR = \exp \left(\frac{\sum w_i \ln(RR_i)}{\sum w_i} \right) \quad \text{或者} \quad RR = \exp \left(\sum r w_i y_i \right) \qquad (8\text{-}6)$$

本例 $RR = \exp(\dfrac{25.80}{80.24}) = \exp(0.32151) = 1.38$

或者 $RR = \exp(\sum r w_i y_i) = \exp(0.31 \times 0.19 + \cdots + 0.30 \times 0.61) = \exp(0.3239) = 1.38$

（三）对合并的效应值进行检验

1. 可信区间法

合并效应值的 95% CI 为：

$$\exp \left(\ln(RR) \pm \frac{1.96}{\sqrt{\sum w_i}} \right) = \left(\exp(0.10327), \exp(0.54089) \right) = (1.11, 1.72)$$

当试验效应指标为 OR 或 RR 时，其值等于 1 时试验效应无效，此时其 95% 的可信区间若包含了 1，等价于 $P > 0.05$，即无统计学意义；若其上下限不包含 1，等价于 $P \leqslant 0.05$，即有统计学意义。

2. z 检验法

H_0：总体 $RR=1$；H_1：总体 $RR\neq1$；$\alpha=0.05$。

$$\chi^2 = \frac{\left(\sum w_i y_i\right)^2}{\sum w_i} = \frac{(25.80)^2}{80.24} = 8.29$$

以上的 χ^2 值服从自由度为 1 的 χ^2 分布，$\chi^2=8.29$，这里 $\chi^2=z^2$，$z=\sqrt{\chi^2}=2.88$，z 服从标准正态分布，$P<0.01$，拒绝 H_0，即认为联合疗法与单用蓝光比较在治疗的痊愈率上有差别，联合疗法治疗痊愈率高。

三个步骤的计算结果与 RevMan 软件（版本 5.3）计算结果（见图 8-3）一致。图中的每一个研究 ID 对应的是单个研究的效应值和可信区间，Subtotal 对应的是四项研究合并的结果，RR 及 95%CI 为 1.38[1.11,1.72]，Heterogeneity 是异质性检验结果，$p=0.99$，$I^2=0\%$，test for overall effect 是 Z 检验结果，$Z=2.88$，$p=0.004$。

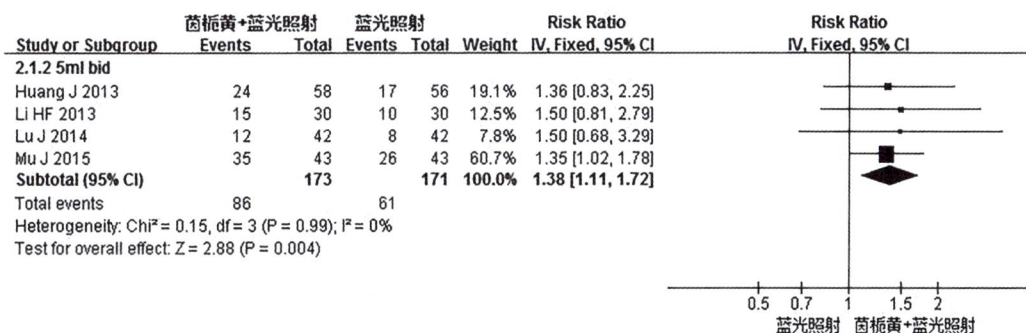

图 8-3 联合蓝光治疗与蓝光治疗痊愈率比较森林图

【例 2】茵栀黄口服液用于治疗新生儿黄疸的研究，经过纳入排除标准的筛选，现有 6 项茵栀黄口服液联合西医常规治疗与西医常规治疗比较，服用方法为 3mL，一日三次，疗程为 5 天的研究可以合并，具体数据见表 8-5。试用基于倒方差法的 Meta 分析方法比较茵栀黄口服液联合西医常规治疗与西医常规治疗比较在降低血清胆红素水平指标有无差别。

表 8-5 茵栀黄口服液联合西医常规治疗与西医常规治疗血清胆红素水平

研究编号 i	联合疗法			西医常规治疗		
	样本量 (n_{1i})	血清胆红素 ($\bar{x}_{1i}$)	标准差 (s_{1i})	样本量 (n_{1i})	血清胆红素 ($\bar{x}_{2i}$)	标准差 (s_{2i})
1	39	74.20	18.60	30	125.60	17.20
2	42	76.70	10.30	42	126.30	12.40
3	55	63.15	21.44	53	112.23	38.41
4	90	79.52	14.23	90	119.42	28.36
5	60	123.90	24.50	60	163.30	26.20
6	86	78.70	17.20	86	123.60	22.60

根据表 8-5 数据，计算每个研究的效应指标 y_i（即每个研究的联合用药组与西医常规组血清胆红素的均数差）、y_i 的方差 $s_{y_i}^2$、权重 w_i、相对权重 rw_i、w_iy_i、$w_iy_i^2$，结果见表 8-6。

表 8-6　联合用药组与西医常规治疗血清胆红素水平 Meta 分析用表（固定效应）

研究编号	y_i	$s_{y_i}^2$	w_i	rw_i	w_iy_i	$w_iy_i^2$
1	−51.4	19.12	0.05	0.11	−2.69	138.15
2	−49.6	6.19	0.16	0.33	−8.02	397.64
3	−49.08	35.49	0.03	0.06	−1.38	67.87
4	−39.9	11.19	0.09	0.18	−3.57	142.32
5	−39.4	21.44	0.05	0.10	−1.84	72.39
6	−44.9	9.379	0.11	0.22	−4.79	214.95
合计			0.485	1.00	−22.28	1033.32

其中 y_i、s_i^2、w_i、rw_i 等计算如下：

$$y_i = \overline{x}_{1i} - \overline{x}_{2i} \qquad (8-7)$$

$$s_{y_i}^2 = s_i^2\left(\frac{1}{n_{1i}} + \frac{1}{n_{2i}}\right) \qquad (8-8)$$

$$s_i^2 = \frac{(n_{1i}-1)s_{1i}^2 + (n_{2i}-1)s_{2i}^2}{n_{1i}+n_{2i}-2} \qquad (8-9)$$

$$w_i = \frac{1}{s_{y_i}^2} \qquad (8-10)$$

$$rw_i = \frac{w_i}{\sum w_i} \qquad (8-11)$$

1. 异质性检验：Q 检验

H_0：6 个研究来自同一总体，即每个研究的总体效应水平相同；

H_1：6 个研究来自不同总体，即各个研究的总体效应水平不全相同；

将表 8-6 的数据代入公式 8-4 中，Q=1033.32−(−22.28)^2/0.485=9.4，$\chi_{0.1,5}^2$=9.24，因此 $P<0.1$；将 Q 统计量代入公式 8-5 中，$I^2 = \dfrac{9.4-(6-1)}{9.4} \times 100\%$=47%。研究间存在一定的异质性，由于本研究已经将疗程和用法用量进行了亚组分析且临床同质性良好，因此可以采用固定效应模型忽略不算太大的统计学异质性进行结果合并。一般情况下，在探索了异质性来源之后，I^2 仍然接近 50%，可以同时给出固定效应模型和随机效应模型的结果，随机效应模型计算结果见下文。

2. 计算合并效应值

$$\hat{y} = \frac{\sum w_iy_i}{\sum w_i} \qquad 或\ \hat{y}=\sum rw_iy_i \qquad (8-12)$$

本例 $\hat{y} = \dfrac{\sum w_i y_i}{\sum w_i} = \dfrac{-22.28}{0.485} = -45.94$ 或者 $\hat{y} = \sum r w_i y_i = -45.94$

3. 对合并的效应值进行检验

（1）可信区间法：合并效应值的 95% CI 为

$$\left[\hat{y} \pm \frac{1.96}{\sqrt{\sum w_i}}\right] = \left[-45.94 - \frac{1.96}{\sqrt{0.485}}, -45.94 + \frac{1.96}{\sqrt{0.485}}\right] = (-48.75, -43.12)$$

当试验效应指标为 RD、MD 或 SMD 时，其值等于 0 时试验效应无效，其 95% 的可信区间若包含了 0，等价于 $P > 0.05$，即无统计学意义；若其上下限不包含 0，等价于 $P \leqslant 0.05$，即有统计学意义。

（2）z 检验法

H_0：合并后总体差值 =0；H_1：合并后总体差值 $\neq$ 0。$\alpha = 0.05$

$$\chi^2 = \frac{\left(\sum w_i y_i\right)^2}{\sum w_i} = \frac{(-22.28)^2}{0.485} = 1023.94$$

χ^2 值服从自由度为 1 的 χ^2 分布，$\chi^2 = 1023.94$，这里 $\chi^2 = z^2$，$z = \sqrt{\chi^2} = 32.0$，z 服从标准正态分布，$P < 0.01$。拒绝 H_0，即认为联合疗法与西医常规治疗在降低血清胆红素水平上有差别，联合疗法治疗后的血清胆红素水平低，疗效好。三个步骤的计算结果与 RevMan 软件计算结果（见图 8-4）一致。

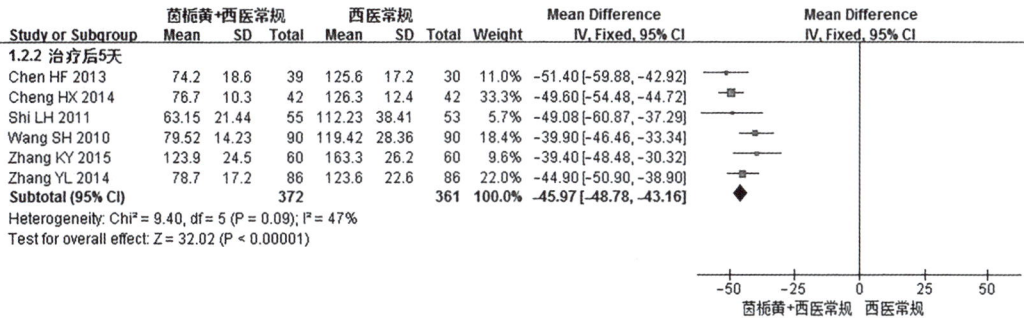

图 8-4　联合疗法与西医常规治疗胆红素水平比较森林图（固定效应）

二、随机效应模型

随机效应模型的计算，目前普遍采用 D-L 法，该方法是由 DerSimonian 和 Laird 首先提出，既适用于分类变量，又适用连续型变量。其核心思想主要是对权重 w_i 进行校正，是以研究内方差和研究间方差之和的倒数作为权重。

假设 k 个研究间存在异质性，设 y_i 为每个研究的真正效应，则 y_1、y_2、$\cdots$、y_k 为随机变量，它们服从总体均数为 y，方差为 τ^2 的正态分布。

$$y_i \sim N(y, \tau^2)$$

τ^2 实际上就是研究间的方差，其矩估计为：

$$\tau^2 = \max\left\{\frac{Q-(k-1)}{\sum w_i - \left(\sum w_i^2\right)/\sum w_i}, 0\right\} \qquad （8-13）$$

上式中 Q 为异质性检验统计量，则校正的权重计算公式为：

$$w_i' = \frac{1}{S_{y_i}^2 + \tau^2} \qquad （8-14）$$

合并效应量的估计值和标准误为：

$$y_{DL} = \frac{\sum w_i' y_i}{\sum w_i'} \qquad （8-15）$$

$$S_{y_{DL}} = \frac{1}{\sqrt{\sum w_i'}} \qquad （8-16）$$

合并效应量的 95% 可信区间为：

$$y_{DL} \pm \frac{1.96}{\sqrt{\sum w_i'}} \qquad （8-17）$$

【例 3】采用随机效应模型对例 2 进行 Meta 分析。

根据公式 8-13 及表 8-6 计算 $\tau^2 = \dfrac{9.4 - (6-1)}{0.485 - 0.0517/0.485} = 11.63$，根据上述公式整理随机效应模型 Meta 分析用表，见表 8-7。

表 8-7　联合用药组与西医常规治疗血清胆红素水平 Meta 分析用表（随机效应）

研究编号	y_i	$s_{y_i}^2$	τ^2	$s_{y_i}^2 + \tau^2$	w_i'	rw_i'	$w_i' y_i$
1	-51.4	19.12	11.63	30.75	0.033	0.14	-1.67
2	-49.6	6.19	11.63	17.82	0.056	0.24	-2.78
3	-49.08	35.49	11.63	47.12	0.021	0.09	-1.04
4	-39.9	11.19	11.63	22.82	0.044	0.19	-1.75
5	-39.4	21.44	11.63	33.07	0.030	0.13	-1.19
6	-44.9	9.379	11.63	21.01	0.048	0.21	-2.14
合计					0.232	1.00	-10.57

计算合并效应量为：

$$y_{DL} = \frac{\sum w_i' y_i}{\sum w_i'} = \frac{-10.574}{0.2315} = -45.68$$

合并效应量的 95% 可信区间为：

$$\left[y_{DL} \pm \frac{1.96}{\sqrt{\sum w_i'}}\right] = \left[-45.68 - \frac{1.96}{\sqrt{0.2315}}, -45.68 + \frac{1.96}{\sqrt{0.2315}}\right] = (-49.75, -41.61)$$

z 检验：

H_0：合并后总体差值 =0；H_1：合并后总体差值 $\neq$ 0。α=0.05

$$\chi^2 = \frac{\left(\sum w_i^{'} y_i\right)^2}{\sum w_i^{'}} = \frac{(-10.574)^2}{0.2315} = 482.98$$

χ^2 值服从自由度为 1 的 χ^2 分布，$\chi^2 = 482.98$，$\chi^2 = z^2$，$z = \sqrt{\chi^2} = 21.98$，$z$ 服从标准正态分布，$P < 0.01$。拒绝 H_0，采用随机效应模型的疗效也是联合疗法优于西医常规治疗。三个步骤的计算结果与 RevMan 软件计算结果（见图 8-5）一致。

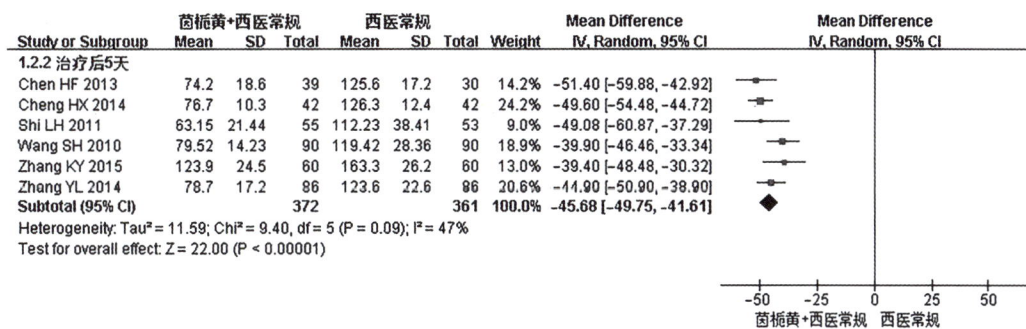

图 8-5　联合疗法与西医常规治疗胆红素水平比较（随机效应）

第四节　系统评价与 Meta 分析的相关问题

Meta 分析在本质上是一种观察性研究，其研究文献中的数据已经形成，Meta 分析只能对已形成的研究结果进行统计合并，不能排除原始研究中存在的偏倚。因此，在效应合并和结果解释时要慎重，为了提高系统评价结果的真实性，在进行系统评价与 Meta 分析时需注意以下 4 个问题。

1. 全面、系统地收集与 Meta 分析课题相关的文献，这是完成一份高质量的系统评价与 Meta 分析报告的基础。如果漏检了重要文献则可能直接影响分析结果的可靠性和真实性。因此，在制定检索策略时最好有专业信息检索人员参与。

2. 制定明确的文献纳入和排除标准，标准既不能过宽也不能过严。标准过严，可以保证各研究间的较好的同质性，但可纳入分析的文献数量不多，限制了通过 Meta 分析来增加统计学功效的目的；标准过宽，又会出现合并的结果没有意义，出现类似"合并苹果、橙和柠檬"的现象。选题依据还是要根据待解决的临床问题进行选择。

3. 要对纳入研究的质量进行评价，低质量的研究纳入 Meta 分析，直接影响研究的真实性和可靠性。如果有高质量的原始研究且制定系统评价的方法合理、流程规范，则系统评价的结论可能是可靠的；相反，如果原始研究质量不高，综合这些研究的结果会受到"垃圾进、垃圾出"的质疑，所以原始研究的质量至关重要。因此，Meta 分析结果解释要慎重，否则会导致误导，必要时要做敏感性分析。

4. 根据各研究间异质性程度，选择合适的统计分析模型。统计学检验发现异质性时，首先要对异质性的来源进行深入分析（包括临床异质性和方法学异质性），随机效应模型是针对异质性资料的统计处理方法，它的使用不能代替异质性原因的分析。

不同的研究纳入研究对象的社会人口、文化环境和医疗环境特征不同，研究设计和控制偏倚的方法不同等造成了研究之间的异质性，这种异质性会随着研究数量的增多而不断累积，如果统计学上未能识别出这种异质性而直接进行多个研究的数据合并，那么Meta分析的结果就存在了偏倚。

系统评价与Meta分析提高了统计分析效能，提供了更为精确的效应值，同时还可以避免重复研究，是一种研究效率高且代价低廉的文献分析工作，可以为临床诊疗及公共决策提供比单个研究更全面的研究结果。但是，系统评价结果并不一定优于原始研究，这种二次研究方法也存在着一定的局限性。

（韩梅）

第九章　中医证据分级和评价标准

第一节　基于证据体的中医药临床研究证据分级标准

循证医学（evidence-based medicine，EBM）作为基于证据的临床医学，早在提出之初就明确指出，循证医学需要慎重、准确和明智地应用当前所能获得的最好的研究证据，同时结合临床医生的个人专业技能和临床经验、考虑患者的价值和愿望，将三者完美地结合制定出患者的治疗措施。其中，来自临床的人体研究是最重要的"证据"来源。证据分级的目的在于对不同来源的证据进行质量分级，使临床医生尽可能利用高质量证据来做决策。其中比较完善、认可度较高的分级体系是 GRADE 证据分级体系。但是，这些目前常用的证据分级方法均是建立在西医学体系之上，虽然有其先进性和认可度，但是完全照搬用于中医学领域仍然存在一定的局限性。鉴于中医学整体观念和辨证论治的特殊性，需要使用适合于中医的临床证据分级系统，科学合理地将可靠、有效的中医临床证据进行整合评价，使指南中形成的推荐建议更加符合临床实际，从而使指南更科学合理地用于指导临床实践，增加中医临床诊疗方案的科学性和实用性。

一、建立中医特色证据分级标准的思路和构想

（一）分别建立古籍文献与中医药现代临床研究证据的质量分级标准

中医药研究证据的来源是多元化的，古籍文献是其中重要的资料来源之一。但是，采用同一个证据分级标准评价古籍文献与现代临床研究是不恰当的，古代医书中记载的病证与现代医学定义的疾病，无论是在病因、诊断、疾病谱及治疗等方面均不相同，两者很难用同一尺度来衡量，应当建立不同的评价体系。因此，本节中所指的中医药研究证据范畴为中医药现代临床研究，主要包括随机对照试验、非随机对照研究、单病例随机对照试验（N-of-1 trial）、队列研究、病例对照研究、病例系列和病例报告等。

（二）分别建立中医药疗效与安全性的证据质量分级标准

评价某种干预措施治疗某种疾病的效果，不仅应当关注症状改善的疗效，也应当关注这种干预措施使用的安全性。随着医学的不断发展，人们对疾病治疗的认识不断深入，研究者们对于药物安全性的关注和检测也越发重视，中医药临床研究也不例外。一是中医药本身的安全性，二是中药与西药联合使用时的交互作用。因此，有必要建立安

全性研究的证据质量分级标准。干预措施安全性评价所选择的研究类型原则上与疗效评价研究有所不同。比如，随机对照试验是评价疗效的金标准，但是对于评价安全性却有其局限性，比如难以观察到罕见或长期的不良反应。因此，流行病学常用的观察性研究和描述性研究等方法常用于评价干预措施的安全性，不同的临床研究类型有其各自的适用条件和优缺点，在安全性证据质量评价时也应当有所体现。

（三）建立基于证据体的证据分级标准

循证医学强调"证据体"的概念，即证据应当由多种研究方法、多种来源的证据构成，而非仅仅限于某一种研究类型所获得的证据。此外，在循证医学发展过程中，越来越重视针对临床核心结局的证据构成。因此，本节提出的分级标准中，对于中医药临床研究规定了四种核心结局，考虑到临床医生的可接受性和可操作性，把临床核心结局的证据分为高、中、低三个级别，并对其进行了明确界定。

二、体现中医特色的中医药证据分级标准的建议

在目前国际上较为通用的证据分级标准，如英国循证医学中心、美国卫生保健政策研究所、世界卫生组织、GRADE 证据分级、国际感染论坛提出的 Delphi 法证据分级标准等基础上，综合考虑中医药辨证论治和整体观念的特点，本节提出了符合中医特色的中医药证据分级标准的建议，见表 9-1。

表 9-1　中医药临床研究证据的分级标准

证据等级	有效性	安全性
I级	随机对照试验及其系统综述、N-of-1 试验系统综述	随机对照试验及其系统综述、队列研究及其系统综述
II级	非随机临床对照试验、队列研究、N-of-1 试验	上市后药物流行病学研究、IV期临床试验、主动监测（注册登记、数据库研究）
III级	病例对照研究、前瞻性病例系列	病例对照研究
IV级	规范化的专家共识、回顾性病例系列、历史性对照研究	病例系列 / 病例报告
V级	非规范化专家共识、病例报告、经验总结	临床前安全性评价，包括致畸、致癌、半数致死量、致敏和致毒评价

注：N-of-1 试验，单病例随机对照试验；规范化的专家共识，指通过正式共识方法（如德尔菲法、名义群体法、专家共识会议法及改良德尔菲法等），总结专家意见制定的，为临床决策提供依据的文件；非规范化的专家共识，指早期应用非正式共识方法如集体讨论、会议等所总结的专家经验性文件。

三、基于证据质量的证据等级升降级标准

研究设计类型反映了证据的论证强度，但其证据的质量还受到其方法学质量的影响。基于此，本分级标准借鉴了国际上公认的证据质量评价标准，并综合考虑了中医药临床研究的特点，详细描述了影响证据质量的因素，并按照不同的研究设计类型，分别

给出了升降级的参考标准。

（一）降级标准

1. 系统综述降级标准　系统综述的质量评价标准见表9-2。降级的标准为：总分 9～10分，不降级；3～8分，降一级；0～2分，降两级。

表9-2　系统综述质量评价标准

条目	评价指标
1	有明确的临床问题，并正确按照PICO进行结构化（2分）
2	纳入标准恰当（1分）
3	纳入研究的选择和数据提取具有可重复性（1分）
4	检索全面、提供了明确的检索策略（1分）
5	描述纳入研究的特征（1分）
6	评价和报道了纳入研究的方法学质量（1分）
7	数据综合方法正确（2分）
8	无相关利益冲突（1分）

2. 随机对照试验（randomized controlled trial，RCT）降级标准　RCT质量评价标准见表9-3。降级的标准为：总分7～8分，不降级；5～6分，降一级；0～4分，降两级。

表9-3　RCT方法学质量评价标准

条目	评价项目	评价指标
1	随机序列的产生	计算机产生的随机数字或类似方法（2分） 未描述随机分配的方法（0分） 采用交替分配的方法如单双号（0分）
2	随机化隐藏	中心或药房控制分配方案或用序列编号一致的容器、现场计算机控制、密封不透光的信封或其他使临床医生和受试者无法预知分配序列的方法（1分） 未描述随机隐藏的方法（0分） 交替分配、病例号、星期日数、开放式随机号码表、系列编码信封及任何不能防止分组的可预测性的措施（0分） 未使用（0分）
3	盲法	采用了完全一致的安慰剂片或类似方法，且文中描述表明不会被破盲（2分） 未施行盲法，但对结果不会产生偏倚（2分） 只提及盲法，但未描述具体方法（1分） 未采用双盲或盲的方法不恰当，如片剂和注射剂比较（0分）
4	不完整结局报告	无研究对象失访（1分） 虽然有研究对象失访，但与总样本对比，失访人数小且失访理由与治疗无关，失访情况对结果不会造成影响（1分） 未报告失访情况或失访情况会对结果造成偏倚（0分）

续表

条目	评价项目	评价指标
5	选择性报告结局	研究方案可及，未改变研究方案中的结局指标（1分） 研究方案不可及，但是报告了该疾病公认的重要结局（1分） 研究方案不可及，未报告该疾病公认的重要结局（0分） 文章的结果部分与方法学部分的结局指标不符（0分）
6	样本含量	提供了样本含量估算公式，样本含量计算正确，保证足够的把握度（1分） 未提及如何计算样本含量（0分）

3. N-of-1 试验降级标准 N-of-1 试验的质量评价标准见表9-4。降级的标准为：总分7~9分，不降级；0~6分，降一级。

表9-4 N-of-1试验方法学质量评价标准

条目	评价项目	评价指标
1	随机序列的产生	计算机产生的随机数字或类似方法（2分） 未描述随机分配的方法（0分） 采用交替分配的方法如单双号（0分）
2	随机化隐藏	中心或药房控制分配方案，或用序列编号一致的容器、现场计算机控制、密封不透光的信封或其他使临床医生和受试者无法预知分配序列的方法（1分） 未描述随机隐藏的方法（0分） 交替分配、病例号、星期日数、开放式随机号码表、系列编码信封，以及任何不能防止分组的可预测性的措施（0分） 未使用（0分）
3	盲法	采用了完全一致的安慰剂片或类似方法，且文中描述表明不会被破盲（2分） 未施行盲法，但对结果不会产生偏倚（2分） 只提及盲法，但未描述具体方法（1分） 未采用双盲或盲的方法不恰当，如片剂和注射剂比较（0分）
4	选择性报告结局	研究方案可及，未改变研究方案中的结局指标（1分） 研究方案不可及，但是报告了该疾病公认的重要结局（1分） 研究方案不可及，未报告该疾病公认的重要结局（0分） 文章的结果部分与方法学部分的结局指标不符（0分）
5	试验周期	试验周期3个及以上（1分） 试验周期3个以下（0分）
6	试验设计适合度	干预措施与疾病适合该设计类型（如试验药物进入人体内能迅速起效，停药后可快速被清除；慢性疾病，在一段时间内症状稳定；少见病等）（1分） 干预措施或疾病不适合该设计类型（0分）
7	洗脱期	洗脱期充足，前面干预对后面干预（残留效应）的影响较小（1分） 洗脱期不足，前面干预对后面干预（残留效应）的影响较大（0分） 无洗脱期（0分）

4. 非随机对照试验降级标准 非随机对照试验质量评价标准见表9-5。降级的标准为：总分8~10分，不降级；0~7分，降一级。

表 9–5　非随机对照试验质量评价标准

条目	评价指标
1	所定义的问题应该是精确的且与可获得文献有关（1分）
2	所有具有潜在可能性的患者（满足纳入标准）都在研究期间被纳入了（无排除或给出了排除的理由）（1分）
3	终点指标能恰当地反映研究目的（1分）
4	对客观终点指标的评价采用评价者单盲法，对主观终点指标的评价采用评价者双盲法。否则，应给出未行盲法评价的理由（1分）
5	随访时间足够长，以使得能对终点指标进行评估（1分）
6	失访率低于5%（1分）
7	提供了样本含量估算公式，样本含量计算正确，保证足够的把握度（1分）
8	对照组应是能从已发表研究中获取的最佳干预措施（1分）
9	对照组与试验组应该是同期进行的（非历史对照）（1分）
10	对照组与试验组起点的基线标准应该具有相似性，没有可能导致结果解释产生偏倚的混杂因素（1分）

5. 队列研究降级标准　队列研究质量评价标准见表9-6。降级的标准为：总分7～8分，不降级；0～6分，降一级。

表 9–6　队列研究质量评价标准

条目	评价项目	评价指标
1	样本含量	提供了样本含量估算公式，样本含量计算正确，保证足够的把握度（1分） 未提及如何计算样本含量（0分）
2	暴露组的选择	暴露组可以代表目标人群中的暴露组特征（1分） 未描述暴露组来源（0分） 暴露组与目标人群存在差异，会对结果产生偏倚（0分）
3	非暴露组的选择	非暴露组可以代表目标人群中的非暴露组特征（1分） 未描述非暴露组来源（0分） 非暴露组与目标人群存在差异，会对结果产生偏倚（0分）
4	研究开始时结局是否发生	未发生（1分） 已经发生（0分）
5	组间可比性	研究控制了可能的混杂因素，并使用一些手段使两组基线可比（1分） 研究未报告可能存在哪些混杂因素及采取的手段（0分） 两组基线指标不可比（0分）
6	随访时间	随访时间足够长（1分） 随访时间不充分，可能观测不到某些结局的发生（0分）
7	失访情况	无研究对象失访（1分） 虽然有研究对象失访，但与总样本对比，失访人数小且失访理由与治疗无关，失访情况对结果不会造成影响（1分） 未报告失访情况或失访情况会对结果造成偏倚（0分）

续表

条目	评价项目	评价指标
8	结局评价方法	采用盲法评价结局（1分） 客观结局，不容易受评价者主观影响（1分） 档案记录（0分） 主观结局，且容易受到评价者或被评价者主观影响（0分） 未报告结局评价方法（0分）

6. 病例对照研究降级标准　病例对照研究质量评价标准见表9-7。降级的标准为：总分7～8分，不降级；0～6分，降一级。

表9-7　病例对照研究质量评价标准

条目	评价项目	评价指标
1	样本含量	提供了样本含量估算公式，样本含量计算正确，保证足够的把握度（1分） 未提及如何计算样本含量（0分）
2	病例的确定	有明确的诊断标准（1分） 诊断标准不明确或缺失（0分）
3	病例组的选择	病例组可以代表目标人群中的暴露组特征（1分） 未描述病例组来源（0分） 病例组与目标人群存在差异，会对结果产生偏倚（0分）
4	对照组的选择	对照组可以代表目标人群中的非暴露组特征（1分） 未描述对照组来源（0分） 对照组与目标人群存在差异，会对结果产生偏倚（0分）
5	组间可比性	研究控制了可能的混杂因素，并使用一些手段使两组基线可比（1分） 研究未报告可能存在哪些混杂因素及采取的手段（0分） 两组基线指标不可比（0分）
6	暴露因素的测量	可靠的记录（如手术记录），不会受回忆偏倚影响（1分） 在盲法的情况下，采用结构化调查获得（1分） 在非盲的情况下进行的调查（0分） 书面的自我报告或病历记录（0分） 无描述（0分）
7	暴露的确定方法	病例和对照采用相同的方法确定（1分） 病例和对照未采用相同的方法确定（0分）
8	无应答率	两组的无应答相同（1分） 无描述（0分） 两组的无应答率不同且没有说明原因（0分）

（二）升级标准

对于本标准来说，升级标准适用于总分8～10分的非随机对照试验，及总分7～8分的队列研究或病例对照研究。在满足以下条件下可以升一级：①效应值大，RR/OR值＞2或＜0.5。②可能的混杂因素会降低疗效。③存在明确的剂量效应关系。

目前病例系列、病例报告、历史性对照研究、专家共识及经验总结没有升级标准，其质量评价标准可参照相应质量评价标准。

四、基于核心结局的中医药研究"证据体"的形成

目前，中医药研究在结局指标的设置上存在诸多问题，如结局和结局指标概念模糊，主要与次要结局不明确，存在潜在的选择性结局报告偏倚和发表偏倚，存在缺失数据报告不全等。即便中医师临床实践中关注患者，但中医临床试验的结局测量或结局指标很难反映对患者主诉的关注，而且中医临床试验选择的测量工具大多未报告，或者缺少公认度或效能的证据，结局及其部分结局指标存在交叉的情况，或者缺少对终点结局和不良事件的报告等。

中医药临床研究的"证据体"应该针对临床研究的核心结局。所谓核心结局，即得到业界公认的临床结局、结局指标的最小集合，即在某种健康状态下，推荐所有临床试验应该测量和报告的结局。建议中医药临床核心结局应包括以下四种：①病死率。②致残率。③严重不良事件。④经过信度及效度检验的量表或工具测量的临床重要结局如患者报告的结局（patient reported outcome，PRO）或生活质量测评。

考虑到临床中医师的可操作性和可接受性，把针对这些核心结局的证据分为三个级别：高级证据，指由两个及以上的 Level 1/2 级证据构成的证据体；中级证据，指除高级/低级证据之外的其他情况；以及低级证据，指由两个及以上的 Level 4/5 级证据构成的证据体。

制定统一且适宜的中医证据分级标准有利于更好地应用中医药临床研究证据。本标准的初稿制定之后，在中国中西医结合学会循证医学专业委员会委员中进行了广泛调研及意见收集工作，并对初稿进行了修改。但是目前该标准仍有其不足之处，期待能有更多专家学者提供自己的思路，开拓创新，也希望决策者提高认识付诸实践。

第二节　中医古代经典方的证据评级标准

除了临床研究，来源于古籍的文献资料和经典方剂也是重要的证据来源之一。目前已有一些研究关注中医古籍文献的循证评价，以期为中医临床实践指南的制定提供证据支持。但这些研究多以古籍为研究对象，是对古籍本身进行的质量评价，且目前此类研究缺乏统一的标准，很多评价方法在实际应用过程中缺乏可操作性。我们认为，古籍的质量并不等同于书中方剂的证据质量，体现在指南中指导临床实践的是具体的方剂而不是古籍，因此本研究没有采用过去以古籍为对象的评价方式，而改以中医经典方为评价对象。中医古代经典方的内容丰富，多是历代医家在诊疗实践中反复验证并确有疗效的，经过了时间的检验，是中华民族认识疾病、诊疗疾病的经验总结，是中医药的宝库，研制具备规范性、认可度和可操作性的中医经典方证据评级量表具有重要意义。

一、中医古代经典方证据评价量表和评级标准

笔者通过文献综述法、主题分析法和德尔菲专家共识等方法拟定了中医古代经典

方证据评级量表，并选取了部分经典方进行实际应用评价，检验量表的规范性和可操作性，且通过了信效度的检测，最终形成包含 3 个维度 12 个条目的评价量表，每个条目最高得分为 5 分，具体评价量表及评分方法见表 9-8。

表 9-8　中医古代经典方证据评价量表

领域	具体条目	具体评分方法
1 古代证据情况	1a 疾病治疗内容叙述的全面程度（5 分）	综合所有古代证据所涉及的内容进行评价，以下内容每包含一条计 0.5 分：患者信息、病因、病机、症状体征、舌脉、病名、组成、剂量、制法用法、疗效 *具备其他重要内容可视情况加分，如社会背景、气候环境、随访情况、诊疗思路阐释等
	1b 经典方治疗疾病的疗效情况（5 分）	各项证据的得分相加取平均值 5 分：疗效极佳，患者痊愈 / 立刻奏效 / 对疑难重症起效 3 分：疗效良好，患者病情基本痊愈 / 作者推荐使用 1 分：疗效一般，患者病情改善较少 / 有疗效更好的治疗方法 0 分：疗效不明显，患者情况无变化 –3 分：疗效差，患者病情加重
	1c 作者的知名度或颁布机构层级（5 分）	根据古书的具体发布者情况，在下列方法中二选一 ①作者的知名度具体评分方法：根据作者在本学科领域的影响力进行划分，可参考相关教科书、文献或专家意见，划分著名作者（5 分）、知名作者（3 分）、一般作者（1 分），取得分最高者为本项得分 ②颁布机构具体评分方法：中央政府颁发、四大经典类著作（5 分）地方政府或机构颁发（3 分），取得分最高者为本项得分
	1d 古书自身的重要性或知名度（5 分）	在古代文献检索结果基础上，根据古书在本学科领域的影响力进行排序划分，可参考相关教科书、文献、专家意见，划分重要著作（5 分）、一般著作（3 分），取得分最高者为本项得分
2 传承情况	2a 方剂在古书中应用的广泛度（5 分）	根据方剂在历代医家著作或官方颁发的医书中出现的次数进行统计，在同一本书中多次出现也以 1 次计算 5 分：出现在不同医书（不少于 5 本医书） 3 分：出现在不同医书（出现在 2～4 本医书） 1 分：出现在 1 本医书中
	2b 方剂在古书中治疗疾病描述的一致性（5 分）	从疗效、症状、证候、治疗方法等方面进行综合评价 5 分：具有较好的传承 3 分：传承存在部分不一致 1 分：传承过程的一致性较差
	2c 首次提出此方剂的古书的版本量（5 分）	5 分：古书的版本量 ≥ 40 3 分：10 ≤ 古书的版本量 < 40 1 分：1 < 古书的版本量 < 10 0 分：此古书仅有 1 个版本
	2d 国家中医药管理局经典名方纳入情况（5 分）	5 分：纳入国家中医药管理局经典名方，且关键信息中的功能主治针对此类疾病 3 分：纳入国家中医药管理局经典名方，无方剂关键信息或关键信息中的功能主治不针对此类疾病 1 分：未纳入国家中医药管理局经典名方

续表

领域	具体条目	具体评分方法
3 现代应用情况	3a 权威指南、专家共识、行业规范性文件中针对此疾病的推荐情况（5分）	5分：推荐的文件数量≥5 3分：推荐的文件数量2～4 1分：推荐的文件数量为1 0分：无此类推荐
	3b 专家经验用药中推荐用于疾病治疗（5分）	专家经验用药包括国医大师、国医名师、省级名老中医公开发表的经验代表性专著或文献 5分：国医大师、国医名师经验用药中推荐用于疾病治疗 3分：省级名老中医经验用药中推荐用于疾病治疗 0分：无专家经验用药推荐
	3c 教科书中针对此疾病的推荐情况（5分）	5分：国家规划出版的教科书中有所推荐 3分：省级出版社出版的教科书中有所推荐 0分：无相关权威的教科书推荐
	3d 治疗相关疾病的相关文献的检索结果（5分）	5分：各大中英文数据库检索文献量≥100 3分：50≤各大中英文数据库检索文献量<100 1分：各大中英文数据库检索文献量<50

考虑到临床医生的接受性和可操作性，本标准把中医古代经典方证据级别分为高、中、低3个级别，并对每个级别进行了明确界定，具体分级标准见表9-9。

表 9-9　中医经典方证据分级标准

证据级别	具体描述	参考分值
高级证据	古代证据充分且全面，并得到良好的传承、广泛的应用与认可	$40 \leqslant n \leqslant 60$
中级证据	①古代证据较为充分，传承情况一般，得到一定的应用和认可 ②古代证据不充分，但得到良好的传承、广泛的应用与认可	$20 \leqslant n < 40$
低级证据	①古代证据不充分，传承情况较差，应用和认可度低 ②古代证据较为充分，但传承情况较差，应用和认可度低	$0 \leqslant n < 20$

二、中医古代经典方的证据评级的使用方法

中医指南在证据评价阶段，除了使用"基于证据体的中医药临床研究证据分级标准"对现代临床研究进行评价，应同时对专家共识遴选出的古代经典方进行证据评级，以充分利用临床证据和中医经典证据，来制定更贴近临床实际和体现中医药特点的指南。中医古代经典方证据评级的具体操作方法如下：

（一）经典方的遴选

在进行经典方证据评价时，首先需要对经典方进行遴选。这是由于古书中的方剂种类数目庞杂，且并不是每一个方剂所针对的病症都和指南中的病症完全符合，因此不能也不需要逐一进行评价。可以通过专家共识的方法，充分结合中医临床实际，先遴选出与指南目标疾病相符、临床常用且确有潜在疗效的方剂，再有针对性地对这些方剂进行

证据检索和评价。

经典方的初步遴选可以采取多种方法，如文献分析法、调研访谈法、德尔菲法等，形成初步的经典方清单。可参考以下遴选标准：①方剂主治与指南目标疾病相符。②临床经常用于指南目标疾病的治疗。③临床疗效得到专家的广泛认可。④方剂在古代文献中有相关记载。

最后可以由指南专家组通过名义群组法确定最终纳入评价的经典方。会议流程包括：①指南主要起草人或秘书介绍经典方的遴选过程和要求。②专家组对经典方进行投票。③工作组对投票结果进行统计，公布本轮投票已确定的经典方和待确定的经典方。④专家组逐一进行发言讨论。⑤专家组对待确定的经典方进行第二轮投票。⑥工作组统计票数，公布确定的经典方。⑦若还有未达成共识的经典方，则开展第二轮讨论和第三轮共识。最终明确指南中进行证据评级和推荐的经典方清单。

（二）经典方的证据检索

1. 检索来源　建议经典方证据的检索以《中华医典》为主，在此基础上，还可以通过检索瀚海典藏、中医典海、书同文、鼎秀古籍数据库等进行证据的补充检索，使证据检索相对全面。

传承情况相关证据中的古籍版本量建议查阅《中国中医古籍总目》，这是一部汇集了中国历代中医典籍的大型书目，记录了每部古籍的成书年代或版本。传承情况中的经典名方目录检索国家中医药管理局官网（http://www.natcm.gov.cn）中的发布的《古代经典名方目录》。

现代研究证据可以检索各大中英文数据库，包括中国知网数据库（CNKI）、万方数据库（WanFang）、重庆维普中文科技期刊数据库（VIP）、中国生物医学文献数据库（CBM）、美国国立医学图书馆（PubMed）及 Cochrane 图书馆（Cochrane Library）、荷兰医学文摘数据库（Embase）。

2. 检索方法　以经典方名（包括方剂别名）为检索词在《中华医典》中"目录"与"正文"条件下分别进行检索。各大中英文数据库以经典方名、疾病名为检索词检索。其他所需数据或信息通过查阅相关专著、教科书和工具书获取。

（三）证据筛选

古籍中某一个方剂可能治疗多种不同的病症，因此检索得到的古代经典方证据首先应按照纳排标准逐一分析，可参考以下纳排标准并根据具体指南制定需求进行调整。

纳入的古代经典方证据应同时符合以下条件：①古书中提供的信息符合指南中疾病的诊断标准。②方剂在治疗过程中为主要方剂，组方无明显改变。

符合以下条件中任意一项的证据需排除：①患者群体不符：古籍中古方证据的描述与疾病诊断标准不符。②中药组成不相符，即同名异方。③不作为主方，仅作为其他方剂的加减方使用。④古代文献中提供的信息不足以判断是否为指南相关疾病。⑤采用多个数据库检索应排除其中重复的证据。

（四）证据评价

整理并汇总筛选后的经典方相关证据和资料，应用《中医古代经典方的证据评级量表》逐条进行证据质量的评价，并根据证据分级标准进行评级，各个条目具体评价方法可参考下方"血府逐瘀汤"的实例应用。

三、实例应用

以"血府逐瘀汤"治疗"血瘀证"为例进行示范，对中医古代经典方证据评级量表进行应用。

（一）证据检索

以"血府逐瘀汤"为检索词在《中华医典》检索得到古代证据 38 条（见图 9–1），在瀚海典藏（见图 9–2）、中医典海古籍数据库（见图 9–3）中补充检索后分别得到证据 75 条和 24 条。古籍版本量查阅《中国中医古籍总目》共 51 个版本。

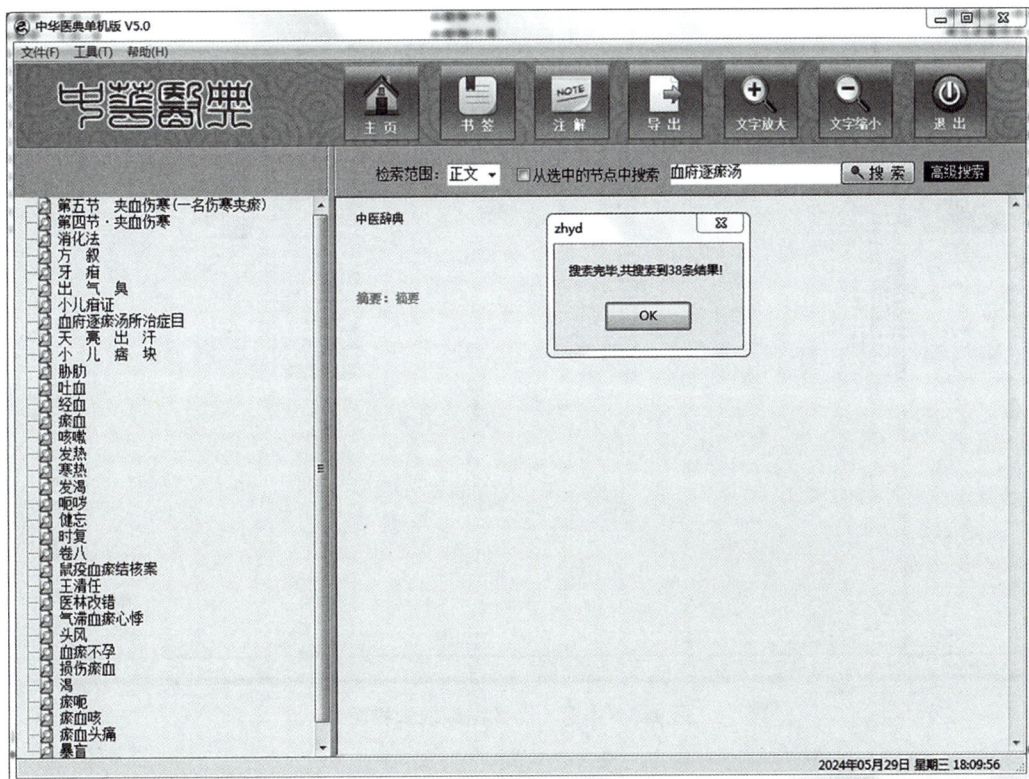

图 9–1 《中华医典》检索界面

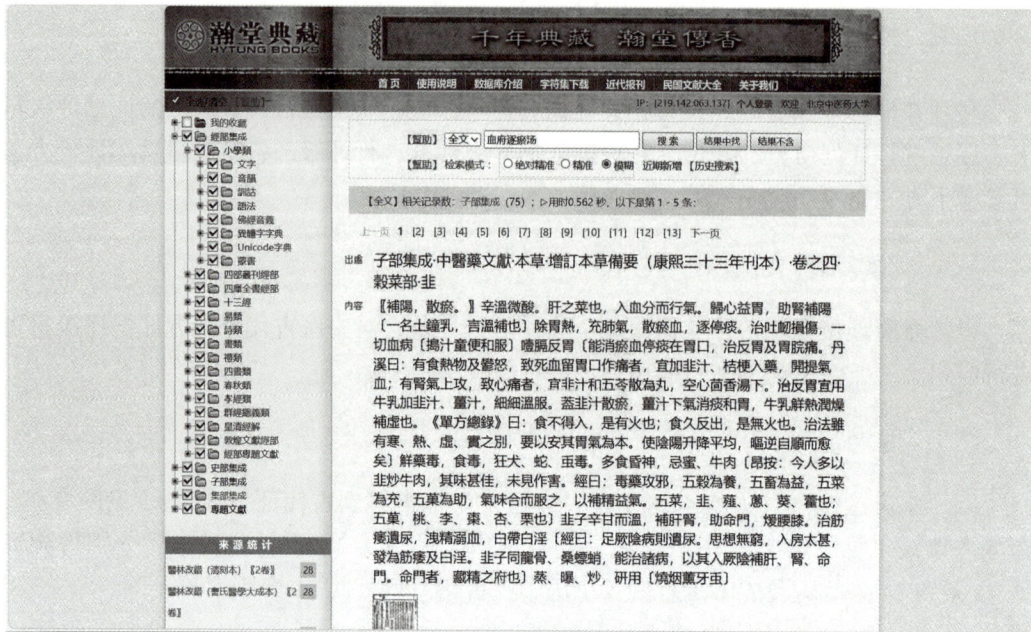

图 9-2　瀚海典藏数据库检索界面

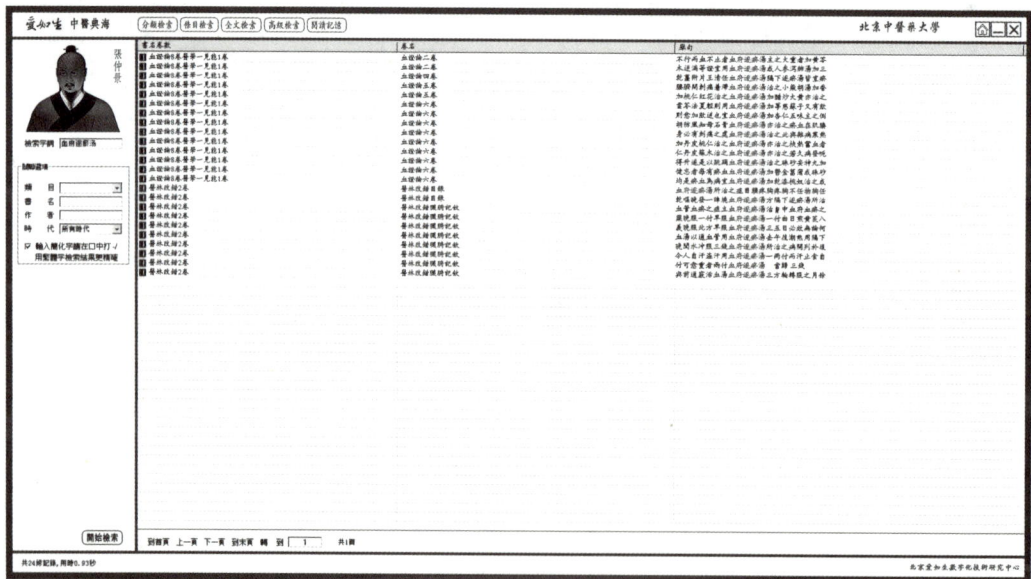

图 9-3　中医典海数据库检索界面

（二）证据筛选

经过初步筛选，去除重复的古代证据之后，共纳入 43 条证据，然后按纳排标准逐条进行筛选。本次评价制定的纳排标准如下。

纳入的古代经典方证据应同时符合以下条件：①古书中提供的信息符合血瘀证的诊

断标准。②血府逐瘀汤在治疗过程中为主要方剂，组方无明显改变。

　　符合以下条件中任意　项的证据需排除：①患者群体不符：古籍中血府逐瘀汤相关证据的描述与血瘀证诊断标准不符。②与血府逐瘀汤的中药组成不相符，即同名异方。③血府逐瘀汤仅作为其他方剂的加减方使用。④古代文献中提供的信息不足以判断是否为血瘀证。⑤采用多个数据库检索应排除其中重复的证据。

　　血瘀证的诊断标准采用《血瘀证中西医结合诊疗共识（2011）》中的诊断标准：①舌质紫黯或舌体瘀斑、瘀点，舌下静脉曲张瘀血。②面部、唇、齿龈及眼周紫黑者。③肌肤甲错（皮肤粗糙、肥厚、鳞屑增多），不同部位的静脉曲张，毛细血管扩张。④固定性疼痛或刺痛、绞痛。⑤出血后引起的瘀血、黑粪、皮下瘀斑，或空腔脏器的积血和积液。⑥月经紊乱、痛经、色黑有块。⑦肢体麻木或偏瘫。⑧精神、神志异常。⑨脉涩或结代，或无脉。⑩腹部抵抗感或压痛等腹诊阳性者。⑪脏器肿大、新生物、炎性或非炎性包块、组织增生。⑫影像学显示血管狭窄、闭塞或血流阻滞；抑或血小板聚集性或血液流变性等理化指标异常提示循环瘀滞。

　　根据上述诊断标准，43 条证据中有 5 条证据治疗的疾病分别为自汗盗汗、夜间内热、胸任重物、胸不任物、心跳心忙，其中疾病的相关描述与血瘀证的诊断标准无关，属于排除标准中的患者群体不符，因此排除 5 条证据；43 条证据中有 3 条缺少对于所治疗疾病的描述，无法判断所治疗的疾病，属于排除标准中的提供信息不足，因此排除 3 条证据，具体排除条目及原因见表 9-10。通过证据筛选，最终纳入来自 5 本不同古书的 35 条证据。

表 9-10　证据筛选后排除情况

	排除条目	排除原因
1	醒后出汗，名曰自汗。因出汗醒，名曰盗汗，盗散人之气血。此是千古不易之定论。竟有用瘀汤，一两付而汗止。	患者群体不符，此条为自汗盗汗
2	一女二十二岁，夜卧令仆妇坐于胸方睡，已经二年，余亦用此方，三付而愈。设一齐问病源，何以答之。	患者群体不符，此条为胸任重物
3	江西巡抚阿霖公，年七十四，夜卧露胸可睡，盖一层布压则不能睡，已经七年，召余诊之，此方五付痊愈。	患者群体不符，此条为胸不任物
4	每晚内热，兼皮肤热一时，此方一付可愈，重者两付。	患者群体不符，此条为夜间内热
5	心跳心忙，用归脾安神等方不效，用此方百发百中。	患者群体不符，此条为心跳心忙
6	即小事不能开展，即是血瘀，三付可好。	提供信息不足，无法判断疾病
7	方歌。血府当归生地桃，红花甘草壳赤芍，柴胡芎桔牛膝等，血化下行不作劳。	提供信息不足，无法判断疾病
8	血府逐瘀汤所治之病，开列于后。	提供信息不足，无法判断疾病

（三）证据评价

　　整理并汇总筛选后的血府逐瘀汤相关资料，应用《中医古代经典方的证据评级量表》进行证据质量的评价，并根据证据分级标准进行评级。

1. 古代证据情况评价

（1）条目 1a：疾病治疗内容叙述的全面程度：对 5 本古书的 35 条古代证据所涉及的内容进行评价。每条证据都逐句分析内容并进行分类，可参考下方《医林改错》中的 1 条证据的处理方法：

"痞病（*病名*）初起，<u>尿如米泔，午后潮热，日久青筋暴露，肚大坚硬，面色青黄，肌肉消瘦，皮毛憔</u>（*症状*），如脾痞、痞泻、痞肿、痞痢、肝痞、心痞、痞渴、肺痞、肾痞、痞热、脑痞、眼痞、鼻痞、牙痞、脊痞、蛔痞、无辜痞、丁奚痞、哺露痞，分病十九条，立五十方，方内多有栀子、黄连、羚羊、石膏大寒之品。因论病源系乳食过饱，<u>肥甘无节</u>（*病因*），<u>停滞中脘，传化迟滞，肠胃渐伤，则生积热，热盛成痞，则消耗气血，煎灼津液</u>（*病机*），故用大寒以清积热。余初时对症用方，无一效者。后细阅其论，因饮食无节，停滞中脘，此论是停食，不宜大寒之品。以传化迟滞，肠胃渐伤，则生积热之句而论，当是虚热，又不宜用大寒之品。后遇此症，细心审查，<u>午后潮热，至晚尤甚</u>（*症状*），乃瘀血也。<u>青筋暴露</u>（*症状*），非筋也，现于皮肤者，血管也，<u>血管青者</u>（*症状*），内有瘀血。<u>至肚大坚硬成块</u>（*症状*），皆血瘀凝结而成。用通窍活血汤，以通血管；用血府逐瘀汤，去午后潮热；用膈下逐瘀汤，消化积块。<u>三方轮服，未有不愈者</u>（*疗效*）。"

本条证据经过分析，共包括病名、症状、病因、病机和疗效五方面内容。将 35 条证据按照此种方法逐条进行分析，5 本古书的总体评价情况见表 9-11，其中《医林改错》中介绍了血府逐瘀汤治疗血瘀证的病因病机、症状、病名、组成、剂量、制法用法、疗效，《血证论》介绍了病因病机、症状、病名、组成、剂量，《增订通俗伤寒论》介绍了病因病机、组成、剂量，《重订广温热论》介绍了病因病机、组成、剂量，《医学见能》介绍了病因病机、症状、组成、剂量。综合来看，血府逐瘀汤治疗血瘀证的古代证据共包括 7 部分内容（病因病机、症状、病名、方药、剂量、制法用法、疗效），每包含一项得 0.5 分，本项最终得分为 3.5 分。

表 9-11　血府逐瘀汤治疗血瘀证的古代证据情况汇总

朝代	书籍	书籍评级	作者	作者评级	患者信息	病因病机	症状	证候	舌脉	病名	组成	剂量	制法用法	疗效
清	《医林改错》	重要著作	王清任	知名作者		√	√			√	√	√	√	√
清	《血证论》	重要著作	唐宗海	一般作者		√	√			√	√	√		
清	《增订通俗伤寒论》	一般著作	何廉臣	一般作者		√					√	√		
清	《重订广温热论》	一般著作	戴天章	一般作者		√					√	√		
清	《医学见能》	一般著作	唐宗海	一般作者		√	√				√	√		

（2）条目 1b：古方治疗疾病的疗效情况：根据疗效部分的具体描述进行分级和赋分，如证据的疗效部分描述为"一付即效""百方不效，用此方一剂而愈""用此方极效""此方一两付痊愈""此方若神"等，可以评为疗效极佳；描述为"月余，未有不成功者""此方服十余付可除根"等，可以评为疗效良好；描述为"此方可效，痊愈难"，可以评为疗效一般；若证据描述中虽然缺少疗效部分的描述，但是根据章节段落判断作者意图是推荐血府逐瘀汤用于血瘀证的治疗，也可以评为疗效良好。综合来看，35 条证据中有 9 条证据评价为疗效极佳，得 5 分；25 条证据评价为疗效良好，得 3 分；1 条证据评价为疗效一般，得 1 分。各项证据的得分相加后取平均值，计算后本项最终得分为 3.5 分。

（3）条目 1c：作者的知名度或颁布机构层级：证据所来源的 5 本古书均为医家个人著作，故根据作者知名度进行划分，划分标准参考表 9-12，未列于表格中的作者认定为一般作者。5 本书中其中 1 本书的作者（王清任）为知名作者，其余 4 本书的作者（唐宗海、何廉臣、戴天章、唐宗海）为一般作者，作者得分分别为 3、1、1、1、1 分，本项取作者中得分最高者为最终得分，最终得分为 3 分。

表 9-12　作者的知名度划分标准

作者等级	参考作者
著名作者	张仲景、李时珍、皇甫谧、孙思邈、刘完素、李杲、朱震亨、王叔和、巢元方、张元素、张从正、葛洪、王冰、扁鹊、钱乙、陈自明、华佗、薛己、严用和、叶桂、吴鞠通
知名作者	陈言、陶弘景、王焘、张杲、吴谦、刘涓子、成无己、王清任、朱肱、徐春甫、庞安时、许叔微、王好古、倪维德、杨济时、万全、蔺道人、虞抟、汪机、楼英、龚廷贤、罗天益、王纶、宋慈、王履、方有执、危亦林、戴思恭、李中梓、柯琴

注：既往研究通过专家问卷评价及专家论证形成作者分级，具体研究过程及方法可参考《基于专家问卷的中医古籍证据分级及推荐方法的构建》。

（4）条目 1d：古书自身的重要性或知名度：将证据所来源的 5 本古书进行等级划分，划分标准参考《中国医学史》附录（中国医学史大事年表），列入大事年表的著作评为重要著作，未列入的评为一般著作。5 本古书中 2 本（《医林改错》与《血证论》）为重要著作，其余 3 本（《增订通俗伤寒论》《重订广温热论》《医学见能》）为一般著作，古书得分分别为 5、5、3、3、3 分，本项取古书中得分最高者为最终得分，最终得分为 5 分。

2. 传承情况评价

（1）条目 2a：方剂在古书中应用的广泛度：血府逐瘀汤治疗血瘀证的证据共 35 条，出现在 5 本古书中，被记录的次数不少于 5，因此本项得分为 5 分。

（2）条目 2b：方剂在古书中治疗疾病描述的一致性：35 条证据在疾病的病因病机、治疗方法、组成及剂量方面的描述基本一致，在主要症状、疗效方面的描述一致性较差，存在部分不一致，本项得分为 3 分。

（3）条目 2c：首次提出此方剂的古书的版本量：根据《中国中医古籍总目》，首次提出血府逐瘀汤的古书《医林改错》共有 51 个版本，版本量大于 40，本项得分为

5分。

（4）条目2d：国家中医药管理局经典名方纳入情况：国家中医药管理局已发布两批古代经典名方目录，共包含汉族医药方剂200个，其中不包括血府逐瘀汤，本项得分为1分。

3. 现代应用情况评价

（1）条目3a：指南、专家共识、行业规范性文件中针对此类疾病的推荐情况：检索血府逐瘀汤治疗血瘀证相关指南或共识，共检索到相关指南/共识23个，如血府逐瘀汤治疗慢性心力衰竭中的气阴两虚血瘀证、糖尿病足溃疡中的血脉瘀阻证、冠状动脉微血管病中的气滞血瘀证、高血压病中的血脉瘀阻证、原发性肝癌中的气滞血瘀证等，推荐的指南/共识文件超过5个，本项得分为5分。

（2）条目3b：专家经验用药中推荐用于疾病治疗：国医大师张磊教授的经验中提到运用血府逐瘀汤治疗结肠黑变病，并认为结肠黑变病的病因病机与瘀血密切相关，当从瘀论治，推荐的专家等级为国医大师，本项得分为5分。

（3）条目3c：教科书中针对此疾病的推荐情况：全国中医药行业高等教育"十四五"规划教材《中医内科学》推荐血府逐瘀汤用于治疗心系疾病中胸痹心痛的心脉瘀阻证，本项得分为5分。

（4）条目3d：治疗相关疾病的相关文献的检索结果：在数据库中以"血府逐瘀汤""血瘀证"为检索词，最终检索的文献数量为429篇，文献数目大于100篇，本项得分为5分。

（四）证据评级

血府逐瘀汤治疗血瘀证的中医古代经典方证据评级量表的最终评分为49分，说明其古代证据充分且全面，并得到良好的传承、广泛的应用与认可，被评为高级证据。

本章提出的中医古代经典方证据评级方法首次以方剂为研究对象制定评价量表，此量表有以下优势：有针对性地检索古代证据，可以有效减少古代文献数据库筛选的工作量；评价的方剂均来自专家共识推荐，符合中医药临床实际的应用情况；通过实例应用来检验经典方剂的可应用性，并且进行了量表的信效度评价；量表综合古代证据情况、传承情况与临床应用进行评价，评价角度全面。

此方法目前也存在一定的局限性，本量表评价过程中证据检索均通过现有的古籍数据库和文献学工具书进行，存在检索的局限性，不能覆盖所有古籍，有可能产生漏检，使结果产生偏倚。可以通过在尽可能多的古籍数据库中检索来减少偏倚，同时我们希望建立更完善的古籍数据库来弥补这项不足。另外，在作者及古书分级方面，由于医家和古书众多，还需通过咨询更多专家来形成更权威的参考评价表。最后本研究各项条目的赋分及权重，未来还应在临床实践中进行完善。

（张居文、陈薇）

第十章　中医临床实践指南从证据到推荐形成的要素

临床实践指南是医学领域的核心技术标准，体现了现阶段医学的诊疗实践水平，不仅有助于临床诊疗行为的规范，提高医疗保健服务的质量，降低医疗的成本，同时还为医务工作者的临床决策提供依据，从而使患者能够获得当前最佳的治疗。推荐意见是指南的精华部分，也是指导临床实践的重要内容，科学清晰的推荐意见对决策者，有着最为直接的影响。临床实践指南中从证据向推荐意见的转化过程是复杂且烦琐的，需要综合考虑各个因素。在推荐时，不仅需要考虑使用推荐意见的环境和实际情况，还要注意从研究角度向使用角度的转变，尽可能做出与临床实际相符或对临床诊疗决策有指导意义的推荐意见。严谨、科学及尽力减少指南推荐意见形成过程中的偏倚，是保证临床实践指南客观及效度的根本。

第一节　临床实践指南中证据质量和推荐意见的关系

20 世纪 60 年代，美国两位社会学家 Campbell 和 Stanley 首次明确提出证据分级的概念，其目的是通过对不同来源证据的内部真实性和外部真实性评价，从而对证据质量进行分级。1979 年，加拿大定期体检特别工作组（Canadian Task Force on Preventive Health Examination，CTFPHE）首次对医学领域的研究证据进行系统分级，并给出推荐意见。因而，临床医生无须再去做大量的筛选和判断，仅需要充分利用研究人员事先确定建立的证据分级标准和推荐意见，使用其中各种高质量高级别的证据即可。在随后的几十年里，不同国家及地区、不同组织对证据分级和推荐意见规定了标准，但各不相同，方法各异，甚至互相矛盾。证据质量和推荐意见的关系经历了不同的阶段，总的来说，由初期的证据质量等级与推荐意见相互独立，逐步发展为证据质量等级与推荐意见一一对应，到目前相对成熟的证据质量等级与推荐意见相互影响但并不唯一的关系。

一、证据质量等级与推荐意见相互独立

1979 年 CTFPHE 的证据分级标准中，首次以试验设计为考虑要素，将证据分为三级，同时认为设计良好的 RCT 证据级别最高，将推荐强度按证据充足与否分为"支持证据充分""支持证据尚可""支持证据缺乏""不支持证据尚可"和"不支持证据充分"共 5 个推荐意见级别。该标准没有将推荐意见与证据级别相互对应，也没有对样本小、

低质量、结果互相冲突的 RCT 是否依旧属于最高级别证据，以及高质量的观察性研究是否依然属于次于高级证据等问题进行考虑。

二、证据质量等级与推荐意见一一对应

1986 年，CTFPHE 工作组成员 David Sackett 对于 1979 年提出的标准进行了完善，首次对被列为最高级别证据的 RCT 提出了质量标准，对大样本 RCT 与小样本 RCT 的证据质量进行了区别。除此之外，还将证据质量等级与推荐强度的等级一一对应，即对于高等级证据，其对应的推荐强度也高。此后，证据分级标准不断发展，并逐渐相对成熟，对证据分级的考虑，从对试验设计这单一因素到多个因素，如研究方法学质量、样本量、间接性、适用性，以及研究结果的一致性等综合考虑。对最高等级的证据由单个 RCT 到基于多个 RCT 的 Meta 分析、系统评价，发展至基于多个 RCT 的 Meta 分析、系统评价与高质量单个 RCT 并重的转变。

三、证据质量等级与推荐意见相互影响但并不唯一的关系

如果研究者在形成推荐意见时仅需考虑证据质量这个单一因素，不考虑使用对象所处的环境和实际情况，没有从研究角度到使用角度进行转变，极大可能会作出与临床实际脱轨或临床中无法实施及应用的推荐意见，从而造成大量人力、物力及科研精力的浪费。研究者们逐渐认识到这一问题，2004 年 GRADE 工作组提出 GRADE 证据质量分级和推荐强度系统，该分级系统突破了单从研究设计角度考虑证据质量的局限性，同时还在制定推荐意见时将证据质量和其他因素进行综合考虑。该分级系统提出后得到了广泛的应用。此后，各指南工作组在作出推荐意见时不再单一地只考虑证据质量，而是转变为从多因素进行考虑，包括临床实际应用中患者的价值观和偏好、经济性、临床适用性、临床疗效及安全性等因素。目前在多个学术组织机构和指南制定主体的临床实践指南制定指导手册中，对于推荐意见形成时进行考虑的因素和标准不尽相同。

第二节 临床实践指南推荐意见形成时的考虑因素

国外指南制定手册推荐意见形成主要考虑因素如表 10-1 所示。推荐意见形成时的考虑因素，按主题可以分类为证据质量、临床效果、可接受性、可实施性、经济性、安全性、结局指标、问题优先性。

表 10-1 国外指南制定手册推荐意见形成考虑因素

序号	指南制定主体	因素 1	因素 2	因素 3	因素 4	因素 5	因素 6	因素 7	因素 8
1	国际指南协作网（GIN）2012	证据	获益和风险	一致性	临床效果	普遍性	应用性	患者偏好	成本
2	美国耳鼻喉及头颈外科学会（AAO-HNS）2013	证据质量	利弊平衡	成本	患者偏好	价值判断			

续表

序号	指南制定主体	因素1	因素2	因素3	因素4	因素5	因素6	因素7	因素8
3	美国感染协会（IDSA）2013	证据质量	利弊平衡	患者偏好	资源使用（成本）	可接受性	可行性	公平性	
4	澳大利亚肾脏健康学会（KHA-CARI）2015	证据质量	利弊平衡	价值观和偏好	成本（资源使用）				
5	美国遗传咨询学会（NSGC）2016	证据质量	利弊平衡	价值观和偏好	成本（资源使用）				
6	英国皮肤科医师协会（BAD）2017	证据质量	利弊平衡	患者意愿	资源使用				
7	美国血管外科学会（SVS）2011	证据质量	利弊平衡	价值观和偏好	成本（资源使用）				
8	澳大利亚政府–国家健康与医学研究委员会（NHMRC）2011	证据质量	利弊平衡	成本（资源使用）	价值观和偏好				
9	美国神经病学会（AAN）2011	证据质量	利益平衡		患者偏好	干预的可及性	成本		
10	日本医疗信息网络服务（MINDS）2014	证据质量	利弊平衡	患者价值观与偏好	成本和资源				
11	欧洲临床营养与代谢学会（ESPEN）2015	证据质量	研究结果的一致性	结局效应量大小与临床相关性	风险效益比	患者偏好	不同患者亚组群体的应用性	相关医疗保健环境的应用性	法律和经济性
12	爱尔兰临床效益委员会（NCEC）2013	证据质量	健康获益	副作用	风险	成本效果	资源影响	卫生保健服务提供问题	适用性
13	美国职业与环境医学（ACOEM）2017	证据质量	效应量	不良反应风险	风险	成本	适用性		
14	美国预防服务工作组（USPSTF）2015	证据质量	利弊平衡	结局指标重要性	成本				
15	马来西亚健康技术评估部（MaHTAS）2015	证据质量	利弊平衡	价值观和偏好	成本（资源使用）				
16	欧洲肾脏最佳实践（ERBP）2014	证据质量	结局指标的重要性	不同患者之间的异质性	利弊平衡	净获益	成本		
17	美国临床肿瘤学会（ASCO）2017	证据质量	利弊平衡	价值观和偏好	成本				

续表

序号	指南制定主体	因素1	因素2	因素3	因素4	因素5	因素6	因素7	因素8
18	美国心脏病学会基金会，美国心脏病学会（ACCF/AHA）2010	证据质量	利弊平衡	患者偏好	可实施性				
19	新西兰临床实践指南组（NZGG）2001	证据的数量与质量	适用性	治疗方案效应大小、资源消耗、利弊平衡、与其他方案相比的优势性	证据的一致性				
20	英国国家卫生与服务优化研究院（NICE）2017	证据质量	利弊平衡	经济	患者偏好和价值观	临床问题的优先性			
21	世界卫生组织（WHO）2016	证据质量	利弊平衡	资源	患者的偏好及价值观	临床问题的优先性	公平性及人权	可接受性	可行性
22	加拿大医学会（CMA）2007	证据质量	利弊平衡	价值观和意愿	成本（资源使用）				
23	美国胸科医师学会（CHEST）2014	患者价值观和偏好	成本	证据质量	利弊平衡（获益、风险、负担）	对效应值的确信度			
24	欧洲人类生殖与胚胎学会（ESHRE）2017	证据质量	利弊平衡	患者价值观和偏好	成本/资源消耗	合理性（正式成本效益分析、可行性）	效应值	公平性	可接受性和可行性
25	欧洲心胸外科学会（EACTS）2015	证据严格评价（一致性、效果及可靠性、发表偏倚）及分级							
26	苏格兰院校指南协作网（SIGN）2015	问题的优先性	干预的有效性（结局、效果大小、研究数量、证据质量）	利弊平衡	患者对不同结局的偏好	公平性	经济	干预可行性	对患者的影响（利弊、生活质量、患者偏好、并发症）
27	英国艾滋病协会（BHIVA）2014	证据质量	利弊平衡	价值观和意愿	成本（资源使用）				

第三节　临床实践指南中推荐意见形成的方法

对于临床实践指南推荐意见形成的方法，目前尚无一致的方法学标准。目前较为公认以及应用最广的是 GRADE 证据质量分级和推荐强度系统。但是，GRADE 系统并未对每项因素给出在实际使用时的具体判断的详细说明。这可能会造成不同的人、不同的组织关于决定因素的判断和理解不同，可能会忽略对决策者或决策应用对象重要的决定因素，或赋予一些决定因素不恰当的权重等问题，由此出现推荐结果不一致的现象。

2015 年，欧盟资助的为期五年的（2011 年 1 月 ～ 2015 年 12 月）DECIDE 项目（developing and evaluating communication strategies to support informed decisions and practice based on evidence，DECIDE）。在 GRADE 系统基础上开发了 EtD 框架（evidence to decision frameworks）。其推荐意见形成时考虑了八个标准，即问题优先性、利与弊、利弊平衡、证据质量、结局指标的重要性、资源利用、可接受性和可行性，并解释了标准的含义、明确了判断细则。EtD 框架提供了一种使证据到推荐过程更加结构化、透明化的方法，帮助推荐意见的制定者们更加系统和明确地做出判断和推荐，提高了推荐意见的可信度，促进了推荐意见的实施。

下面将主要从 EtD 框架的目的、结构、内容、应用等方面进行介绍。

一、EtD 框架的目的

EtD 框架的目的是帮助指南制定专家组以结构化和透明的方式使用证据，做出明智的临床推荐意见。EtD 框架可以：①告知专家组有关正在考虑的干预措施的相对利弊。②确保专家组了解作出推荐的判断标准和细则。③向专家小组提供关于现有最佳证据的简明概要，以便为他们每项判断标准的决策提供相关信息。④帮助专家小组的讨论结构化并找出分歧的原因，促进对具体问题推荐和决策的解决。⑤使专家小组做出决策的过程和基础具有结构性和透明性。⑥使推荐意见的使用者能够理解专家组做出的判断以及支持这些判断的证据。

二、EtD 框架的结构

EtD 框架的结构主要分为三个部分，分别是关键背景信息、决策判断标准和结论。①关键背景信息：包括所解决临床问题的详细信息和专家组需要了解的关键信息的简明概要，以便专家组了解研究问题及为何需要做出推荐。②决策判断标准：包括专家组根据判断标准（决策需要考虑的因素）和判断细则，结合总结的研究证据，对每项判断标准作出判断，同时为每项判断提供理由或考虑因素。③结论：包括判断的摘要总结（对所有标准所作的判断摘要及这些判断对推荐的影响）、推荐方向和强度、推荐意见、判断依据及对亚组、实施及监测与评估等相关的考虑。

三、EtD 框架的内容

EtD 框架根据决策类型和视角的不同开发了不同的决策框架，包括临床实践决策 – 个体 / 群体视角（clinical practice recommendation–individual perspective/population perspective）、医疗保险决策（coverage decisions）、卫生系统 / 公共卫生决策（health system/public health recommendations）、诊断或筛查决策（diagnostic and screening decision）；尽管不同类型的决策框架的判断标准存在差异，但大多数判断标准还是相似的。EtD 框架的判断标准和每项标准的含义及其判断细则见表 10-2。此外，EtD 框架提供的这些决策框架是灵活的，支持修改使用。指南制定小组可以根据研究目的选择性使用或修改这些框架模板后使用，同时还可以修改判断标准、判断细则和相关术语等，以确保决策框架适用于其研究。例如，指南制定者如果在做出推荐之前已经评估了问题的优先性，那可以在决策判断过程中不选择此项判断标准。与此相反，一些指南制定组织可能将一个因素，例如干预措施的可持续性作为附加标准，那在决策时便可以将其进行考虑，以便于更综合地判断。

表 10-2　对 EtD 框架的证据的详细判断

判断标准	释义	判断细则
问题的优先性*	问题的优先性如何	问题的严重程度如何（以潜在收益或资源节省而言，是否严重或重要） 问题的紧迫性如何［医保决策不需考虑］ 是否为公认的优先事项（例如基于政策所需的决策）［当采取个体患者视角时不需考虑］
利与弊	预期有利效果（疗效）大小如何	从相应结局指标的结果中判断
	预期不利效果（副作用、不良反应）大小如何	从相应结局指标的结果中判断
证据质量	效果的总体证据质量如何	关于证据质量的详细判断，请参阅 GRADE 指南
结局指标的重要性	主要结局指标的重要程度是否存在较大的不确定性或变异性	主要结局指标的重要程度的判断是否存在较大的不确定性 主要结局指标的重要程度的判断是否存在较大的变异性［医保决策不需考虑］
利弊平衡	预期效果的利弊平衡结果支持干预还是对照	基于以上 4 项标准的判断 以下考虑在多大程度上影响了两者之间的平衡？ 相比较近期结局（折现率），对远期结局的重视程度降低了多少 患者对不利效果的态度（风险规避程度如何） 患者对有利效果的态度（风险承担程度如何）
资源利用	资源需求（成本）有多大†	需要的资源较少时，每个资源利用条目的差异有多大 需要的资源较多时，每个资源使用条目的差异有多大

续表

判断标准	释义	判断细则
资源利用	资源需求（成本）证据的质量如何[†]	待选方案之间是否在重要的资源利用条目有所不同 待选方案之间的资源利用差异的证据质量如何（详细判断请参阅GRADE 指南证据质量部分） 待选方案之间，资源利用条目成本的确定性如何 待选方案之间，资源利用条目成本是否存在重大差异
	净收益是否值得投入增量成本[*]	基于以上 6 项标准的判断 成本效果比是否对单向敏感性分析敏感 成本效果比是否对多变量敏感性分析敏感 成本效果分析方面的经济学评价是否可靠 成本效果分析方面的经济学评价是否适用于所应用的环境
公平性	对卫生公平性有何影响[†]	考虑的问题或干预措施（待选方案）是否存在可能处于不利地位的人群或环境 是否有合理的理由来预测干预措施（待选方案）对处于不利地位人群或环境的相对效果的差异？ 人群或环境基线条件不同，是否会影响干预措施的绝对效果或处于不利地位人群或环境问题的重要性 在实施干预措施（待选方案）时是否应该考虑重要因素，以确保在可能的情况下减少 / 预防不公平的现象
可接受性	关键利益相关方是否可以接受干预 / 方案[*]	是否有关键利益相关方不能接受获益，风险和成本的分配 是否有关键利益相关方不能接受为达到远期有利效果伴随的短期不利效果或成本 是否有关键利益相关方不同意与预期利弊相关的价值观（可能因个人因素或受他人对重要性判断的影响） 干预是否会对个人的自主权产生不利影响 是否有关键利益相关方会在个人自主权之外的因素（例如伦理、道德、伤害或正义）不支持干预
可行性	干预是否可以实施[*]	除医保决策以外的决策： 干预措施或方案是否可持续 是否存在可能限制干预措施（待选方案）实施或在实施时需要考虑的重要因素 对于医保决策： 干预措施的覆盖范围是否可持续 已批准的适应证的合理使用是否可行 不恰当地使用（未经批准的适应证）是否为一个重要的考虑因素 干预措施的可及性是否是一个重要考虑因素 是否存在重要的法律或政策约束，使得干预措施不在医保覆盖范围

[*]证据质量可以作为这些标准的详细判断内容；[†]当以个体患者的视角时，则不考虑这些标准。

第四节　中医临床实践指南从证据到推荐意见形成要目和解读

随着循证医学在国内的崛起与发展，中医药循证临床实践指南的制定逐渐引起行业内的重视，指南制定及发布的数量也在快速增长，但是中医临床实践指南在相关重要制定环节和技术上仍然存在着瓶颈问题，其中之一就是缺乏中医临床实践指南中从证据到推荐意见形成的决策标准。

如何进行中医临床实践指南中证据到推荐意见的转化，应该考虑哪些因素，当前缺乏系统、透明、科学的决策准则，也没有相应的指导方法或手册，从而造成中医药临床指南制定小组在作出推荐意见时，普遍存在表述模糊、报告不规范，甚至和临床实际/证据脱节等问题。制定一份清晰透明、符合中医药特点的推荐意见形成的参考条目及细则，对中医临床实践指南来说，不仅可以保证推荐意见的客观和明确，也有助于中医临床实践指南在临床中的实际应用。

虽然目前各国际指南制定机构已有从证据到推荐意见形成的各种框架或辅助工具，但将其照搬到中医药临床指南中显然并不合适，还需根据我国实际情况及中医药自身的特点进行考虑和研究。

例如，首先对经济性因素的考虑，国际上证据到形成推荐时需要基于多种卫生经济学评价相关的研究证据。但是，目前关于中医药卫生经济学的研究较少，短期内可能无法获得相关证据。其次，对于研究证据的质量评价，与西医不同的是，中医药的证据不仅包括现代的临床研究证据，经典医籍医案及名家经验也是证据的重要补充。而中医药现代研究证据与古籍证据不应该用同一个标准衡量。对于古籍文献证据，如果没有公认的证据评级标准，可以考虑列出推荐时参考的因素。再次，国际组织证据到形成推荐时针对的多是单一疗法，而中国的医疗特点是同时存在中西医两种医学，因此在形成中医药临床指南推荐意见时，必须考虑到中西医结合的问题。某些疾病可以单独使用中医治疗，而某些疾病则需要中医疗法与西医疗法相互配合使用，这时需要判断该中医疗法在治疗中的具体角色如何。如果对中医疗法在具体治疗中的角色缺乏认识，将使最终的推荐意见脱离临床实际。最后，中医药诊治疾病是基于"整体观"及"辨证论治"的过程，在疾病疗效的衡量方面，更关注患者整体身体状况及生存质量。因此，在结局指标影响因素方面，中医临床实践指南形成推荐意见时应更关注以患者为中心的整体状况的改善和与疾病相关的终点结局等。

一、中医临床实践指南从证据到推荐意见形成的参考条目和细则

中医临床实践指南从证据到推荐意见形成的参考条目研究参考了多个学术组织及指南制定机构制定证据转化工具时的研究方法，同时通过现实性文献综述法，对国内外临床实践指南从证据到推荐意见形成的考虑因素/标准进行了文献梳理和主题分析，然

后通过多轮专家小组会议，结合国内情况和中医药特点，初步构建参考条目及细则，最后经过临床专家和方法学家的论证，对其进行合理的补充、修改及完善，最终确定了中医临床实践指南从证据到推荐意见形成的 8 个参考条目和细则，分别为中医疗法的优势性、中医疗法的临床效果、证据的分级和来源、结局指标的重要性、安全性、经济性、可行性和患者可接受性，对每一条目进行解读并提供了判断细则，见表 10-3。

表 10-3　中医临床实践指南从证据到推荐意见形成的参考条目和细则

参考条目	细则
中医疗法的优势性	释义：中医是否有治疗目标疾病（或目标疾病某方面）的优势 判断细则： （1）中西医结合疗法 / 单纯中医疗法是否有治疗目标疾病（或目标疾病的某方面）的优势 （2）中西医结合疗法 / 单纯中医疗法是否在目标疾病的某阶段具有治疗优势 （3）中医疗法是否可替代或部分替代西医治疗？
中医疗法的临床效果	释义：中医疗法在临床相关结局方面反映出的治疗效果大小 判断细则： （1）是否采用了标准的效应量表示疗效 （2）疗效大小如何？是否达到了临床推荐阈值
证据的分级和来源	释义：证据分级和来源分别指的是中医药现代临床研究证据和古籍文献证据，需要分开考虑 判断细则： （1）现代临床研究证据质量（参考 2019 年刘建平"基于证据体的中医药临床证据分级标准建议"） （2）古籍文献证据，参考以下因素：①证据来源于经典著作、官修文献 *。②证据来源于学科、学派的代表作 #。③疗法历代有应用，传承至今。④古籍记录的病症与指南中的疾病密切相关
结局指标的重要性	释义：结局指标的重要程度如何 判断细则： （1）结局指标是否是该疾病的终点结局指标 （2）结局指标是否反映了生存质量和以患者为中心的结局改善 （3）结局指标是否是改善生物学指标相关结局
安全性	释义：中医疗法是否会给患者带来风险 / 潜在风险？风险的大小如何 判断细则： （1）是否呈现了所有的不良效果（副作用、不良反应），如文献报道、医院监测等 （2）是否有严重不良反应 / 事件报道 （3）中医对该病的治疗风险是否较小 / 可控 （4）该疗法是否有明确的使用禁忌 （5）是否存在中西医干预措施之间的交互作用

续表

参考条目	细则
经济性	释义：中医疗法的干预措施的成本效益如何 判断细则： （1）是否有该中医疗法成本效益（相对于净收益的自付费用）的证据评价，该评价是否可靠 （2）成本效益分析方面的经济评价是否适用于指南所针对的环境 （3）若无卫生经济直接证据时，需结合该疗法的临床效应量，考虑以下因素：①中医对该病的治疗费用是否稳定，相关基本医疗保险核算是否合理。②中医疗法是否为辅助治疗。③中医疗法对该病治疗费用的自付比例是否合理
可行性	释义：对医疗保健提供者和护理人员而言，中医疗法是否可行 判断细则： （1）是否属于基本医疗保险目录/基本药物目录覆盖范围 （2）操作性干预措施是否可以标准化，是否需要培训，培训效果是否可以保证 （3）是否存在某些障碍，可能会限制该疗法的可行性 （4）该疗法是否具有医院或地域局限性？是否可以在本地环境中实施
患者可接受性	释义：患者对该疗法的接受程度如何 判断细则： （1）患者的接受度，包括对该疗法的疗效、不良反应/事件、并发症风险、便利性、感受、费用等的接受程度 （2）患者的依从性如何

* 经典著作、官修文献：指《黄帝内经》《伤寒论》《难经》《神农本草经》《温疫论》《温病条辨》《金匮要略》《温热论》等经典著作和《圣济总录》《太平惠民和剂局方》《医宗金鉴》等官修文献；#学科、学派代表作：包括内、外、妇、儿、针灸、骨伤、眼、耳鼻喉科等根据各专科确定相应书目库，如《刘涓子鬼遗方》《诸病源候论》《仙授理伤续断秘方》《外科正宗》《千金要方》《千金翼方》《傅青主女科》《小儿药证直诀》《针灸甲乙经》《医宗金鉴·正骨心法要旨》《银海精微》《龙树眼论》《原机启微》《口齿类要》《咽喉脉证通论》《重楼玉匙》等。

二、该参考条目和细则的适用范围及使用说明

该参考条目及细则针对的指南类型是面向临床医生的中医临床实践指南，使用对象是作出推荐意见的指南制定组中的专家，包括临床专家、循证方法学家、护理专家、卫生经济学家、药学专家等。

由于每个参考条目对于推荐的重要性，可能会根据所应用指南面对的具体情况而有所不同，因此在作出推荐时，指南制定小组应该向专家组简要介绍每个参考条目，专家组可以根据实际情况对每条参考条目的重要性进行排序，并说明根据哪些条目形成推荐意见。当推荐过程存在不确定性或分歧时，专家组可以针对每个参考条目进行进一步的讨论，明确影响推荐的条目及原因/理由。指南制定小组也可以事先提出推荐草案，供专家组讨论，专家组可以投票然后讨论分歧。最后，根据对各参考条目的总体评估，专家组可以就其推荐方向（支持或反对干预措施）和推荐强度得出结论，并根据评估中使用的参考条目为其推荐提供依据/理由。

需要说明的是，由于无法得知实际应用时，针对每部指南中，每个参考条目证据及重要性的具体大小，因而本参考条目及细则未对条目赋予权重或者设置打分制。此外，

针对不同指南制定的具体情况，指南制定小组也可以对某条目及细则进行补充或调整，在作出推荐时，可以考虑包括但不限于以上条目。但是，无论专家组在参考条目及细则之外考虑了什么因素或内容，建议专家组应例行说明哪些因素/条目在推动其作出推荐，并将此在指南中详细说明，为医务工作者的临床应用/决策提供依据。

三、结语

科学设计、严谨制定的中医临床实践指南才能够很好地规范临床诊疗行为，从而提高医疗保健服务的质量，维护患者的健康，减少不必要的医疗资源浪费。构建一份清晰、明确的指南推荐意见形成的参考条目及细则可以保证推荐过程的科学性与可靠性，能够真正实现指南证据向推荐意见的转化，从而提高指南的质量。本次参考条目和细则的优势是明确了推荐视角，即是针对临床医生使用的临床指南，明确了推荐时需要考虑的因素，并对参考条目的适用范围和具体使用进行了说明。尽管在研究过程中对国际临床实践指南从证据到推荐意见形成的研究方法及指导手册进行了借鉴和参考，也充分考虑了国内情况及中医药自身理论特点及技术特色，但因研究周期问题，尚未有机会对其进行应用及实践，因而其不足之处还需要在今后的临床指南制定中发现及提出，从而对参考条目及细则进行进一步的修改、完善，提高中医临床实践指南的临床应用和实施，让临床实践指南的作用真正地得到发挥。

（杨思红、陈薇）

第十一章　中医临床实践指南制定过程中共识形成方法

在临床实践指南的制定过程中，专家共识是达成推荐意见必不可少的环节。形成科学、规范的中医药特色共识证据，不仅需有机融合中医经典与传承经验，还需借鉴国际上公认的共识形成方法，将共识形成过程透明化、结构化，推动落实中医临床实践指南制修订中专家共识技术规范，从而更好地达成推荐意见，提高指南的质量和可靠性。

第一节　临床实践指南和专家共识的关系

一、临床实践指南与专家共识的区别与联系

1990 年，美国医学科学院首次将临床实践指南（CPGs）定义为针对特定临床情况，系统制定出帮助医务人员和患者作出恰当决策的指导性"声明"，用途是帮助医疗处理措施决策。之后，随着循证医学系统评价 /Meta 分析的发展及其对临床实践指南的影响不断加深。2011 年，IOM 组织了国际专家，将临床实践指南定义更新为基于系统评价证据，平衡了不同干预措施的利弊，在此基础上形成能够为患者提供最佳医疗保健服务的推荐意见。这一定义至今在国际上受到普遍认可，其影响力最大，接受和应用范围最广。在更新的定义中，重点强调了系统评价的使用。另外，IOM 委托"可信任临床实践指南"（clinical practice guidelines we can trust）制作组在其推荐的评价指南的第 4 条标准（共 8 条标准）再次强调了系统评价的重要性。苏格兰校际指南网络（SIGN）与美国国立指南文库（NGC）所收录的指南均要求基于系统评价证据支持。临床实践指南的定义及标准的设立显示证据支持，特别是系统评价在临床实践指南的制定中具有不可或缺的地位。

关于"共识"（consensus），国际标准化组织（International Organization for Standardization, ISO）有着明确的定义，即：有关的重要利益相关方对实质性问题没有坚持反对意见，同时按照程序考虑了有关各方的观点并且协调了所有争议。达成共识代表普遍同意，但并不意味着全体共识专家一致同意。不过在医学领域，与指南相比，目前对共识缺乏统一的定义。欧洲卫生委员会（European Health Committee, CDSP）将共识定义为：在缺乏直接证据的情况下，专家组制定医疗和卫生决策时的一种方法。英国国家卫生与临床优化研究所（National Institute for Health and Clinical Excellence, NICE）认为，共识是

大多数情况下指南制定小组决策达成统一的方法。SIGN 将共识定义为指南制定小组形成推荐意见的正式方法。国内外对于共识的理解与认识可能有所差异，国际上，共识的内涵更多代表一种为达成指南推荐意见而采纳的方法或途径。在中国，"共识"和"指南"极易被混淆，普遍流行的观点认为专家共识是一种质量和影响力低于临床实践指南的医疗指导文件，在临床实践特别是紧急突发的公共卫生事件中发挥着独特作用。事实上，专家共识（expert consensus）是指该疾病领域专家在全面参考现有知识或证据的基础上，作出针对疾病相关问题的共识性意见和建议。

早期的临床指南多来自通过非正式共识方法（informal consensus development）形成的专家意见。非正式共识方法是将由一组专家进行的一次或多次会议讨论形成的共识作为推荐意见，整理编纂形成指南，再由专业学会或政府机构发布。这种指南仅包括推荐意见，缺乏形成推荐意见的证据支持及指南制定的相关背景与具体方法的解释说明，如今已很少使用。正式的共识方法则是由专家组根据提供的某一命题相关研究证据资料并依据一定流程进行会议讨论，然而即便具有研究证据基础，但与非正式共识方法一样，最终推荐意见的确定仍是以专家的意见为基础，未将推荐意见与相关证据质量明确关联。目前国际上公认的临床实践指南制定方法——循证制定指南的方法（evidence based guideline development）要求将推荐意见与相关的证据质量明确地联系起来，依据对现有证据进行评价的结果来确定推荐意见，从而制定指南。由此可见，现如今专家共识并不等同于临床实践指南，区分两者的关键在于其制作过程中推荐意见与证据的关联性，而非证据的有无或多少。从某种意义上说，制作常见疾病的指导性意见和建议时，如果实施了系统的证据检索和评价，并基于此进行推荐，则应该被称为临床实践指南。

二、共识在临床实践指南制定中的作用

国际指南协作网（GIN）指出，指南制定是一个涉及群体共识的过程，需要通过共识对证据的解释与选择，将证据转化为切实具体的推荐意见，当缺乏证据时可通过专家共识来指导应对处理重要的临床问题。正如 Meta 分析可以从定量综合的角度，应对不同研究结果不一致的问题，共识形成方法则可视为从定性研究的角度，协调处理科学证据及观点不一致的一种方法。在临床实践指南的制定过程中，"共识"扮演着至关重要的角色，如 GRADE 所要求的通过一次或多次的专家共识，综合考虑利弊平衡、患者的偏好和价值观、资源投入和利用等因素，最终达成一致的推荐意见。此外，人权平等、可接受性、可行性、问题的优先级等方面的考量均对推荐意见的形成产生不同程度的影响。国际糖尿病联合会（IDF）指出，共识方法的使用可以减少个人观点所产生的偏倚。共识能够平衡协调不同观点，通过科学的共识过程可以减少形成推荐意见过程中的偏倚，有助于确保指南的科学性、客观性、透明度和实用性，实现证据到推荐意见的转化，提高指南的接受度和实施性，从而提升医疗服务质量和患者护理的效果。美国临床肿瘤学会（ASCO）正式的共识指南、加拿大医学会（CMA）和新西兰指南研究组（NZGG）等国际组织均指出推荐意见的形成过程需要采取共识方法。由此可知，共识是临床实践指南制定过程中形成推荐意见必不可少的一环，科学、严谨的共识形成方法

对临床实践指南制定至关重要。

第二节　四种常用的正式共识形成方法

共识形成方法指采取某种形式，通过一定的方法汇集合成来自不同个体的多种意见或建议，从而达成共识。医学研究领域中，有关共识形成法的概念起源美国国立卫生研究院（NIH）。在 1977 年，医疗卫生决策者们为了将 NIH 生物学研究进行成果转化，推广应用到临床实践中，第 1 次使用共识会议。之后，开发共识形成方案兴起。共识形成方法可分为非正式共识方法和正式共识形成方法两类。非正式共识方法过程简单、形式自由，不具备正式的程序和流程，专家们通过自由互动讨论达成共识，但在群体决策过程中个体易受到他人影响干扰。正式共识过程具有结构化流程，正式共识形成方法除了讨论部分外，还需制定并遵守正式的原则与程序。国际指南协作网（GIN）指出，相比非正式共识，正式共识形成方法基于证据的过程更多，其所产生的偏倚更小。因此目前收录非正式共识法的临床实践指南手册较少，绝大部分指南手册介绍描述了正式共识形成方法。随着指南的开发需求，共识及共识形成的方法，尤其是正式共识形成方法，得到广泛的应用与普及。医学领域四种常用的正式共识形成方法包括德尔菲法（Delphi method）、名义群体法（nominal group technique，NGT）、RAND/UCLA 合适度检测方法（RAND/UCLA appropriateness method，RAM）和美国国立卫生研究院（NIH）的共识形成会议法（consensus development conference，CDC）。这 4 种方法均为国际通用，目前以德尔菲法最为常用。

一、四种正式共识形成方法的介绍

（一）德尔菲法

德尔菲法起源于 20 世纪 50 年代，是由美国兰德（RAND）公司研发的一种收集分析专家经验的方法，可通过搜集汇总专家组的意见在某一主题上达成共识。最初该方法用于战争预测，之后被引入医疗卫生领域中。德尔菲法的专家人数以 10 ~ 20 人为宜，针对参与人员较多的情况（10 ~ 30 人，也可上百人）多采用邮件通讯方式进行调研。德尔菲法的核心在于通过开展一系列问卷调查，收集专家组成员对特定主题的意见观点，并在至少三轮的征询中逐步达成共识。每完成一轮问卷后，德尔菲组织小组会将收集到的数据和意见进行汇总和分析，并将结果反馈给参与者，以便参与者在下一轮的问卷调查中考虑这些信息并作出进一步的回答。德尔菲法通过多次反复的结构化方式收集参与者意见，直到参与者们的意见趋向于集中，达到预定的一致性水平，得出符合共识主题的结论。

在德尔菲法的具体实施过程中（见图 11-1），首先需要确定研究主题，可以通过文献调研来明确研究问题，整理出相关问题与材料。根据研究主题制定参与共识人员的遴选标准，并将相关材料发送给参与者，核实当事人的邮箱 / 地址信息无误。在第 1 轮正式调研之前邀请临床或方法学专家通过访谈等形式针对研究问题提出意见，从而进一步完善并确定研究主题，然后根据需要形成共识的主题制定问卷框架。所邀请的参与者应符合先前制定的专家组成员遴选标准，这些专家应具有代表性且来自不同地区，同时需对所探讨的研究问题感兴趣并能保证全程参与。

第 1 轮调研：询问专家们针对研究主题的意见想法，应使用开放式提问尽可能地激发参与者们的不同观点。然后德尔菲小组将回收的意见进行整理归类，制定出可循环使用的问卷调研表。这一阶段目的主要是初步搜集并归类相关主题的意见，问卷设计应简洁明了，所提出的问题尽量不超过一页纸。

第 2 轮调研：在整理总结第 1 轮调研的结果时，一些议题已经达成了共识，而一些议题尚未达成共识。基于第 1 轮的调研结果，对未达成共识的议题进行提炼并重新设计问卷开展第 2 轮的意见征询。同时，第 1 轮的结果也将一并反馈给参与者。参与者们根据反馈结果，对议题进行再次评估，针对议题条目进行排序或以表示同意与否的方式直接达成共识。

第 3 轮调研：参与者们已经了解前两轮的整体调研结果和自己的回答情况。第 3 轮调研参与者可结合前两轮的反馈重新审度自己的意见，同时可以对自己之前的回答与排序进行一定的调整。收集第 3 轮的反馈意见，将参与者们的意见进行汇总，评估总结议题条目的排序，核查结论共识程度。如果共识程度高，则可达成共识，结束调研。如果三轮调研汇总结果显示共识程度较低，若条件允许则需进行第 4 轮调研。

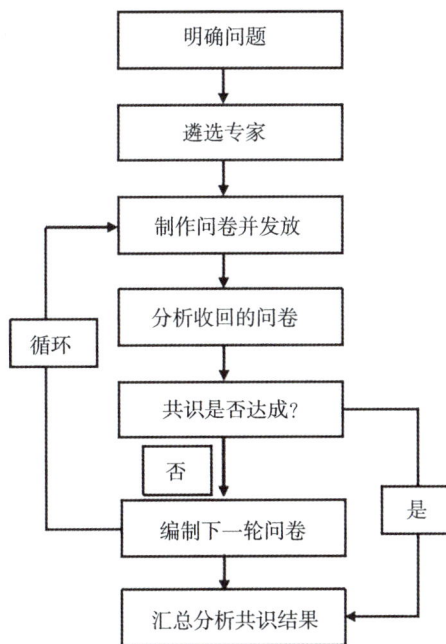

图 11-1　德尔菲法实施流程

调查问卷设计是德尔菲法的重要环节，需要注意第一轮问卷是基于共识主题的背景资料及定性访谈拟定的，后续的调查问卷则是主要根据评分及具体的书面意见来修订。

德尔菲法可以通过邮件、信件或互联网手机客户端的方式将问卷发送给参与者，回答者可以匿名提交问卷，多样化的发放方式有助于提高问卷的可达性和回应率。意见回收后，可根据共识人员意见的协调程度，统计相应的均数和标准差以及相关系数。德尔菲法主要特点在于设立了主持人，其结构化的流程增加了过程的可控性，参与者可独立、匿名发表自己的意见并可收到整体的反馈，避免了权威对结果的干扰，但其过程复杂，所需时间相对较长。

（二）名义群体法

名义群体法是指在决策过程中，出席讨论会议的群体成员先进行个体决策，之后再看最终共识程度。该方法的主要特点在于每位成员平等参与，能够充分表达自己的观点，以便尽可能多地收集观点意见；将产生观点与讨论分开，利于群体共同思考；避免讨论时产生的冲突，节省时间，但其在同时解决多个问题上缺乏灵活性，需要较长时间。

该方法具体实施过程（见图 11-2）需通过 1 名经验丰富的主持人负责组织共识专家以面对面的形式开展特定主题的讨论。名义群体法包含两轮会议，参与者们对共识主题内容进行评判和讨论，之后根据汇总的第一轮匿名排序结果进行再评价和讨论。在第一轮会议中，参与者们先被给予 5 ～ 10 分钟匿名写下他们对共识主题的观点或想法；之后每个参与者依次向主持人阐述自己的观点，主持人负责记录并列示所有观点，使参与者周知；继而总结归类相同的意见，参与者集体讨论所有提出的观点并进行评价；最后将每个参与者对所有观点进行第一轮匿名排序，以反映他们对每个观点的支持程度，再对排序进行展示。之后进行第二轮排序与讨论，汇总评级或排名，将结果进行展示并反馈给所有参与者。

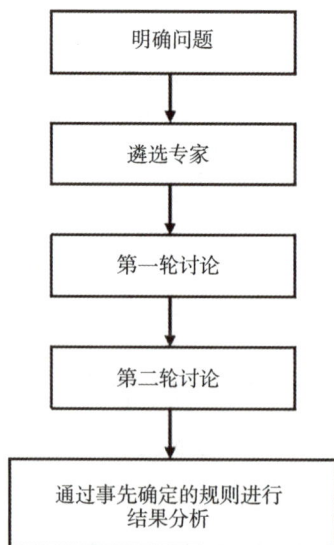

```
┌──────────────┐
│   明确问题    │
└──────┬───────┘
       │
┌──────┴───────┐
│   遴选专家    │
└──────┬───────┘
       │
┌──────┴───────┐
│  第一轮讨论   │
└──────┬───────┘
       │
┌──────┴───────┐
│  第二轮讨论   │
└──────┬───────┘
       │
┌──────┴───────────┐
│ 通过事先确定的规则进行 │
│      结果分析       │
└──────────────────┘
```

图 11-2 名义群体法实施流程

（三）RAND/UCLA 合适度检测方法

RAND/UCLA 合适度检测方法简称为"RAM"法，又被称为"改良德尔菲法"，该方法由美国兰德（RAND）公司于 20 世纪 80 年代研发，联合应用了德尔菲法和名义群体法，有效结合了二者的优点，被多个指南手册提及推荐。"RAM"法克服了德尔菲法中专家互相不谋面以致对有争议的问题难以直接讨论取得共识的缺点，并改善了通过名义群体法得到的参与者意见过于分散的情况。

"RAM"法在具体实施过程中（见图 11-3），通常会组建核心小组和专家组两个小组。核心小组负责提供背景资料和拟定临床相关问题，起草待共识的列表清单和议题并制定调查表，引导整个共识形成过程。专家组负责基于提供的材料来达成共识，所遴选的专家最好来自多领域，可以由 7～15 人组成，最好是 9 人，且以奇数为佳。一般来讲，在正式共识过程之前，核心小组会基于证据综合开展系统评价，以便给专家组提供循证决策引导，同时拟定的临床问题多从临床实际情景中产生，这些情景片段往往重现了患者在就诊过程的不同环节发生的问题。专家组在回答拟定问题时会被给予一个 9 分制的李克特量表（Likert scale），使用该量表进行评分，以评价某一特定干预措施是否适用于该患者。评分结果将用于判断该干预措施在过去的使用合适与否，或者能否合适地运用于将来。对于某一干预措施，通常会在两轮"RAM"过程中进行两次评级。

第一轮，专家组通过邮件接收临床情景片段，使用李克特量表对干预措施的"合适度"进行独立评分，1～3 分代表"不合适"，4～6 分代表"不确定"，7～9 分代表"合适"。在评价时，专家组成员可以参考核心组提供的相关证据资料，不用考虑干预措施的经济问题进行评分。这一轮评级是专家们单独进行，专家之间无互动。核心小组整理回收的调查表。

第二轮，由 1 名经验丰富的主持人或者协调员组织召集一次 1～2 天的专家面对面会议。通常为 7～11 名专家，仍推荐奇数人数参加会议。在这一轮的会议上，每位专家组成员都会收到所有专家在第一轮的评级分布情况，以及他们自己的具体评级。然后每位参会专家发表自己对于每个片段干预措施合适度的意见观点，进行面对面讨论。会上，参会专家讨论重点是有分歧的领域。在讨论结束之前，参会专家再次审查自己的评分，并可以对自己的之前的评级排序进行修改。

如果还需要制定"必要性"的评价标准，则可通过邮件方式进行第三轮评级，请小组成员对已被评价为"合适"的项目指征进行"必要性"的评级。

之后，汇总结果进行描述性统计分析。根据小组成员的中位数得分和小组成员之间的分歧程度，将每个适应证分类为"合适""不合适"或"不确定"。当有 ≥1/3 的专家对某一临床问题的干预措施评分为低分，而另有 ≥1/3 的专家将其评为高分时，则该临床问题的干预措施视为存在分歧，未能达成共识。若不存在分歧，中位评分在低分段（1～3 分）范围内，归类为"不合适"；如果评分在高分段（7～9 分）范围内，归类为"合适"；如果评分在 4～6 分之间，无论有无分歧都被划分为"不确定"。

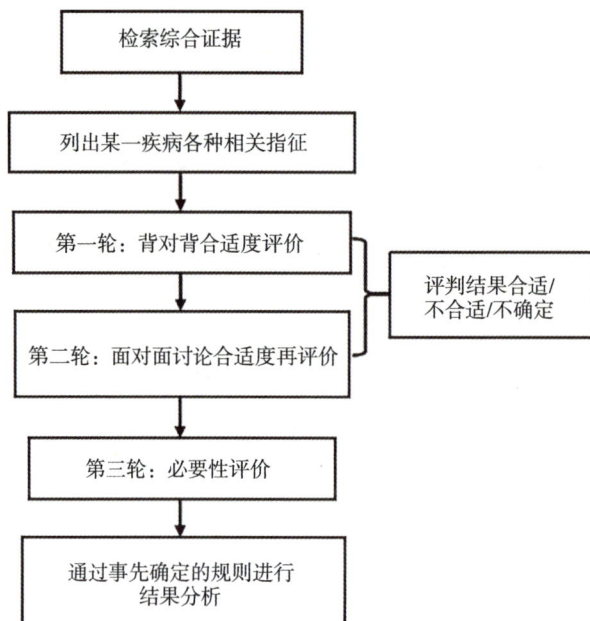

图 11-3　RAM 法实施流程

（四）共识形成会议法

20 世纪 70 年代，美国国立卫生研究院（NIH）将共识形成会议法引入医学领域。该方法遴选一组人（专家组 10 人左右）参加会议，就某问题根据呈现的证据达成共识。共识形成会议法分为开放式和封闭式两种类型，均设有主席负责全过程和分配任务，公众也可参与其中。该方法倾向于通过公共论坛讨论问题，适用于需要快速决策和公众参与的情况，特别是在需要形成广泛接受的指导性建议或政策时。通过面对面交流与讨论，共识形成会议法能够集中专家的智慧和公众的意见，形式灵活，经济便行，可以实现快速决策，但其对群体意见的综合分析方法不够清晰明确，同时需要有效地组织和协调，以确保讨论的质量与共识的形成。

共识形成会议法的具体实施流程（见图 11-4）首先须确定主题，遴选与会专家。组织者围绕主题，预设需要讨论的若干问题列出议题清单，同时划定会议讨论的范围，并在会前令与会者知晓。由参会专家形成会议专家决策组，决策组独立于组织者且无其他利益冲突，决策组的专家须为来自不同领域的高水平专家。与此同时，组织者须邀请另一批独立于决策组的专家提供主题相关的背景资料，以供决策组专家进行讨论。会议议程主要分为公开讨论会和封闭式委员会两部分。在公开讨论的过程中，应邀请参与者向会议小组陈述观点和意见，这一环节公众可以直接向与会专家进行提问，专家需接受提问和咨询并作出相应的答复。与会专家听取证据陈述和来自公开方式征集的普通公众的意见之后，展开讨论，会议主持人 / 协调员对会议全程进行掌控，并协助达成共识。会议小组组织参会人员进行研讨和材料的整理，综合权衡多方信息和证据，将多元化的决议整合出最重要的指导建议，专家组针对预先设定的问题撰写制定一份共识声明。该共识声明草稿会被参会人员以投票、排序、公开讨论等非结构化的互动方法进行评审，经过讨论，专家组对声明作出相应的修正，最后对修订完成的声明进行发布与传播。

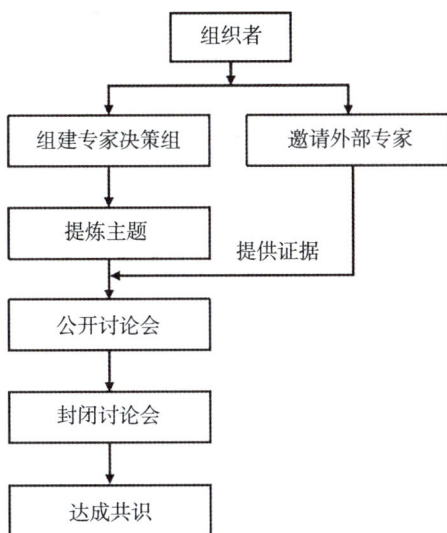

图 11-4　共识形成会议法实施流程

二、四种正式共识形成方法的特点对比

四种正式共识形成方法各有利弊，其特点对比见表 11-1。综合来看，这些方法的差异可归纳为以下六点：①是否可以邮寄调查问卷。②共识过程是否为背靠背独立完成决策。③临时的小组建议 / 决定是否会反馈给成员。④小组成员之间是否允许面对面交流。⑤用于整合成员的方法。⑥是否适宜快速决策。四种正式共识形成法各有特色，均可在某一环节上"迭代"使用，直到达成共识为止。

表 11-1　四种正式共识形成方法的特点对比

4 种正式共识形成方法	邮寄问卷	背靠背独立决策	反馈小组建议 / 决定	允许面对面交流	结构化互动讨论	整合观点的方法	适宜快速决策
德尔菲法	是	是	是	否	是	明确	否
名义群体法	否	是	是	是	是	明确	是
RAM 法	是	是	是	是	是	明确	否
共识形成会议法	否	否	否	是	否	不明确	是

德尔菲法的优势在于能够避免权威干扰结果、受主持者影响较少；参与者有充足的时间进行思考，可以自由真实地表达意见；允许较多人参与，集思广益；节约成本，无地域限制。其缺点在于无法进行面对面交流、专家在理解调查问卷时可能存在偏差、花费时间较长、不适合快速决策。

名义群体法允许参与者可以面对面交流，每位参与者均有发言机会，可以匿名投票。但不能排除有些参与者话语权较大，可能影响其他人决策并且时间受限。

RAM 法结合德尔菲法和名义群体法的优势，以匿名评分结合面对面讨论更加全面。但其过程复杂，花费时间较长。

共识形成会议法的优势在于多领域人员参加会议；专家组覆盖面较广；可通过各种媒体进行传播；利于快速决策。但实施共识形成会议法也具有专家间存在相互影响、缺乏透明化过程、群体意见的综合分析方法不明确等问题。相对而言，德尔菲法与 RAM 法优势较多，但也存在费时的特点，在实际运用中大多采用这两种方法。

第三节　中医临床实践指南制定过程中共识形成的关键环节

一、共识形成的组织准备工作

（一）提前准备共识材料

为了保证共识形成工作的顺利推进，在实施共识形成方法之前，组织者需提前准备共识材料。项目组准备如时间计划表、人员分工安排表和工作流程等共识实施前的预备材料，同时将所有材料和执行材料进行备案，并有全程透明化的可追溯记录。

组织者/研究人员负责收集和整理与特定主题相关的证据资料，结合中医临床实践指南制定的特点，可以从 6 方面进行查询准备共识背景资料：第一，名中医的定性访谈资料，要求访谈对象为从事中医药某疾病领域临床实践 ≥ 30 年的名中医；第二，中医经典和传承经验，需查阅 1911 年以前的经典专著和著名医家的医籍，并注重规范学术流派相关医籍文献的选择及综合；第三，已发布的中医临床实践指南和发表的系统综述；第四，最新版中医规范化教材；第五，最新医药政策及法规性文件，包括国家基本药物目录、国家基本医疗保险药品目录、中国药典等；第六，基于系统综述形成的证据体评价证据概要表和结果总结表。

名中医的定性访谈资料可提供宝贵的经验和见解，对于完善即将进行的共识内容和临床问题清单有重要的铺垫作用，之后用于共识环节中能够帮助解决中医临床实践中的实际问题和推动专家决策过程。中医经典著作有助于在共识形成过程中保持中医药的传统特色和理论连续性。鉴于中医不同学术流派可能对疾病的诊断、预防、治疗有不同的认识，导致理论异质性和临床技术异质性较大，因此还需规范学术流派相关文献的证据选择、综合及应用，注重学术流派证据中具有共性规律的理论和技术的评价与应用。现有指南和系统综述提供了已经综合和评价的证据，是制定新指南的重要参考，可在共识环节中，帮助识别当前的最佳实践和研究空白。最新版的教材代表了当前中医药教育的标准和共识，可作为共识过程中普及知识和统一概念的基础。最新医药政策及法规性文件可确保共识形成与指南的制定符合当前的法律和政策要求。证据概要表和结果总结表提供了对现有证据的系统化评价，专门用于"形成推荐内容和强度"的环节，是制定推荐意见的科学基础，确保推荐意见基于最佳可用证据。

（二）遴选共识组成员

在组建共识专家组时，应确保组内成员具有广泛的代表性和专业性。共识专家组应以中医和中西医结合的临床专家为主，鉴于专家的专业背景和经历可能影响其学术情感的偏重，倡导中西并行的多元共识组模式，降低专家可能带入对于学科、流派的主观情感影响；方法学专家纳入流行病学研究者、循证医学研究者和文献研究者，为共识过程提供科学方法和证据支持，方法学专家需要熟知该疾病/干预措施或诊断工具相关的证据资料及其来源，能够对证据的有效性和可靠性进行评估；其他专业人员如护士、药剂师、医疗管理者、卫生经济学家的参与有助于全面考虑医疗实践的各个方面。此外，还应考虑地域、专业、职称级别、性别、年龄等因素的代表性和平衡性，以确保共识的广泛适用性和接受度。关于共识组成员的人数要求，常见疾病共识专家人数不能少于30名，罕见疾病的共识专家人数不能少于15名，其中≥ 2/3 的人应具有高级职称且工作经历≥ 10 年，其他 1/3 人员的职称和工作经历无限制。

此外，患者小组中患者代表的选择应考虑到患者对于中医、西医以及中西医的倾向。对于接受中医干预措施、西医干预措施、中西医干预措施的情况，应当各自有一定比例的患者代表，以更全面地考虑患者的价值观和偏好。如果需要进行面对面共识形成方法，还应设立主持人来调度和主持会议流程。主持人通常由指南制修订的主要起草人担任，需要对指南制修订的背景、讨论主题及参会人员有深入了解，同时具备良好的沟通和协调能力，以确保共识会议的顺利进行，促进高效决策。

（三）利益冲突声明

在临床实践指南的制定过程中，确保透明度和公正性是至关重要的，这有助于增强指南的可信度和接受度。利益冲突声明是实现这一目标的重要手段，确保指南建议是基于最佳证据，而非个别成员或资助者的利益，指南项目组成员均须签署利益冲突声明。利益冲突声明应至少包含以下关键内容：资助披露方面，需阐明指南制定过程中受到资助的任何环节，如果存在资助，则需阐明资助者及其在指南制定、实施和传播过程中的作用和影响；利益冲突类型，应明确区分是经济利益性还是非经济利益性，经济利益可包括财务关系、股份持有等，非经济利益可包括名誉、职业关系、学术地位等；利益冲突的测量与处理，应阐明利益冲突是如何被评估、测量且采取何种措施进行处理的。针对学术流派导致的潜在学术利益冲突，专家组应当进行严格的控制，例如在遴选共识组专家时，应当避免纳入对特定流派持有强烈推崇或反对意见的专家。同时需向指南的使用者提供获取这些利益冲突声明信息的途径，确保利益冲突声明是公开可访问的，以便用户在应用指南时能够作出知情的决策。

二、指南制定过程中需要共识的 3 个环节

在中医临床实践指南制定与修订的过程中，主要有 3 个环节需要达成共识，包括提炼指南主题，明确临床问题，以及形成推荐内容和强度。中医临床实践指南制定过程中

"共识"形成流程见图 11-5。操作过程中，可参照此流程图根据实际情况有所调整和细化。

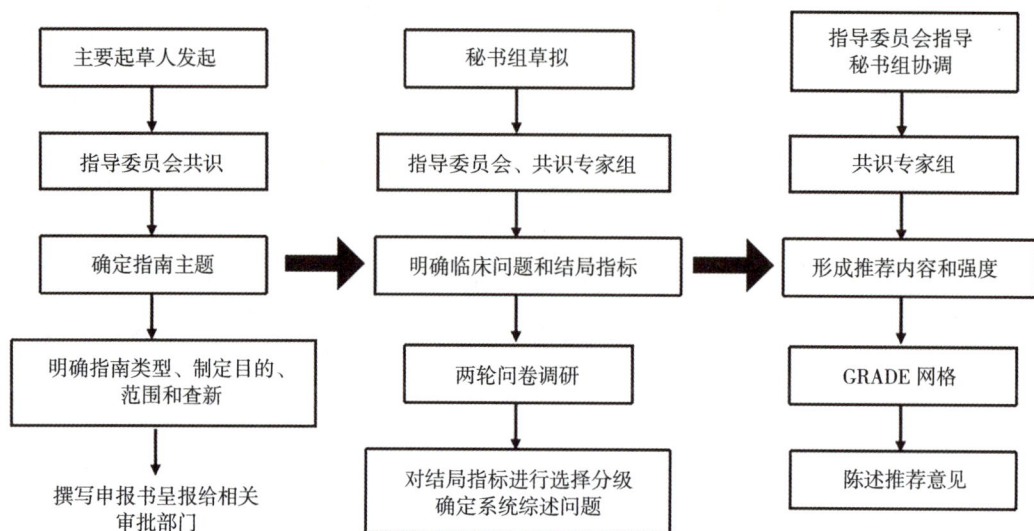

图 11-5　中医临床实践指南制定过程中"共识"形成流程

（一）提炼指南主题

中医临床实践指南的主题决定了该指南的方向与内容，该主题由指南的主要起草人及其起草团队初步提出，再与指南指导委员会进行讨论，并达成共识。指南主题的选择需确定指南的类型，例如针对特定疾病的诊断、治疗还是预防；明确指南制定目的；界定范围，明确指南将覆盖的具体内容和实践领域，同时还需制定查新检索策略，确保指南内容基于最新和最相关的科学证据。选定指南主题之后，需要将指南撰写申报书呈报给相关审批部门，如中华中医药学会标准化办公室，通过审定后再开展后续工作。

（二）明确临床问题

1. 采用 PICO 框架或其变化形式构建中医临床实践指南的临床问题　明确、具体、结构化的临床问题有助于更高效地基于当前可得的证据形成专家共识、达成推荐意见。PICO 框架是构建临床问题的经典模型，适用于治疗领域，诊断、预防和预后的临床问题构建也可采用类似模型，参照 PICO 的变化形式进行临床问题构建。中医临床实践指南的临床问题构建通常采用 PICO 框架。以治疗相关临床问题举例，如下：

P（Patient/Population，患病人群）：应明确疾病证型的诊断标准，清晰具体地阐明疾病适应证和中医证候类型，描述适应人群所处的环境背景，考虑是否需要针对特定人群等。

I（Intervention，干预方案）：需要明确中医治疗措施及其注意事项、预后的影响因素等。当中医药干预措施较为复杂时，需考量最核心关键的部分进行清晰具体的描述，且对于不同干预方案之间的抉择需要一定的优先性选择标准，如疗效、健康公平性、临床合理性等。

C（Comparison，对照）：明确对照方案。

O（Outcome，结局）：考虑预期达到的效果以及可能产生的危害。应根据专家、推荐意见的实施者和患者代表的意见，整理形成结局指标清单，仔细遴选可能的疗效、安全性、卫生经济学结局。

2. 形成问题清单并开展调研　依据 PICO 或其变化形式构建的临床问题框架，指南秘书组通过全面检索相关指南和系统综述，针对某一疾病的诊疗，或者针对某一干预措施的有效性和安全性评价，或某一诊断工具的临床使用情况等，提取中医临床问题和结局指标，形成原始问题清单。之后经由指南指导委员会和共识专家组进行共识凝练，就中医药领域而言，需要重点凝练以下方面的内容：①中西医疾病名称。②证候分型及其诊断要素。③治疗原则。④目标干预措施。以列表形式确定好拟将用于形成共识的问题清单或提纲，制作调研问卷。开展两轮问卷调研，先对来自 3 家以上医院的 15 ～ 30 名医护人员依据调研问卷开展预调研，进而实施正式问卷调研，正式调研中被调查者需 ≥ 100 名，其中应包括医护人员及 2 ～ 3 名患者代表。

3. 对问题清单中的结局指标进行评定　基于原始问题清单，对病证相关结局指标列出清单，指南项目组对结局指标进行评价和修订。在两轮问卷调研中，按照 GRADE 系统对于结局指标重要性的评分标准进行评判：1 ～ 3 分"不重要"，4 ～ 6 分"重要"，7 ～ 9 分"至关重要"。根据两轮问卷评分结果，对结局指标统一进行分级、排序和选择。

4. 确定需要系统评价的问题　综合筛选出的重要临床问题和结局指标，通过专家共识，依据 PICO 或其变化形式结构，形成若干系统评价问题，逐一开展系统评价。

（三）形成推荐内容和强度

共识背景资料的准备过程中，应基于系统评价，进行 GRADE 评价，并形成证据概要表与结果总结表。指南项目组围绕证据概要表与结果总结表讨论其与中医临床问题的符合程度，在这一过程中，需考虑诸如经济性、可行性、患者的偏好及价值观等其他影响推荐意见的因素。共识达成后，将证据转化为推荐意见。在形成推荐意见共识时，应制定决策模块（包括背景信息或形成问题；对形成推荐意见所考虑的证据进行评价；得出结论）或使用推荐意见表。整理汇总影响推荐意见形成的因素，提供如成本分析、资料利用等可指导推荐意见形成的其他相关信息总结，列出共识形成过程中参与者制定推荐意见的具体细节等。

在形成推荐意见共识时，共识小组成员通过完成推荐意见表，可使共识过程更加透明化，并得出推荐内容及强度。可根据 GRADE 网格方法（GRADE grid），形成推荐意见及其强度的共识。GRADE 网格方法依据利弊关系将推荐意见划分为"–2""–1""0""1""2"五种等级，依次代表"明显弊大于利 / 强不推荐""可能弊大于利 / 不推荐""利弊相当或不确定 / 不明确""可能利大于弊 / 弱推荐""明显利大于弊 / 强推荐"。计算规则如下：如果除"0"以外的任何等级的票数超过总票数的 50%，则认为已经达成共识，可以直接确定为推荐意见的方向及强度；若"0"某侧两格的总票数超过70%，亦视为达成共识，此时可确定推荐方向，推荐强度定为"弱"；其余情况则视为未能达成共识，需要进入下一轮推荐意见投票。

另外，在中医临床指南开发中，中医传统文献形成的证据是非常重要的一个方面，可以作为重点证据参考来源。应重视对已存在证据的优化整合，强化中医古籍的系统性检索与证据综合，建立古籍的证据评价分级和推荐体系专家共识，充分利用研究证据、中医古籍证据、专家经验性证据等，并确定各来源证据在推荐意见形成时的优先性应用顺序。例如对于那些没有充分现代科学证据支持的推荐意见，如有古籍（1911年以前）记载，或者有30年以上的临床应用历史，且至少有3/4的专家达成推荐共识，则可以酌情考虑推荐使用。同时，需注意在没有足够研究证据或当前研究证据质量太低时，不能盲目根据理论推导与传统文献提高推荐强度，而是应该提出相应的建议，作为今后研究的方向。

三、资料存档备案

在临床实践指南的制定和修订过程中，为确保共识形成过程的真实性、透明性和可追溯性，所有相关材料和记录都应当被妥善存档，以备未来参考和审查，存档时间从指南研制到废止使用。主要的存档材料包括共识专家名单及个人简介，所有参与共识形成人员签署的利益冲突声明书、共识背景资料、共识方法实施方案、每次共识实施存档记录，如会议录音、面对面会议合影、投票评分及分析结果等。

当前，中医临床实践指南制定共识形成的过程中，仍存在一些亟待解决的问题，例如共识专家组成员的组成和职责定义不清晰，指南制定过程常缺少患者、卫生经济学家和方法学专家的参与，共识过程的报告往往不够详细，这使得外界难以评估共识形成的科学性和透明度。这些问题的核心在于方法学，尤其是共识形成方法的薄弱。因此，应当重视共识形成方法的实施与报告，共识专家组的遴选过程应当公开透明，还应同等重视临床专家和方法学专家在共识中的作用，并在共识过程前增加方法学培训，提高专家组成员在证据评估和共识形成方面的能力。卫生保健实践指南报告规范——RIGHT声明报道，从证据到推荐的转化中，应详细描述指南制定工作组的决策过程和方法，特别是形成推荐意见的方法（例如何确定和达成共识、是否进行投票等），以及在形成推荐意见时，应考虑目标人群的偏好和价值观、成本及资源利用、公平性、可行性及可接受性等相关因素。需重视患者的参与度并对利益冲突的声明进行充分报告，以确保共识结果能够满足不同利益相关者的需求并防止潜在的利益冲突影响共识的公正性。针对中医古籍特色资源的应用，尚需更为全面、清晰的古籍应用报告规范，以确保中医临床实践指南制定中古籍证据应用的透明度和可信度。提高共识过程报告的规范性和充分性，确保所有关键步骤和决策依据都得到详细记录和公开，从而促进共识过程的科学性、公正性和透明度，有助于提升推荐意见的可靠性与指南的权威性，最终推进中医药医疗卫生服务质量和效率提升。

（廖星、王文雅）

第十二章　中医临床实践指南中药物经济性证据的产生方法

美国医学科学院 1990 年给出的临床实践指南的定义为：针对特定的临床情况，系统制定的帮助临床医师和患者做出恰当处理的指导性建议。而在 2011 年，IOM 将对指南的定义更新为"临床实践指南是指基于对证据的系统评价及可选择的医疗措施利弊权衡的评估之后，由对患者的最佳医疗推荐形成的声明性文件"。相较于 1990 年的版本，增加了平衡不同干预措施利弊的考虑，而经济性就是衡量利弊的重要因素。2014 年，世界卫生组织（World Health Organization，WHO）指南制定手册中认为指南是"在预期对卫生保健和资源利用含义产生积极影响的不同干预或举措之间提供选择"，而经济性就属于资源利用的部分。

目前，我国医疗经济负担不断加重，医疗卫生体制持续深化改革，如何实现"降本增效"成为当前面临的重要问题。2022 年中华医学会《中国制订 / 修订临床诊疗指南的指导原则（2022 版）》的推行，再次强调了临床指南需要考虑经济性因素的影响。在临床实践指南中增加对于经济性因素的考虑，引入药物经济学的研究方法，能够制定出更加经济且有效的方案。本章将主要介绍临床实践指南中药物经济性证据的获取与评估方法，药物经济性证据对于指南推荐意见的影响，以及指南制定中缺少药物经济性证据时可采取的办法。

第一节　临床指南中引入药物经济性因素的现状

一、国外临床实践指南中引入药物经济性因素的现状

尽管许多研究强调了引入经济性因素的重要性，但关于指南中引入药物经济性证据情况的研究数量总体较少。最早的一项调查研究源于 2013 年，通过对于美国 30 个医师协会制作的临床指南的调查，结果发现只有 17 个（57%）指南明确考虑了经济成本，而 17 个指南中有 8 个存在着方法学上的问题或未提及经济性因素具体的引入方式。

2019 年，国外一项研究调查了来自全球 67 个组织的 77 部指南，其中有 59 个组织（88.1%）在指南开发过程中提供了经济性因素的有关信息，但只有 44 个组织（65.7%）明确说明在形成推荐意见时考虑了经济性因素。明确考虑经济性因素的 44 个组织中，有 12 个（27.3%）在制定推荐意见时提供了识别、评估和使用经济性证据的指导，23

个（52.3%）在从证据转化成推荐意见时考虑了经济性证据，17 个（38.6%）建议对干预措施的预期效果是否值得相关成本进行了定性判断。

可以看出，国外大多数组织制定指南时在某种程度上考虑了药物经济性因素的影响，但在如何识别、选择、总结、分析和使用经济性证据上，大多数指南描述得并不充分或语义模糊。目前影响力较大的国际指南制定机构或组织大多来自发达国家，不同国家的医疗条件与经济水平存在着客观差异，关于发展中国家药物经济性因素引入情况的研究仍然不足。

目前，英国国家卫生与临床优化研究所（NICE）是公认的利用卫生技术评估结果促进循证医疗决策的标杆，有成熟的经济性证据的形成流程可供参考。但是，NICE 是基于英国政府角度考虑全体公民的获益，并且英国国家医疗服务体系（NHS）提供全民免费公费医疗，英国和中国的医疗制度存在很大差别，因此我们并不能完全照搬 NICE 的做法，需在此基础上进行修改，使之适用于我国的现况。

二、国内临床实践指南中引入药物经济性因素的现状

中国学者王强的研究结果显示，2017 年国内 53 部临床实践指南中，仅有 6 部（11.32%）提及了经济性证据，包括 1 部中医指南；2018 年国内 92 部临床实践指南中，有 22 部（23.91%）提及了经济性证据，包括 6 部中医指南；2021 年国内 164 部临床实践指南中只有 30 部（18.29%）考虑了经济性证据，包括 11 部中医指南。这些考虑了经济性证据的指南中大多也只是简单地提及了制定过程中要考虑经济性，而未报告具体的做法，也未提供利用经济性证据做出推荐的方法或建议。可以看出尽管中医临床指南中对于经济性证据的重视呈上升趋势，但总体而言，国内临床实践指南中考虑经济性证据的程度仍旧处于极不充分、亟须完善的阶段。

目前虽有诸多学者支持指南制定过程中药物经济性因素的引入，但总体而言相关研究数量较少，且不同学者对于临床实践指南中如何应用药物经济性证据的观点上存在着些许差异。

2016 年，王洋洋提出了在中医或中西医结合临床实践指南的修订中考虑经济性因素的方法，提出指南小组中应当纳入卫生经济学家或具有卫生经济学专业知识的临床医生作为核心成员，而卫生经济学家的主要职责包括鼓励小组其他成员考虑经济相关的后果，针对经济问题提供建议；对需要进行经济分析的问题设置优先性，判断是否需要进一步的经济学分析；对经济性证据的检索、纳入和评价给出建议；建议使用 GRADE 证据概要表对经济性证据进行总结；在缺乏经济性证据时，需要对成本效果做出定性判断。

2018 年，桂裕亮对指南制定过程中将经济性证据纳入的方法和原理进行了概述。他同样指出在指南小组中需要纳入卫生经济学家，并给出了检索经济性证据的建议，包括数据库的选择和检索内容，总结了纳入标准和评价工具，提出在缺乏经济性证据时需要对成本效果做出定性判断，认为指南的推荐意见应基于卫生技术评估的结果，特别是在全国范围内施行的指南且涉及资源消耗较多时。

2022 年，关英杰阐述了中医指南或共识中经济性证据的获取和评估方法，以及经

济性证据在推荐意见中的作用。详细论述了经济性证据的获取流程，强调了卫生经济学家在指南小组中的作用及其他成员与卫生经济学家的协作；在经济性证据的评估方法上，建议使用 NICE 的卫生经济学评价清单和卫生技术评估模型（Philips 2004）对经济性证据进行质量评估；提出经济性证据主要从两个方面影响推荐意见，即成本与经济性证据的质量，进一步强调了经济性证据质量的重要性。

第二节　药物经济性证据的获取流程

一、药物经济性证据的定义

虽有诸多研究强调药物经济性证据的重要性，但就如何定义药物经济性证据目前尚没有定论。指南制定过程中考虑的药物经济性因素即为药物经济性证据，指的是在制定医疗指南时，考虑到医疗资源的有限性，除了关注治疗效果和安全性外，还需要考虑治疗方法所带来的经济影响。

药物经济学评价研究是系统、科学地比较不同医疗措施之间的健康产出（health outcomes）和经济成本（economic costs）的研究，可以帮助决策者更全面地评估医疗指南所推荐的治疗方案，从而在资源有限的情况下做出更明智的决策，以促进医疗资源的合理分配和利用。目前中医药领域的药物经济学评价研究数量较少，质量参差不齐，缺乏统一规范标准，因此"经济性证据"不应局限于药物经济学评价研究。在缺乏药物经济学评价研究时，成本的定性资料也可以作为经济性证据，成本的定性资料是指测算成本的信息，成本信息可以从文献、价格标准、医院医疗的费用资料、专家咨询等渠道获得。

二、指南中获取药物经济性证据的方法

药物经济性证据的获取流程包含 9 个步骤，即纳入卫生经济学家、形成初始临床问题清单、检索经济学评价研究、筛选经济学评价研究、提取资料、证据综合、确定关键的经济问题、建立模型与收集成本定性信息。

（一）组建专家组

指南小组中需要纳入卫生经济学家，卫生经济学家主要在 3 个阶段参与指南的制定工作。第一，在形成临床问题时，卫生经济学家需要参与制定初始问题清单，对需要经济分析的问题设置优先性。第二，在药物经济性证据整合阶段，若既往存在药物经济学评价研究，则卫生经济学家需要对其进行文献研究，如文献检索、制定纳排标准、提取资料和证据综合等；若不存在药物经济学评价研究，则需卫生经济学家进行建模或收集成本定性信息开展药物经济学评价；另外，卫生经济学家也需要对药物经济性证据进行质量的评估。第三，在专家达成共识，形成推荐意见阶段，需要卫生经济学家提供阈值，并向指南专家组的其他成员解释经济学评价研究结果的意义。在经济学证据的形

成和评估工作中需要以卫生经济学家为指导，联合多学科团队（包括临床医生、药学专家、方法学家等）共同完成。

由于卫生经济学家可能需要开展药物经济学评价和评估药物经济学研究质量，且其对指南推荐意见的结果影响较大，因此也需对专家的资质进行限定，要求专家具有卫生经济学、药物经济学或卫生技术评估等专业背景，具有中高级职称，且不涉及利益冲突。

（二）形成初始临床问题清单

在形成初始临床问题清单时，要考虑成本和资源的影响。卫生经济学家可以联合临床专家对加入药物经济性相关的问题提供建议，将成本、资源等作为重要的结局指标形成临床问题。

（三）检索药物经济学评价研究

1. 检索药物经济学评价研究的数据库　指南制定者检索经济性证据时，除了检索常规数据库，还要检索专门的药物经济学资料来源。检索可由图书馆员和信息学专家在卫生经济学专家的指导下进行。常规数据库包括中文数据库（中国知网、万方数据库、维普中文科技期刊数据库、中国生物医学文献数据库）和英文数据库（MEDLINE 数据库、Cochrane 图书馆、Embase 数据库）等。

虽然国外有多个专门的药物经济学研究来源，但是这些来源收录的内容对我国不一定适用，例如有的数据库收录的是国外经济学评价研究，是为国外的医疗实践服务的，还有数据库收录范围重复。通过数据库之间的比较，建议检索的经济学评价来源包括心理学文摘数据库（PsycINFO，PI）、经济学文献（Economics Literature，EconLit）、CEA 注册库（Cost–Effectiveness Analysis Registry）、儿科经济评价数据库（Paediatric Economic Database Evaluation，PEDE）、卫生研究学院健康效用数据库（School of Health and Related Research the Health Utilities Database，ScHARRHUD）、评价与传播中心（Center for Review and Dissemination，CRD）、卫生经济学评估数据库（Health Economic Evaluations Database，HEED）、卫生技术评估（Health Technology Assessment，HTA）、国际药物经济学与结果研究学会（International Society for Pharmacoeconomics and Outcomes Research，ISPOR）。其中，PI 和 PEDE 收录特定学科（心理学和儿科）的内容。如果制定的指南为心理学或儿科领域，那么需检索 PI 或 PEDE 数据库。

2. 常规数据库中检索经济学评价研究的方法

（1）中文数据库的检索方法：建议检索字段为篇名、关键词和摘要。建议检索词为：药物经济学、卫生经济学、成本效果、成本效益、成本效用、最小成本、卫生成本、疾病成本、成本控制、费用效益、费用效用、费用效果、决策树、决策树模型、Markov 模型、马可模型、马尔可夫模型、成本分析等。

（2）英文数据库的检索方法：英文数据库中建议采用 MINDS 检索式。MINDS 的检索式以主题词和自由词相结合，检索字段包括题目、摘要和全文，检索式为：

cost[TIAB] OR costs[TIAB] OR economic* [TW] OR "Costs and Cost Analysis"[Mesh]。

（四）筛选药物经济学评价研究

筛选经济学评估证据的过程需要卫生经济学家制定纳入、排除标准，最终应与指南小组讨论并得到其认可。药物经济学评价研究的筛选标准与疗效评价研究的标准不同。在筛选经济学评价研究时，除了对研究对象、干预措施、对照措施和结局指标进行限定外，还需要限定研究视角、评价类型、研究环境与日期范围。

研究视角分为全社会、卫生体系、医疗保障支付方、医疗机构和患者这5个角度，目前国内外指南制定机构主要采用的是全社会角度和卫生体系角度。药物经济学评价类型包括成本效用分析（cost utility analysis，CUA）、成本效益分析（cost benefit analysis，CBA）、成本效果分析（cost effectiveness analysis，CEA）和最小成本分析（cost minimization analysis，CMA），其中最小成本分析是成本效果分析的一种特殊类型。筛选标准是否限定评价类型要视疾病的特点而定，例如英国艾滋病学会优先选择成本效用分析。限定研究环境由于国家和地区之间的医疗环境和医保政策不同，其他国家的研究结果可能不适用于我国国情，因此通常需要限定纳入国家的范围。对于日期范围的限定需要视具体情况而进行。

（五）资料提取

药物经济学评价研究需要提取的资料包括文献基本信息、研究基本特征和药物经济学评价研究特征三个方面，具体如下。

1.文献基本信息　题目、作者、发表年份、国家。

2.研究基本特征　研究场所、医疗环境、研究设计类型、研究对象的基本信息、样本量、干预措施、对照措施、结局指标及其测量方法，和研究质量评估条目信息。

3.药物经济学评价研究特征　目的、研究角度、评价类型、时限、贴现、成本条目、成本、成本来源、是否基于模型、模型的类型、模型来源、模型各个参数来源、经济学评价结果、敏感性分析、局限性、对医疗公平的影响。

（六）证据综合

对药物经济学评价研究证据综合的目的不是将研究结果合并，而是关注在不同情况下经济学评价研究结果的差异大小，以及产生差异的原因，帮助决策者了解资源分配的结果和潜在影响。建议在综合经济学评价研究的证据时采用列表的方式（表12-1），可以清晰直观地呈现经济学评价研究的结果，有利于比较研究间的差异。

表 12-1　经济性证据概要表

研究 ID	适用性	局限性	增量成本	增量效果	ICER	敏感性分析	其他
研究 1							
研究 2							

（七）确定关键的经济问题

证据综合后，可能发现现有证据无法解答全部的经济相关的临床问题，此时需要确定哪些经济问题值得进一步探索。应由卫生经济学家设置问题的优先性，只有确定了干预措施的疗效和安全性，才建议开展药物经济学评价研究。经济学专家需联合系统评价作者和临床专家，根据系统评价的结果选出关键的经济问题，确定哪些临床问题需要进一步解答。

（八）建立模型

按照是否采用模型进行模拟，经济学评价研究可分为基于模型的研究和基于个体水平数据的研究。模型分析（model analysis）是使用数学符号和图形对疾病的转归过程进行抽象描述或者模拟，用于对比不同治疗方案对疾病转归过程的影响，重点关注健康产出和成本的差异。

常用的模型类型有决策树模型（decision tree model）、马尔科夫模型（Markov model）、离散事件模拟模型（discrete events simulation model，DES）、分区生存模型（partitioned survival model）和动态传染模型（dynamic transmission model）。不同模型的适用情况不同，并且需要根据疾病特点、可获得的参数、临床诊疗路径等因素去设计模型结构，建立模型应该由专业的卫生经济学专家联合临床专家共同完成。

（九）收集定性成本

当没有检索到药物经济学评价研究且没有建立模型的条件时，卫生经济学家可以收集成本的定性资料，但是该方法属于"下策"，并不应该优先采用。收集的成本信息应该尽量全面、准确，包括涉及的成本项目和每项成本的总价格。以中成药为例，收集的成本包括中成药出厂、中标、销售价格等，药品的单次剂量费用、日均费用、疗程费用，同类药品的价格以及药品的医保纳入情况等信息，在形成推荐意见时作为参考。

药物经济学评价研究通常从全社会、卫生体系、医疗保障支付方和患者角度开展，收集哪些成本与研究视角相关，每个研究视角对应的成本范围不同。全社会角度覆盖成本范围最广，包括全部的直接医疗成本、直接非医疗成本和间接成本；卫生体系角度只考虑直接医疗成本。医保支付方角度仅需考虑直接医疗成本中医保涵盖的部分。患者角度不包括医保支付的部分，只需考虑患者自付的直接医疗成本，还有自行承担的直接非医疗成本和间接成本。

第三节　药物经济性证据的质量评估

在获取经济性证据之后，需要对证据质量进行评估。通过对于经济性证据质量的评估，可以确定证据的准确性与可靠性，进而影响推荐意见的形成。

目前尚未有药物经济学评价研究的质量评估工具的"金标准"，不同的指南／共识制定机构使用不同的质量评估工具，指南制定机构自制的清单包括英国国家卫生与服务优化研究院（NICE）制订的卫生经济学评价清单、苏格兰校际指南网络（SIGN）的经济学评价清单，还有使用卫生经济学评价报告标准共识（consolidated health economic evaluation reporting standards，CHEERS）、卫生经济标准共识（consensus health economic criteria，CHEC-list）、英国牛津大学循证医学中心文献严格评价项目（critical appraisal skills programme，CASP）、经济学评价清单和卫生技术评估模型质量评价（Philips 2004），此外还有药物经济学评价报告质量评估指南（guidelines for quality assessment of pharmacoeconomics evaluation report，PEERs）。

在进行经济性证据质量评估时，可以参照 NICE 制定的卫生经济学评价清单（表 12-2），也可以选用 SIGN 推荐的经济性证据评价的方法学清单（表 12-3）。在评估模型研究的质量时，可以使用卫生技术评估模型质量评价（Philips 2004）对模型进行详细评估（表 12-4）。

不同于 NICE 的质量评估清单，Philips 等 2004 年发表的卫生技术评估模型质量评价表专门用于评估模型研究，但是这个清单并不是为了指南的制定而开发，因此需要补充适用性的问题，可以参考 NICE 清单中适用性部分。

表 12-2 NICE 经济学评价研究方法学清单

1. 适用性

1.1 研究人群是否适用于本指南	是 / 否	部分是	不清楚	不适用
1.2 干预措施是否适用于本指南	是 / 否	部分是	不清楚	不适用
1.3 研究实施背景是否符合国情	是 / 否	部分是	不清楚	不适用
1.4 成本角度是否适用于本指南	是 / 否	部分是	不清楚	不适用
1.5 结果角度是否适用于本指南	是 / 否	部分是	不清楚	不适用
1.6 所有未来成本和结果是否都合理折现	是 / 否	部分是	不清楚	不适用
1.7 健康产出采用 QALY 赋值还是其他合理的结局	是 / 否	部分是	不清楚	不适用

1.8 适用性整体评价
如果研究被视为"不适用"，则无须使用清单的第 2 部分

2. 方法学质量水平
一旦确定研究足以适用于指南背景，则应使用此清单

2.1 模型结构是否充分反映了真实情况	是 / 否	部分是	不清楚	不适用
2.2 研究时限是否足够反映成本和健康产出的差异	是 / 否	部分是	不清楚	不适用
2.3 是否包括所有重要且相关的健康产出	是 / 否	部分是	不清楚	不适用
2.4 基线结果的估计是否来自最佳的资料	是 / 否	部分是	不清楚	不适用
2.5 干预措施的影响是否来自最佳的资料	是 / 否	部分是	不清楚	不适用
2.6 是否纳入了所有重要且相关的成本	是 / 否	部分是	不清楚	不适用
2.7 资源使用的估计是否来自最佳的资料	是 / 否	部分是	不清楚	不适用
2.8 资源的单位成本是否来自最佳的资料	是 / 否	部分是	不清楚	不适用

续表

2.9 是否进行合理的增量分析或可从数据中计算出	是 / 否	部分是	不清楚	不适用
2.10 是否进行合理的敏感性分析	是 / 否	部分是	不清楚	不适用
2.11 是否声明无潜在的利益冲突	是 / 否	部分是	不清楚	不适用
2.12 方法学质量整体评价				

表 12–3　SIGN 方法学清单：经济学研究

1. 内部真实性

1.1 研究解决了一个恰当且明晰的问题	是	否	不清楚	/
1.2 在这一问题中经济性非常重要	是	否	不清楚	/
1.3 研究设计是合理的	是	否	不清楚	/
1.4 所有与研究问题相关的成本都包含在内，且进行适当测量和评估	是	否	/	/
1.5 用于回答研究问题的结局测量与目的相关，且进行适当测量和评估	是	否	不清楚	不适用
1.6 合理折现未来成本与结果	是	否	不清楚	不适用
1.7 明确假设并进行敏感性分析	是	否	不清楚	
1.8 明确决策规则，并基于增量成本和结果进行比较	是	否	/	/
1.9 结果为决策者提供了相关信息	是	否	/	/

2. 研究的总体评估

2.1 研究实施得怎么样	高质量的	可接受的	不可接受的
2.2 研究的结果是否直接适用于本指南面向的患者群体	是	否	

2.3 注释：总结作者的结论。补充您对研究的评估，以及研究在多大程度上回答了您的问题与之前提出的任何不确定性领域

表 12–4　Philips 2004 卫生技术评估模型质量

质量维度		关键评价问题
结构 S1	决策问题 / 目标的阐述	是否清楚阐述决策问题
		模型所阐述的决策目标是否与项目评估目标一致
		是否明确模型中的主要决策者
结构 S2	边界 / 角度的阐述	是否明确模型的研究角度
		模型参数的选择与阐述的角度是否一致
		是否被清晰阐述并证明模型的边界
		在模型的目标、角度、边界既定的条件下，模拟结果的得出是否合理

续表

	质量维度	关键评价问题
结构 S3	结构基本原理	模型的结构与相关临床理论是否一致
		模型的数据来源是否具体
		是否适当证明模型结构所描述的因果关系
结构 S4	结构假设	模型的结构假设是否透明合理
		在特定的目标、角度、边界下，模型结构是否合理
结构 S5	方案 / 比较	是否明确定义备选方案
		是否评估所有可能方案
		排除某一可行方案是否合理
结构 S6	模型类型	根据决策问题和模型所表述的因果关系，判断所选择的模型类型是否合理
结构 S7	时间长度	模型的时间长度是否充分反映了方案间的所有重要差异
		是否清晰描述模型中模拟时间的长度、持续治疗时间和治疗效果的持续时间，并证明其合理性
结构 S8	健康状态 / 路径	健康状态或路径能否反映疾病发展过程及干预的影响
结构 S9	周期长度	循环周期长度是否经过证明
结构 D1	数据识别	特定的决策目标下，数据识别的方法是否透明恰当
		模型中包括的特定参数是否合理
		是否特别注意识别模型重要参数的数据
		采用专家意见时，是否对方法进行描述并证明其合理性
结构 D2	数据模拟	是否合理地采用了统计学和流行病学的方法进行数据模拟
	基线数据	是否清晰描述基线数据，并证明其合理性
		转移概率计算是否恰当
		是否采取半循环校正，如果没有，那么这种省略是否合理
		对于来源于随机临床试验的数据，是否采用适当的方法进行整合
	治疗效果	对于来源于随机临床试验的数据，是否采用适当的方法进行整合
		是否证明模型中使用中间阶段结果推断最终结果的方法及其假设的合理性
		是否对不确定性假设进行了敏感性分析
		是否证明治疗结束后持续效果假设的合理性
	成本	是否证明模型中纳入成本的合理性
		是否清晰描述所有成本的来源
		是否清晰描述折现率，并证明其合理性
	效用	是否证明模型中纳入效用的合理性
		是否明确效用值的来源
		是否证明效用值估计方法的合理性

	质量维度	关键评价问题
结构 D3	数据合并	是否详细说明模型中纳入的所有数据
		是否合理使用不一致的数据
		数据合并过程是否透明
		如果数据以分布的形式加以合并，是否描述每个参数的分布，并证明选择的合理性
结构 D4	不确定性评估	是否说明不确定性的类型
		如果没有，忽略特定形式的不确定性是否合理
	方法	利用不同方法学假设选择模型时，是否说明方法的不确定性
	结构	通过敏感性分析，是否存在结构不确定性的证据
	异质	在对不同群组进行模拟时，是否处理异质性
	参数	参数不确定性的估计方法是否恰当
		如果数据作为点估计值纳入模型，是否说明敏感性分析范围，并证明其合理性
一致性 C1	内部一致性	是否在应用前证明模型的数据逻辑
一致性 C2	外部一致性	是否解释非直观的模型结果，并证明其合理性
		是否将所有可利用的相关数据都纳入模型中
		是否比较现模拟结果与以往的模拟结果，并解释存在的差异

在缺少既有的药物经济学评价研究，仅有成本的定性信息时，可以通过成本的来源和成本的波动范围评估成本信息的质量。

第四节　药物经济性证据对指南推荐意见的影响

推荐意见是指导临床指南形成的重要内容，明确的推荐意见对决策者有着最为直接的影响。证据到推荐意见的形成直接影响着指南制定的质量、临床实施的可行性以及患者的依从性。中医临床实践指南从证据向推荐意见的转化过程中，需要考虑干预措施的利弊平衡，经济性就是其中的重要部分。经济性证据主要从证据质量、成本和资源利用等方面影响推荐意见的强度和方向，见表 12-5。

表 12-5　经济性证据对指南推荐意见形成的影响

因素	应用条件	具体内容
成本	有经济学评价研究时，比较增量成本效果比（ICER）与阈值	①结局指标为质量调整生命年（QALY）时，阈值在人均 GDP 1～3 倍，因情况不同而变化 ②结局指标为痊愈率、有效率、患病天数等时，可以查找并参考其他研究的阈值或计算增加的成本占常规诊疗所需成本的比例
	没有经济学评价研究时，比较定性成本	计算增加的成本占常规诊疗所需成本的比例

续表

因素	应用条件	具体内容
证据质量	有经济学评价研究时，评估经济学评价研究的证据质量	评估单个经济学评价研究的证据质量 评估多个经济学评价研究结果的一致性
	没有经济学评价研究时，评估成本信息的证据质量	①评估是否考虑了所有重要的费用项目 ②评估信息的来源是否可靠 ③评估涉及干预措施的价格是否稳定，不同地域、近期的价格是否存在较大差异

注：本节将主要探讨存在经济学研究时的成本因素与证据质量，缺少经济学研究时的考虑请参见本章第五节。

一、成本因素

（一）成本因素的定义

成本因素包括成本大小和与净效益相比的增量成本大小。

成本是指为相应获益而实施某项医疗服务规划或方案所消耗的全部人力和物质资源（通常用货币表示）。经济学评价研究比较健康产出与成本，如果干预措施与对照措施相比成本较高而效果较差，或是成本较低而效果较好，那么对于干预措施的推荐是毋庸置疑的。但现实中更常见的情况是干预措施成本较高且效果较好，此时是否需要对干预措施形成推荐就需要引入阈值进行考量。在此种情况下，可以通过对比增量成本效果比（incremental cost effectiveness ratio，ICER）与阈值的大小以帮助决策，ICER代表着每增加1单位效果所需要增加的成本。

（二）成本效果的阈值

确定成本效果可接受阈值（cost-effectiveness threshold value）对于建立透明高效的卫生决策系统至关重要。尽管目前已经有诸多关于QALY阈值的研究，但尚且缺乏公认的、统一的阈值标准。WHO推荐使用1～3倍GDP作为伤残调整生命年（disability-adjusted life years，DALYs）的阈值，但也有许多批评与反对的声音，这主要是因为阈值的测算工作较为复杂，且受到诸多因素的影响。而当健康产出不是QALY时，采用GDP作为标准就更加不合理。

目前计算阈值的方法主要有4种：支付意愿法（willingness-to-pay，WTP）、先例法（precedent method）、机会成本法（opportunity cost method）和定量生命价值法（value of statistical life，VSL）。

对于中医药领域而言，既往的经济学评价研究数量较少，而由于中西医在疾病分类、诊断与治疗措施等方面存在较大差异，在中医领域的成本效果可接受阈值界定就更加困难。

二、证据质量因素

经济性证据质量因素包括证据质量与证据间的一致性。

证据质量是指在多大程度上可以相信经济性证据，有助于判断证据的准确性和可靠性。当仅存在一个经济学评价研究时，无须考虑证据间的一致性。可以参照本章第三节内容对证据质量进行评估。

若存在多个经济学评价研究，那么不仅需要评估单个证据的质量，还需要评估证据间的一致性。当多个研究结果间的差异较大时，提示研究结果不稳定，需要比较多个研究结果之间的差异，并找出差异的来源。形成推荐意见时，需要采用研究质量较高且与指南主题最接近的研究结果。

第五节　缺少药物经济学评价时新证据的产生

在缺少既有的经济学评价研究时，指南制定者可以通过考虑临床效果证据与成本开展经济学评价以获取证据。在此种情况下，指南制定者可以开展基于系统综述或 Meta 分析的经济学评价研究，或基于流行病学研究设计的药物经济学评价研究以获取药物经济性证据。本节将主要阐述如何基于 Meta 分析开展药物经济学评价研究。

一、基于 Meta 分析的经济学评价步骤

基于 Meta 分析的经济学评价包含以下几个步骤。

（一）明确研究问题

经济学评价首先需要明确研究的问题，具体而言包括：①研究背景：主要包括相关疾病的流行病学概况及其经济负担、主要干预措施及其疗效与安全性、国内外临床诊疗指南对治疗方案的推荐、研究自身的价值等。②备选方案：根据特定目的选择若干能够达成相似目标的干预措施为备选方案，备选方案必须可行且具有可比性。③目标人群：建议采用流行病学特征描述目标人群，包含关键信息如年龄、性别、诊断、严重程度、并发症等信息。④研究角度：如全社会角度（societal perspective）、卫生体系角度（healthcare system perspective）、医疗保障支付方角度（payer perspective）、医疗机构角度（health care provider's perspective）以及患者角度（patient's perspective）等。⑤研究时限：需要评价多长时间的结果等。

（二）数据来源与数据收集

需要收集的数据主要包括健康产出与成本。

健康产出的来源包括系统综述、Meta 分析、RCTs 等。为了获取更高质量的证据，我们建议基于模型的经济学评价由指南制定者根据现有的研究开展系统评价或 Meta 分析。如何具体进行系统综述或 Meta 分析请参见本书第八章相关内容。

需要获取的成本与研究视角有关，不同研究视角下需要的成本类型可以参见本章第二节相关内容，但具体内容也需由研究者决定，比如可以只考虑所有显性成本，而灵活处理隐性成本乃至忽略隐性成本等。成本确认的范围应与所确定的研究时限一致，应纳入研究时限内与实施干预措施相关的所有当前的和未来的成本。以中成药为例，收集的成本包括中成药出厂、中标、销售价格等，药品的单次剂量费用、日均费用、疗程费用，同类药品的价格以及药品的医保纳入情况等。

（三）确定经济学分析方法

可采用成本－效用分析、成本－效果分析、最小成本分析或成本－效益分析四种分析方法，应当根据待评价方案的性质和评价的目的选择合适的方法。除了报告 CUA、CEA、CMA 或 CBA 的主要结果之外，研究者还应当对分析中或模型中没有系统纳入的其他各相关方面的影响进行描述。不同分析方法对应着不同的评价指标，CUA、CEA、CBA 分别对应着效用指标、临床效果指标与经济评价指标。

药物经济学评价中，CUA 和 CEA 的基本决策原则是按照增量分析结果进行决策。

增量分析是在不同方案之间进行的成本和产出两个维度的比较。在干预方案与对照方案之间，假如干预方案的成本更低而健康产出更好，则干预方案为绝对优势方案；假如干预方案成本更高而健康产出更差，则其为绝对劣势方案。但如果干预方案成本更高，健康产出也更高，那么就必须引入增量成本效果比（ICER）进行计算。如果 ICER 小于等于支付意愿阈值，则干预方案相对于对照方案更加经济；如果 ICER 大于阈值，则对照方案相对于干预方案更加经济。

（四）成本识别与测量

成本测量时应首先列出与实施干预措施相关的资源项目，明确评价项目的计量单位，再根据该计量单位测算消耗的资源数量。根据成本项目的计量单位，获取相应计量单位的费用或价格。如果采用较为宏观的计量单位，则有次均住院费用、日均住院费用等；如采用微观的计量单位，则有每种医疗服务和药品的明细价格等。

（五）健康产出的测量

在药物经济学评价中，通常将临床产出（临床指标的变化）和人文产出（体现为患者主观感受的变化，主要指健康相关生命质量）归为健康产出的范畴。健康产出的三类测量指标包括疗效／效果、效用和效益。由于研究基于系统综述或 Meta 分析结果，其最常见的健康产出为效果，如有效率、复发率等临床效果指标。效用指标指的是通过直接测量或间接测量获取的带有文化偏好属性的生命质量指标。直接测量法包括标准博弈法（standard gamble，SG）、时间权衡法（time trade-off，TTO）、视觉模拟评分法（visual analogue scale，VAS）、等级尺度法（rating scale，RS）；间接测量法的主流测量工具则以量表为主，其中以欧洲五维健康量表（European quality of life 5-dimensions，EQ-5D）、六维健康调研简表（short Form 6-dimensions，SF-6D）等普适性健康效用测量量表的应用最为广泛，测量结果可用于计算质量调整生命年（quality-adjusted life years，QALYs）；除此之外，为了更好契合中国人群的健康特征，学者朱文涛联合业界专家开发了我国首个基于中医理论框架和中国人群偏好，带有效用积分体系的普适性效用量表——中医生命质量评价量表（evaluation scale for quality of life in Chinese medicine，CQ-11D），以用于评价中医药干预前后生命质量变化，测量健康效用值，进而用于成本-效用分析，为开展的经济学评价提供非常有力的证据支撑。

（六）模型构建

模型结构的构建应主要以疾病转归特点以及干预措施对疾病转归过程的影响为依据。常见的模型包括决策树模型、马尔科夫模型、离散事件模拟模型、分区生存模型和动态传染模型等，具体还需根据疾病特点、可获得的参数、临床诊疗路径等因素构建模型，模型构建可借助 TreeAge pro、Excel 等软件实现其运算。基于系统综述或 Meta 分析的经济学研究可以使用上述模型，此处以决策树模型为例，决策树模型的基本结构可参见图 12-1。

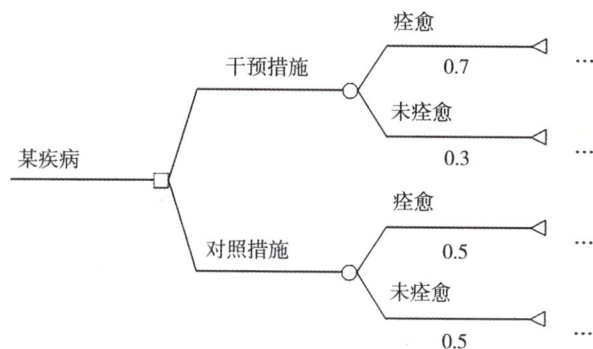

图 12-1　决策树模型的基本结构

（七）贴现分析

当研究时间为一年以上时，需要进行贴现分析，对发生在未来的成本和健康产出进行贴现（Discounting），将其折算成同一时点的价值当量。贴现时对成本与健康产出应采用相同的贴现率，建议采用每年 5% 的贴现率进行分析，同时在 0 ～ 8% 对贴现率进行敏感性分析。若采用其他贴现率，应给出合理解释。

（八）不确定性分析

研究者应当对药物经济学评价过程中的各种来源的不确定性进行全面分析，包括方法学不确定性、参数不确定性及模型不确定性等。方法学及模型不确定性多采用情境分析。基于系统综述或 Meta 分析的经济学评价主要考虑参数不确定性。

参数的不确定性可以采用单因素、多因素、极值分析法等确定型敏感性分析，其中单因素敏感性分析是最主要的确定型敏感性分析；也可以采用蒙特卡洛模拟进行概率敏感性分析。单因素敏感性分析的结果通常用旋风图（tornado diagram）呈现，概率敏感性分析的结果通常采用成本效果可接受曲线（cost effectiveness acceptability curve）表示。

总之，药物经济性证据对中医指南的制定和推荐意见的形成都是非常重要的，应该采用科学系统的方法从各种渠道获取经济性证据，并采用全面、科学的方法评估经济性证据的证据质量，同时结合指南推广应用地区的医疗资源配置情况进行综合考虑，这样才能正确地认识、解读经济性证据，并指导最终形成合理、可行的推荐意见。

二、基于 Meta 分析的经济学评价案例解析

2020 年，一项关于六味地黄丸联合降糖药治疗 2 型糖尿病的研究首先进行了 Meta 分析，又基于 Meta 分析结果开展了药物经济学评价。

在研究问题的确定上，研究首先分析了 2 型糖尿病的流行病学概况与用药情况。通过查阅相关指南与医保目录，发现二甲双胍和消渴丸属于指南推荐用药与医保甲类药物，且基层用量大。故选用二甲双胍和消渴丸作为备选方案，基于 Meta 分析方法对六味地黄丸联合二甲双胍或消渴丸治疗 2 型糖尿病的有效性、安全性和经济性进行评价。

在健康产出上，Meta 分析中选择临床指标总有效率作为主要结局指标，又以 Meta 分析得出的总有效率作为健康产出参与后续经济学计算，Meta 分析结果详见表 12-6。

表 12-6　不同亚组治疗总有效率的 Meta 分析结果

试验组	对照组	疗程（月）	纳入研究个数	样本例数	异质性检验 I2（%）	P	效应模式	Meta 分析结果 OR（95%CI）	P
A+B	B	1	2	340	0	0.76	固定	5.62（2.72,11.63）	< 0.00001
		2	10	1292	0	0.99	固定	5.40（3.54,8.25）	< 0.00001
		3	10	970	0	0.64	固定	4.74（3.07,7.32）	< 0.00001
		6	1	53	—	—	—	3.20（1.04,9.85）	0.04
		不详	1	156	—	—	—	5.55（1.78,17.28）	0.003
A+C	C	1	14	1326	25	0.18	固定	4.99（3.58,6.96）	< 0.00001

在成本的选择与测量上，由于该研究基于文献研究而展开，限于成本数据的可获得性，故只考虑直接医疗成本中的药品成本。药品成本由药品单价及药品用法用量计算可得，其中药品单位价格来源于药品价格 315 网站和阳光采购平台，药品的用法用量来源于纳入文献中临床试验的用法用量。成本（C）= 价格 × 单次用量 × 每天用药次数 × 疗程。通过各疗程纳入研究的有效率得到各组药物效果数据，若纳入研究超过 1 项，则采用其加权平均有效率。成本数据详见表 12-7。

表 12-7 成本－效果分析结果

纳入研究数	干预措施	疗程（月）	成本（C）	效果（E，%）	成本效果比（C/E）	增量成本（△C）	增量效果（△E）	增量成本效果比（△C/△E）
2	六味地黄丸＋二甲双胍	1	152.14	93.86	1.62	82.75	20.24	4.09
	二甲双胍		69.39	73.62	0.94			
10	六味地黄丸＋二甲双胍	2	304.28	94.76	3.21	165.5	16.55	10
	二甲双胍		138.78	78.21	1.77			
10	六味地黄丸＋二甲双胍	3	456.42	91.75	4.97	248.25	15.56	15.95
	二甲双胍		208.17	76.19	2.73			
1	六味地黄丸＋二甲双胍	6	912.84	66.67	13.69	496.5	28.21	17.6
	二甲双胍		416.34	38.46	10.83			
14	六味地黄丸＋消渴丸	1	241	90.3	2.67	82.75	34.08	2.43
	消渴丸		158.25	56.22	2.81			

在经济学分析上，研究采用了成本－效果分析，通过成本效果比及增量成本效果比（ICER）判断具有药物经济学优势的方案。由于研究为六味地黄丸联合抗降糖药对比单用抗降糖药，干预方案的成本与健康产出均高于对照方案，故进行 ICER 计算，具体结果详见表 12-7。

在贴现分析上，由于案例研究时间过短，无须进行贴现。

在不确定性分析上，由于药品价格的不确定性和变动性会直接影响药品的成本－效果分析结果，故假设其他因素不变，六味地黄丸价格上涨及下降 10%，对其进行单因素敏感性分析。结果显示六味地黄丸成本－效果分析结果稳定可靠，详见图 12-2。

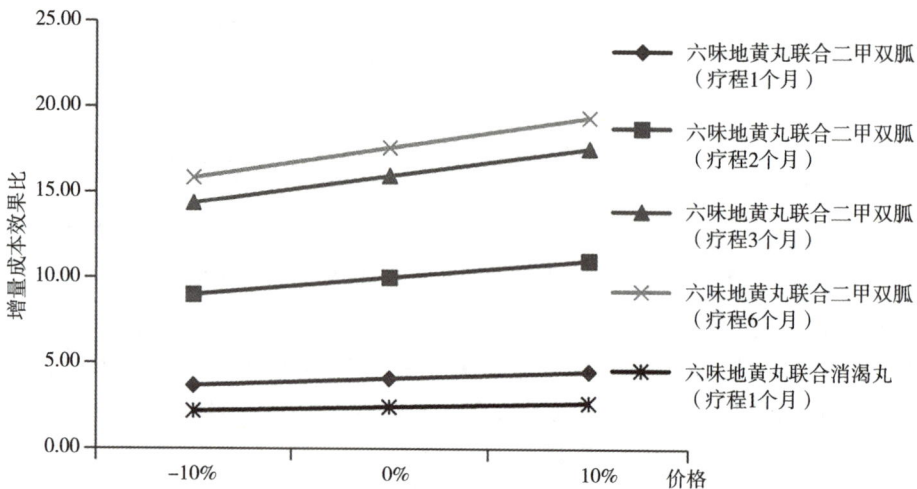

图 12-2 单因素敏感性分析结果

研究最终得出结论：六味地黄丸联合降糖药治疗 2 型糖尿病可增加疗效，未见严重安全性问题，但成本有所增加，仍需高质量研究提供证据支撑。

第六节　患者选择偏好及支付意愿阈值的研究方法

一、患者选择偏好及支付意愿阈值理论概述

患者偏好是其内在效用获益和风险权衡的外化表现，是患者参与医疗卫生决策的信息表达载体。在经济学中，效用值可以代表受访者的选择偏好，偏好的选择项其效用值相对偏大，许多研究者提出两类偏好证据整合到经济学评价中的方法，包括使用患者和公众偏好进行成本 – 效用分析，生成两个有效估计量；或使用患者偏好评估不同医疗服务或技术带来的健康改善，之后利用公众偏好解决关于优先级设置的资源分配问题。

在医学方面中多关注患者选择偏好，其主要涉及患者对某种健康程度的偏好、患者对干预措施或某种卫生服务模式等方面的偏好等。患者对某种健康程度偏好可通过量表调查，计算其效用值的方式进行体现，如选用 EQ-5D 量表、SF-6D 量表，以及我国首个基于中国人群开发的带有效用积分体系的普适性效用量表——中医生命质量评价量表（CQ-11D）等。此外，治疗决策者可以根据患者的不同的病情、生活环境可能存在的差异，给予同一疾病不同的治疗需求，以更好地了解患者的治疗需求，提高治疗依从性，所以了解患者对治疗方法或治疗服务模式等方面的选择偏好是实现个性化医疗和健康服务的重要途径之一，此方面的选择偏好可用不同的研究方法进行获得。

支付意愿是指患者愿意为治疗支付的费用水平，它是影响疾病经济负担的重要因素之一。了解患者的支付意愿可以帮助制定更加合理和可行的医疗政策和收费标准，并结合患者的选择偏好，进一步提高患者的依从性和康复率。关于经济性方面的研究中，多聚焦在单纯的干预措施或某种药物方面的经济学评价，以明确针对疾病治疗具体干预措施的经济性情况；或涉及疾病负担方面，以帮助决策者了解特定疾病的经济成本，帮助确定一种特定疾病或不同部门的疾病相关并发症的各种费用组成部分，估算疾病可能产生的总成本等。既往关于患者支付意愿值的研究相对较少。

为促进医患之间的沟通和理解，增强患者对治疗方案的参与感和信任感，了解患者的支付意愿帮助制定更加合理和可行的中医疗法医疗政策和收费标准，明确中医疗法的患者选择偏好及支付意愿具有重要作用。

二、患者选择偏好及支付意愿的研究方法

针对患者治疗选择偏好，临床会采用多种研究方法进行确认，其可以标准和定量化的方式衡量患者的偏好，这些研究的结果可以为决策者提供有价值的见解，了解患者对不同治疗方案的偏好。当前，患者偏好信息通常利用陈述性偏好（stated preference，SP）和揭示性偏好（revealed preference，RP）两种方法获取，而陈述性偏好在医疗卫生领域中的应用更为普遍。在陈述性偏好测量方法的选择上，主要有时间权衡法（time trade-off，TTO）、标准博弈法（standard gamble，SG）、离散选择实验（discrete choice experiments，DCEs）、优劣尺度法（best-worst scaling，BWS）、人数权衡法（person trade-off，PTO）以及条件价值评估法（contingent valuation，CV）等，还可进行偏好评估问卷调查。除此之外，患者的选择偏好调查也可以通过定性分析来理解患者的态度和看法，如探索性访谈和焦点小组讨论的方式，深入了解患者的康复需求、期望、顾虑，通过主题词的拆解，帮助研究者全面地了解患者的看法和态度，并发现患者可能面临的问题和挑战。2019 年 NICE 的研究发现，DCE 在医疗保健领域的应用最为普遍，能够为卫生技术评估提供较为可靠的证据支持。此外，NICE 及 FDA 均推荐应用 DCE 或 BWS 来获取患者的偏好信息，虽然两种测量工具的理论基础均为随机效用理论，但在选项集的内部结构、偏好分析模型以及关于参与者潜在的心理决策模型和选择行为的不同假设等方面均存在一定的异质性。当前，关于 DCE 和 BWS 在不同情境下的适用性还未形成统一意见，对于不同的偏好测量工具，同一研究情境下得出的偏好结果具有一定的异质性。虽然国际上已经围绕疾病治疗和优先级确定等领域开展了部分工具适用性的对比研究，但目前尚未对此形成定论。

支付阈值方面，关于成本 - 效果分析中，多为两组进行比较判断经济性情况，尚缺少公认的阈值内容，不利于决策者进行判断和决策；在增量分析中，对于 QALYs 的意愿支付阈值，建议采用全国人均 GDP 的 1 ～ 3 倍，而具体干预措施的支付阈值内容相对欠缺。虽如此，临床应用离散选择实验方法对患者意愿及支付意愿进行调查的研究已较为普遍，如在卫生经济学、医护人员工作选择、人力资源等方面均有所应用。通过患者被要求在给定的选择方案中做出选择的方式分析患者的选择偏好及支付意愿值。中医疗法的选择偏好及支付意愿研究可涉及对临床服务卫生模式的选择偏好、慢性疾病自我管理计划方面，如治疗时间、服务提供机构性质、医务人员组成等方面；此外，还可将属性设为中医治疗方案干预措施属性或疗效属性，如：中药、针灸、有效率、生命质量等方面，最终结合费用属性，通过统计分析明确患者的选择偏好治疗方案及支付意愿值。

三、离散选择实验举例介绍

以"乳腺癌患者中心静脉输液装置选择偏好和支付意愿初步分析"为例介绍运用离散选择实验对患者选择偏好及支付意愿值进行调查的设计步骤。

（一）资料与方法

1. 确定属性及水平　离散选择实验的设计需要有足够丰富的属性和选择情景，以及在必要的属性水平上能够具有足够的变化以产生有意义的行为反应。属性的性质分为两种：其一，属性为定量数据，如费用、有效率、治疗时间等；其二，属性可以为定性的，如治疗方式、医生类型、医院性质等。属性及水平的确认可通过文献研究法、专家咨询法、问卷调查法进行获得。首先进行文献研究，确定既往研究情况，之后结合定性研究方法，如焦点小组讨论、专家咨询法等。

　　该研究初步确定 12 个中心静脉输液装置相关属性，DCE 一般纳入 4 ～ 8 个属性，为进一步精简属性数量，更加精准地反映患者偏好，本研究进行了 4 轮临床医生 / 专家咨询，对属性及水平进行修改，最终确定 DCE 属性及水平情况，如表 12-8 所示。

表 12-8　中心静脉化疗装置选择偏好属性及水平

序号	属性 / 水平	水平	解释
1	日常活动是否受限	是 否	指日常活动，如洗脚、锻炼、行走等是否不便或受到限制
2	去医院维护的周期	4 次 / 每月 1 次 / 月	指每个月需要去医院维护输液装备的次数
3	置管切口大小	较大 较小	指放置输液装置时手术切口的大小
4	发生血栓的风险（%）	12% 8% 4% 1%	指发生导管相关性血栓的风险
5	发生感染的风险（%）	8% 5% 3% 1%	指发生导管相关性感染的风险
6	自付费用（元）	12000 8000 4000 500	指在放置静脉输液装置时，患者需要实际支付的费用

　　2. 确定研究样本量　当前关于开展 DCE 研究所需的最小样本量问题，尚未形成一个明确的标准，本研究主要参考了 Lancsar 等以及 Pearmain 等的相关研究来确定本研究所需的最小样本量。Lancsar 等的研究建议根据 DCE 的问卷版本数目确定样本量，每一版本对应的样本量应不低于 20 人。本研究中 DCE 共设计两个版本，因此，理论上总量不低于 40 人可以开展试验分析。而 Pearmain 等提出的拇指法则建议，100 个以上的样本量能够为偏好数据的分析建模提供基础。基于此，该研究将最小样本量设置为100 人。

　　3. 试验设计与问卷　确定了属性和相应的水平后，需将属性与水平组合成备选方案，即生成选择集。选择集为属性和水平组成的组合，生成选择集常用的试验设计工具有 Stata，SPSS，SAS，Ngene，Sawtooth SSI Web 等。目前，选择集的结构有两种，一是完全析因设计（full factorial design），二是部分析因设计（fractional factorial design），如正交设计（orthogonal design）和最优试验设计（D-efficiency design）。本研究利用 SAS 9.4 软件采用高效设计（D-efficiency）生成 16 组选择方案（relative D-Eff: 77.9%），为进一步减轻患者的问卷填写负担，将其平均分配到两个版本中。最终每 1 例患者将完成 9 个 DCE 选项集，表 12-9 为一个 DCE 问题示例。

表 12-9　DCE 问题示例

属性 / 水平	置管方式 1	置管方式 2
日常活动是否受限（洗澡、锻炼、行走等）	是	否
去医院维护的周期	每月 4 次	每月 1 次
置管切口大小	较小	较大
发生血栓的风险（%）	4%	1%
自付费用（元）	5000	8000
发生感染的风险（%）	5%	3%
以上两种置管方式，您更愿意选择哪一个		

4. 统计分析　采用 Stata 15.1 对数据进行统计分析，应用条件 logit 模型（conditional logit model，CLM）估计效用函数。为便于计算患者为改善某一属性 / 水平的支付意愿（willingness to pay，WTP），将自付费用设置为连续性变量，将发生血栓的风险等其余 5 个属性设为分类变量，并在建模分析时进行哑变量编码。WTP 的计算见下面公式：

$$WTP\,(X) = -\,\frac{\beta_x}{\beta_{\text{自付费用}}} \qquad （公式 12-1）$$

其中，WTP（X）表示相对属性 X 的参照水平，患者的支付意愿情况。WTP 的数值表示患者愿意支付的金额（符号为正）以及需要补偿他们的金额（符号为负）；β_x 指除了自付费用外其他各属性 / 水平的偏好系数，β 自付费用表示自付费用的偏好系数。

由于本研究将自付费用设置为连续性变量，因此在 CLM 的结果中无法对 6 个属性的相对重要性进行直接对比分析，为更好地观测 6 个属性对患者选择偏好的权重占比，基于 CLM 结果对各属性的相对重要性得分（relative importance score，RIS）进行计算，从而可分析不同属性对患者偏好影响的效用占比。RIS 的计算见下面公式：

$$RIS\,(X1) = \frac{\Delta\beta_{X1}}{\Delta\beta_{X1} + \Delta\beta_{X2} + \cdots + \Delta\beta_{Xi}} \qquad （公式 12-2）$$

其中 RIS（X1）表示属性 X1 的偏好权重在总体属性中的得分占比。

（二）结果

1. 调查对象的基本特征　调查共收集 3 家医院有效数据 108 份，其中 5 例被调查者未通过 DCE 质量控制选项。患者平均年龄 47.3 岁，主要来自城镇地区（56.3%），患者的文化程度主要集中在初中或以上水平（83.5%），81.5% 的患者已接受化疗超过 3 个月，近 80% 的患者表示了解目前所用输液装置的特点（安全性、经济性和方便性等）。76 例患者（74.0%）认为 9 个正式调查 DCE 问题的理解难度为：正常、简单或非常简单，详见表 12-10。

表 12–10 纳入研究对象的基本特征（n=103）

变量	例数（例）	构成比（%）	变量	例数（例）	构成比（%）
平均年龄（岁）	47.3±10.1		职业		
常驻地			公务员	1	0.9
农村	45	43.7	企/事业单位	17	16.5
城镇	58	56.3	个体工商户、农/牧/渔户	29	28.2
婚姻状态			离/退休	14	13.6
未婚	6	5.9	自由职业	15	14.6
已婚	95	92.2	无业	21	20.4
离异	2	1.9	其他	6	5.8
丧偶	0	0			
文化程度			已接受化疗的时长（月）		
小学及以下	17	16.5	< 3	19	18.4
初中	38	36.9	3～6	26	25.2
高中/中专/技校	27	26.2	6～12	49	47.6
大专	6	5.8	>12	9	8.7
本科及以上	15	14.6			
个人年收入（万元）			是否了解目前所用输液装置的特点		
<1	38	36.9	是	80	77.7
1～3	25	24.3	否	23	22.3
4～6	19	18.5			
7～10	9	8.7			
>10	12	11.6			

2. 患者选择偏好和支付意愿 CLM 结果显示，6 个属性对乳腺癌患者的选择偏好均具有统计学意义，见表 12–11。发生血栓（RIS=26.0%）和感染（RIS=24.3%）的风险是影响乳腺癌患者选择中心静脉输液装置时的主要因素，自付费用（RIS=20.1%）和维护周期（RIS=17.7%）对患者偏好同样具有较大影响；缩小置管切口带来的效用最低（RIS=4.6%），详见图 12–3。为将发生血栓的风险由 12% 降至 1%，患者愿意支付 14861.2 元；为减少去医院维护输液装置的频率，患者愿意支付 10123.5 元；为缩小置管切口，患者仅愿意支付 2653.6 元，详见图 12–4。

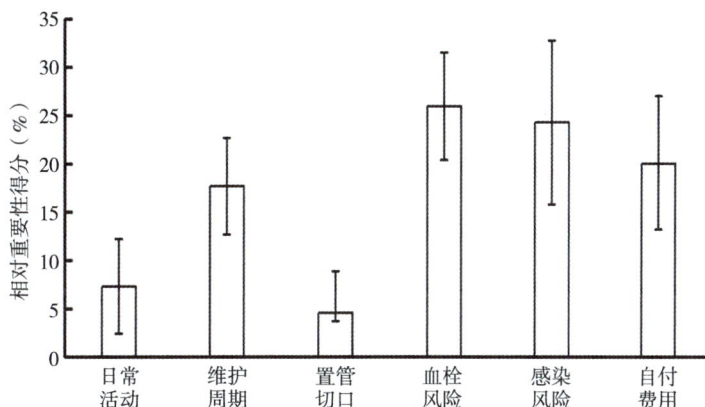

图 12–3 中心静脉输液装置选择偏好各属性的相对重要性得分

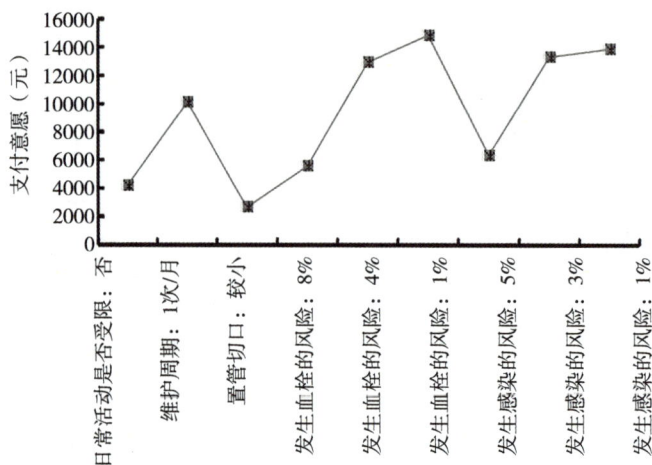

图 12-4　患者对改善各属性 / 水平的支付意愿结果

表 12-11　乳腺癌患者选择偏好结果（n=103）

属性 / 水平	回归系数	95% CI	SE	P 值
日常活动是否受限（参照水平：是）				
否	0.300	（0.106,0.493）	0.099	0.002
去医院维护输液装置的频率（参照水平：4 次 / 月）				
1 次 / 月	0.724	（0.496,0.952）	0.116	<0.001
置管切口大小（参照水平：较大）				
较小	0.190	（0.008,0.372）	0.093	0.041
发生血栓的风险（参照水平：12%）				
8%	0.400	（0.091,0.708）	0.157	0.011
4%	0.926	（0.613,1.238）	0.159	<0.001
1%	1.063	（0.759,1.366）	0.155	<0.001
发生感染的风险（参照水平：8%）				
5%	0.454	（0.198,0.711）	0.131	0.001
3%	0.953	（0.656,1.250）	0.152	<0.001
1%	0.994	（0.593,1.395）	0.205	<0.001
自付费用	-0.000072	（-0.000,0.000）	0.000014	<0.001

注：观测值 =1648（2×8×103）；Wald x^2（10）=149.39；Log likelihood=-429.95。

　　该研究结果表明：发生血栓和感染是影响乳腺癌患者选择不同输液装置的主要因素；通过运用离散选择实验结果的 β 系数可判断选择偏好情况，并对支付意愿值进行计算，发现随着血栓和感染风险的变化，患者的支付意愿也随之改变。

（于凡雅、李欣霖、朱文涛、陈薇）

第十三章　中医临床实践指南评价方法

临床实践指南作为连接最新科学研究成果与临床实践的桥梁，在推动医疗行业发展和提升医疗服务质量方面发挥着不可替代的作用。然而中医临床实践指南在科学性、标准化和国际认可度等方面仍存在提升空间，比如指南质量参差不齐、推荐意见之间互相矛盾等问题，给临床决策带来了极大的困扰。只有可靠、实用的指南才能充分发挥临床指导的作用，需要通过科学有效的评价方法和严格的评价标准对中医指南进行评价，以便发现指南制定过程中的方法学缺陷及影响实施的障碍因素并加以解决，保证指南的严谨性、准确性与实用性，从而能更好地进行推广应用，为临床实践提供指导。

第一节　临床实践指南评价工具的现状与发展

一、国际临床实践指南评价工具

1992 年，美国医学科学院开发了首款指南评价工具，为该领域的学术探索奠定了基石。虽然该工具未被实际应用，但此后全球研究者秉承这一创新精神，致力于指南评价工具的持续优化。自 1995 年起，世界各个国家相继推出各自的评价工具。1999 年至 2003 年，更是迎来了该工具开发的繁荣时期，标志着指南评价体系日趋成熟与完善。

对指南的开发起推动作用的是 2003 年出台的临床指南研究与评价工具（appraisal of guidelines for research and evaluation，AGREE）。AGREE 工具旨在评估指南制定过程及该过程的报告情况，但是它没有评估指南的临床内容，也没有评估支持建议的证据质量。为了进一步提高 AGREE 的科学性与可行性，2009 年修订发布了 AGREE Ⅱ。直到今天，AGREE Ⅱ 依然是国际公认的评价指南的"金标准"。AGREE Ⅱ 涵盖了 6 个核心领域及 23 项具体条目，这些领域包括指南的范围与目的、参与人员、制定的严谨性、表述的清晰性、应用性，以及编辑的独立性。其中，制定的严谨性专注于方法学的质量，而应用性则深入探讨了指南实施的可行性、潜在挑战及改进措施。AGREE Ⅱ 以全面细致的标准，为指南评价提供了一套科学严谨的框架。

二、国内临床实践指南评价工具

2017 年，复旦大学循证医学中心组织专家以 AGREE Ⅱ 框架为基础，改进开发了临床实践指南评价的中国标准（AGREE-China）。该标准包括 5 个领域：科学性 / 严谨性、有效性 / 安全性、经济性、可用性 / 可行性、利益冲突。它将 AGREE Ⅱ 前三个领域进行合并，并删去了一些条目。同时考虑到临床医师更关注的"有效性和安全性"，将它作为了一个单独的评价领域。在"可用性/可行性"中增加了"指南检索和评估了中国研究的证据"。但其实此条目与"科学性与严谨性"领域中对证据全面检索的要求有所重叠，因此将其纳入"科学性与严谨性"的评估中可能更为恰当。AGREE-China的严谨性不如 AGREE Ⅱ详细，而且也弱化了实施性的评价领域。

2021 年，兰州大学研发了指南科学性、透明性和适用性的评级工具（STAR），包含注册、计划书、资助、工作组、利益冲突、临床问题、证据、共识方法、推荐意见、可及性等 11 个领域，共 39 个条目。与其他评价工具相比，STAR 中增加了注册、计划书等新的领域，不仅描述了质量评价的部分，同时也包含了在实施性评价中可及性等领域，能够更为综合地评价指南的质量，但是未能体现中医药指南的特点。

三、中医临床实践指南评价工具

2013 年，国家中医药管理局设计了《中医指南适用性调查问卷》，基于临床医生的主观判断，分别调查指南的质量水平、协调配套性、结构和内容等适用性以及临床应用情况，是中西医结合指南实施评价方面的积极尝试。但是在该问卷中对质量的评价非方法学质量评价，对"是否准确""是否合理"定义过于模糊，且适用性评价中又包括了实施之后临床应用性的内容，评价操作性差且耗时长。

2020 年，陈薇教授团队制定出了适用于中医药领域的指南质量评价建议清单和适用性评价建议清单，其中质量评价主要评价指南的制定过程是否规范，适用性评价主要评价的是指南与临床的贴合程度，即指南是否具有良好的可读性和临床适用性。但是清单的目的并不是对指南进行综合评价，主要是通过在指南发布前由制定者根据评价结果对指南进行必要的修改，并未提供一个综合量化的指南质量评分系统。

2022 年，李慧教授团队认为 AGREE Ⅱ中的某些条目不适合评估中医指南，有必要对其进行调整和补充，以期形成更为贴合中医特色的评估工具——AGREE Ⅱ for TCM。这些调整主要包括增加与中医相关的详细描述和示例。尽管在原有基础上进行了一定的增补，但完善程度仍有待提高。

四、研制中医临床实践指南评价工具的必要性

在深入分析现有的指南评价工具后发现，其中条目并未充分考虑中医药领域的特殊性，如中医古籍文献的检索与评价、病证结合、理法方药的一致性等。此外，一些中医指南评价工具的评估领域并不全面，仅针对指南的某一特性进行评价，缺乏综合性的评估标准。这种单一维度的评价方法无法全面反映中医指南的价值和质量。因此，建立一个既符合中医技术特色，又考虑多个维度的综合性指南评价标准势在必行。这个标准应当能够全面评估中医指南的科学性、适用性和实施性，确保其在临床实践中的有效性和可靠性。

在制定方面，方法学质量评估指南制定过程中采用的方法是否符合科学规范，以及评估指南内容所依据的证据质量，是确保指南结论科学可靠的关键因素。适用性评价

指南与临床的贴合程度，促进指南更好地在临床应用，同样也是临床指导价值的核心体现，而实施性评价则更进一步关注指南在实际环境中的传播和实施难易情况。综上所述，我们认为一个完善的中医指南评价工具应该至少包括指南的方法学质量评价、适用性评价和实施性评价三个方面。

第二节　中医指南科学性、适用性、实施性评估工具

一、中医临床实践指南评价工具的研制方法

本研究遵循严谨的方法学步骤，分四个阶段，研制了中医临床实践指南科学性、适用性和实施性评估工具。

研究第一阶段采用了概况性评价的方法，广泛搜集并分析了国内外的指南评价工具、标准、规范，以及国际指南数据库的收录标准。文献数据库的检索涵盖了中国知网、万方、维普、中国生物医学文献数据库（SinoMed）、PubMed、Embase、Web of Science 等核心资源，同时包括 WHO、GIN、NGC、NICE、SIGN 等权威指南数据库。筛选及提取数据后，使用 NVivo 软件对评价工具的领域和条目进行编码，根据所有的评价条目标记出关键概念，然后将相同的或者意思相似的关键概念整合，形成一级主题。再通过解读原始研究对各个一级主题中关键概念的诠释，提取出可整合的关键点，将一级主题分组整合为二级主题。经过团队成员的深入讨论，确定评价工具的领域范围和命名，并对一级主题进行了标准化措辞处理，形成了初始评价条目清单。

研究第二阶段采用德尔菲法，邀请了 103 位具有中医指南制定经验的方法学家和临床专家参与问卷调查。专家们根据条目的重要性进行李克特 5 级评分，并提出宝贵意见。根据问卷调查的结果对评价条目进行修订和完善。

研究第三阶段组织召开专家共识会议，确认评分方法在实践中的合理性和可操作性，以及对评价工具的条目内容进行深入的审议和优化。

研究第四阶段对量表进行了信度和效度检验，挑选了具有学科代表性的中医指南，邀请具备循证医学背景和丰富指南制定和评价经验的评价人员，运用该工具进行了全面的评估。评估结果表明，该工具在评价者间信度、内部一致性信度、内容效度、结构效度等方面均表现良好，充分证明了其科学性、可靠性和稳定性。

二、中医临床实践指南评价工具内容

（一）领域及条目说明

中医临床实践指南评价工具总共包含了 4 个领域 28 个条目，分别是：基本信息评价（条目 1～5），质量评价（条目 6～15），适用性评价（条目 16～24）和实施性评价（条目 25～28），详见表 13-1。

表 13-1　中医临床实践指南评价工具

评价领域	评价条目	评分
基本信息评价	条目 1. 描述了指南制定的目的及中医药在该领域的优势	1 2 3 4 5
	条目 2. 规定了指南的患者适用人群，适用环境和适用对象	1 2 3 4 5
	条目 3. 指南制定小组由多学科团队组成	1 2 3 4 5
	条目 4. 指南发布前经过了同行专家的评审	1 2 3 4 5
	条目 5. 说明了资助来源和有无利益冲突	1 2 3 4 5
质量评价	条目 6. 说明确定临床问题的方法，并按照 PICO 原则构建临床问题	1 2 3 4 5
	条目 7. 证据检索方法正确，范围全面	1 2 3 4 5
	条目 8. 文献筛选和数据提取的过程清晰正确，提供了筛选流程图	1 2 3 4 5
	条目 9. 证据综合的方法正确	1 2 3 4 5
	条目 10. 采用国际或国内通用的证据质量评价方法	1 2 3 4 5
	条目 11. 提供结果总结表或证据概要表	1 2 3 4 5
	条目 12. 描述从证据形成推荐意见的共识方法	1 2 3 4 5
	条目 13. 明确说明形成推荐意见的考虑因素	1 2 3 4 5
	条目 14. 提供每条推荐意见的推荐强度	1 2 3 4 5
	条目 15. 每条推荐意见均有证据支持	1 2 3 4 5
适用性评价	条目 16. 指南的内容全面，包括术语和定义、诊断、辨证、治疗、预防调摄等	1 2 3 4 5
	条目 17. 指南内容表述清晰，容易理解	1 2 3 4 5
	条目 18. 对指南推荐意见进行汇总呈现，推荐意见易于识别	1 2 3 4 5
	条目 19. 指南的推荐意见与提出的临床问题前后一致	1 2 3 4 5
	条目 20. 疾病的病因病机清晰明确，与中医专著/中医领域专家判断相一致	1 2 3 4 5
	条目 21. 疾病的中医证候清晰，与中医专著/标准/中医领域专家判断相一致	1 2 3 4 5
	条目 22. 指南中的辨证论治、组方遣药前后一致	1 2 3 4 5
	条目 23. 推荐的干预措施明确具体	1 2 3 4 5
	条目 24. 描述推荐治疗条目的适用条件	1 2 3 4 5
实施性评价	条目 25. 提供了指南的多种版本，并可多渠道获取	1 2 3 4 5
	条目 26. 提供了指南使用者反馈使用情况的联系方式	1 2 3 4 5
	条目 27. 采用多种方式宣传指南	1 2 3 4 5
	条目 28. 分析了推荐意见实施过程中可能存在的障碍因素，并提供了加快指南实施的辅助工具	1 2 3 4 5

注：1 分为完全不符合，2～4 分为部分符合，5 分为完全符合。

1. 领域一：基本信息

（1）条目 1：描述了指南制定的目的及中医药在该领域的优势

指南应详细描述指南制定的目的，涉及指南对患者或社会人群的健康影响，例如，预防、诊断、治疗等。预期的健康益处应该针对具体的临床问题，不能太过宽泛，例如

"改善健康，提高生活质量"。

此外，还应明确体现中医优势的关键问题，可以体现在优势人群（适合该类中医药治疗、从中获益显著的人群）、优势环节（在疾病的哪一个环节或分期更有优势）和优势结局（中医治疗方案可以改善患者的哪些结局）等。

（2）条目2：规定了指南的患者应用人群，适用环境和适用对象

①明确规定指南的患者应用人群，包括年龄、性别、疾病分期或共病等。必要时也应规定不适用本指南的情况。②明确规定指南的适用环境，如："各级医疗机构（三甲、三乙、二甲）、社区医院"。③明确描述指南的适用对象，具体到执业方向和科室，如"中医临床医师、西医临床医师、中西医结合临床医师等，科室如中医骨伤科、中医儿科等"。

（3）条目3：指南制定小组由多学科团队组成

指南制定小组成员需包括具有丰富指南制定经验的中医、西医临床专家及循证医学专家，视情况可包括卫生经济学家、药学专家、临床护理专家等多学科成员。

（4）条目4：指南发布前经过了同行专家的评审

指南制定后发布前应该有制定小组以外的专家小组进行审阅。评审人可以包括临床领域的专家、方法学家和患者公众成员。

（5）条目5：说明了资助来源和有无利益冲突

①描述了指南制定的各个阶段中资金的来源及资助者在不同阶段的作用，以及资助是否会影响最终推荐意见的形成。②声明参与指南制定的人员有无利益冲突，若出现利益冲突，应描述对利益冲突的评价和管理方法，如何处理潜在的利益冲突。

2. 领域二：质量评价

（1）条目6：说明确定临床问题的方法，并按照PICO原则构建临床问题

①临床问题的确定有多种方法，如通过文献分析、对临床医师进行调研/访谈、对患者进行调研或由专家指导组共识确定等。②确定临床问题应围绕PICO四个要素进行构建，最终使用表格列出临床问题清单。

（2）条目7：证据检索方法正确，范围全面

文献检索范围全面，检索内容包括现代临床研究文献和古籍文献。

现代临床研究文献检索应提供详细的检索策略，包括检索数据库、检索词、检索时间。常见的中文数据库包括中国知网、万方、维普、中国生物医学文献数据库（SinoMed），英文数据库包括MEDLINE、Cochrane Library、Embase等。

中医古籍文献数据库包括中华医典、书同文古籍数据库、瀚堂典藏数据库、鼎秀古籍全文检索平台、爱如生中医典海数据库等。

（3）条目8：文献筛选和数据提取的过程清晰正确，提供了筛选流程图

①描述了纳入标准和排除标准。②记录初筛与全文筛选的文献数量，全文筛选需说明具体排除理由，提供规范、清晰的筛选流程图。③采用专门的资料提取表进行资料提取，包括纳入研究的基本信息、干预措施、对照措施、用药方案、疗程、结局指标等。④每个过程至少由两名研究人员独立进行，并对如何处理不一致意见进行说明。

（4）条目9：证据综合的方法正确

当各研究间研究对象相似、采用相同的干预、结局测量指标和测量方法时，可以采用 Meta 分析合并数据。而当各研究间存在较大差异，不能进行资料的定量综合即 Meta 分析时，则需要对单个研究的结果进行定性描述。

计数资料的效应值表达可以采用 RR 或 OR 表示，计量资料的效应值表达采用 MD 或 SMD 表示，并报告 95% 可信区间。

在进行 Meta 分析时，需要进行异质性检验。如果存在异质性，但其异质性在合理的解释范围且可用统计学方法予以处理时，可以用随机效应模型对不同研究间结果进行汇总。此外，需要对异质性产生原因进行探讨，常用的方法是亚组分析和敏感性分析。如果可以对异质性做出解释，如人群、干预措施、结局指标、研究方法等，则工作组需提供不同患者人群、干预措施和结局指标的不同效应量估计，而专家指导组则可能对不同患者人群和干预措施提出不同的推荐意见。

（5）条目10：采用国际或国内通用的证据质量评价方法

工作组负责对证据进行质量评价和分级。目前，国际和国内有多个证据分级标准可参考，工作组可根据本课题组的技术力量和研究领域特点选择适合的证据分级标准。

中医药证据包括现代临床研究证据和古代经典方证据，两种证据可分别采用"基于证据体的中医药临床研究证据分级标准"（详见第九章第一节）和"中医古代经典方的证据评级标准"（详见第九章第二节）。

（6）条目11：提供结果总结表或证据概要表

在进行证据综合及证据质量评价之后，应将结果整理形成结果总结表或证据概要表。结果总结表包括研究数量、研究类型、效应值、证据分级等；证据概要表除有结果总结表的内容外还包含了详细的质量评价。

（7）条目12：描述从证据形成推荐意见的共识方法

目前常用的正式的共识方法包括德尔菲法、名义群体法、改良德尔菲法、共识形成会议法等（详见第十一章第二节）。项目组可根据具体情况选择适合的共识方法，但是不管选择哪种方法，均应在指南中进行记录和描述（例如，如何确定和达成共识，是否进行投票等），并保留相关文件如意见反馈表。

（8）条目13：明确说明形成推荐意见的考虑因素

中医临床实践指南从证据到推荐意见形成要分别从中医疗法的优势、中医疗法的临床效果、证据的分级和来源、结局指标的重要性、安全性、经济性、可行性、患者可接受性8个方面来考虑（详见第十章第四节）。

（9）条目14：提供每条推荐意见的推荐强度

每条推荐意见有非常明确的推荐强度和强度定义，如强推荐或弱推荐。

（10）条目15：每条推荐意见均有证据支持

在描述推荐意见时，应确保每条推荐意见应与其支持证据的内容一致。

举例：

推荐意见：针对轻、中度活动期 UC 大肠湿热证的患者，推荐单独口服五味苦参肠溶胶囊，改善黏液脓血便症状（中级证据，强推荐）。

证据描述：纳入的 2 项随机对照试验（共 242 例 UC 患者）Meta 分析结果显示，与单独口服美沙拉秦相比，轻、中度活动期 UC 患者单独口服五味苦参肠溶胶囊可提高黏液脓血便缓解率 [RR=1.20，95% CI：（1.04，1.39），P=0.010]。

3. 领域三：适用性评价

（1）条目 16：指南的内容全面，包括术语和定义、诊断、辨证、治疗、预防调摄等

指南包含的领域全面：①术语和定义列出指南内包含的所有术语和英文缩写。②诊断部分包括西医诊断、中医诊断。③治疗部分包括证候分型、病因病机、功用治法。④治疗措施包括汤剂、中成药、非药物疗法（针灸、推拿）等。⑤预防调摄包括预防调护、康复调摄。

（2）条目 17：指南内容表述清晰，容易理解

指南使用人员容易理解指南内容：①对中医专用术语及概念、英文缩写具有详细定义和解释。②有与中医病名对应的西医病名时要标明。③对中医常见的证候、症状与体征描述有通俗的解释。

（3）条目 18：对指南推荐意见进行汇总呈现，推荐意见易于识别

在指南中，推荐意见部分应在字体、格式上与其他部分有明显的区分，特别突出推荐意见，使人容易注意到。推荐意见部分可以采用放大加粗字体、下划线、文本框等方式。可以对指南推荐意见进行汇总呈现，形成推荐意见汇总表或流程图。

（4）条目 19：指南的推荐意见与提出的临床问题前后一致

推荐意见必须清晰、全面、具体地回答提出的临床问题，整个过程保持逻辑上的一致性，涉及方剂或药物的选择、治疗的疾病或者改善的临床症状，不遗漏任何关键信息或治疗方案，避免产生歧义。

不一致举例：

临床问题：中医药治疗特发性膜性肾病是否能改善患者水肿症状？

推荐意见：推荐中药自拟方联合免疫抑制剂（激素和环磷酰胺或激素和他克莫司等）治疗中高危特发性膜性肾病。

（5）条目 20：疾病的病因病机清晰明确，与中医专著 / 中医领域专家判断相一致

①在指南中描述了该中医疾病的病因、病机。②标明了该中医疾病的病因、病机出处。③该中医疾病的病因、病机得到了中医领域内专家的认同。

（6）条目 21：疾病中医证候清晰，与中医专著 / 标准 / 中医领域专家判断相一致

①描述了该疾病的常见中医证候。②参照了疾病的中医证候诊断标准，如："急性气管 - 支气管炎中医辨证推荐参照中华中医药学会肺系病专业委员会发布的《急性气管 - 支气管炎的中医证候诊断标准（2013 版）》的证候分类及判定标准"。③标明了该中医疾病常见证候的出处，如："气虚血瘀证（B03.01.03.06.02）是临床以局部刺痛，痛处不移，舌质淡暗或紫，边有瘀点、瘀斑，脉沉细或涩，伴见面色暗淡，身倦、乏力，少气、懒言等为特征的证候，该证候来源于《中医临床诊疗术语 第 2 部分：证候》和

《中医病证分类与代码》（修订版）（GB/T 15657—2021）"。④该疾病中医证候得到了中医领域内专家的认同。

（7）条目22：指南中的辨证论治、组方遣药前后一致

辨证施治的每个环节（根据病情特点确定辨证分类，按照治疗法则确定治疗的总体方针和方法、选用的方剂或药物）都要相互一致，确保整个治疗过程的有机统一。

不一致举例：

内伤咳嗽常见证候：痰热郁肺证。

治法：清肺泻肝，化痰止咳（为肝火犯肺证的治法）。

方剂：二陈平胃散合三子养亲汤（为治疗痰湿蕴肺的方剂）。

中成药：养阴清肺丸（为治疗肝阴亏耗的中成药）。

针灸治疗：阴陵泉、丰隆（为痰湿证治疗穴位）。

（8）条目23：推荐的干预措施明确具体

方剂：包括原方出处、药物组成、用药方案、煎服法（特殊药物注明用法）、加减用药原则、改善的结局、注意事项、禁忌证等。

①报告了方剂来源。明确说明此方剂的原方出处，来自古籍还是经验方剂。如"藿香正气散（《太平惠民和剂局方》）"。

②报告了药物组成和剂量。如"《生脉散》加减：党参15g，麦冬12g……"

③报告了用药方案。包括服药频次和服药时机。如"日1剂，饭前服用"。

④报告了煎煮法（需要时列出）。中药煎煮时有特殊用法要标注。如"先煎后下"。

⑤报告了加减用药原则（需要时列出）。若有辨证论治加减用药，需列出具体症状和对应加减的中药名称和剂量。如"阳虚者，畏寒四肢不温，加细辛2g、炮附片9g"。

⑥明确描述该方剂改善的结局。如"该方剂可改善××症状，降低××评分，减少不良反应"。而不应该泛泛地说"疗效好"或"更有效"。

⑦报告了注意事项。包括停服时机、禁忌证。如"感冒时停服，脾胃虚寒者禁用"。

中成药：包括主要成分、适应证、用法用量、疗程、改善的结局、注意事项、禁忌证等。

①报告了该中成药的处方来源。明确该药是否可在药典/国家医保目录/国家基药目录查到。

②报告了主要成分。如"疏风解毒胶囊主要成分：虎杖、连翘、板蓝根、柴胡等"。

③报告了适应证。如"疏风清热，解毒利咽。用于急性上呼吸道感染属风热证，症见发热，恶风，咽痛，头痛，鼻塞，流浊涕，咳嗽等"。

④报告了用法用量和疗程。如"口服。每次4粒，每日3次。疗程为5天"。

⑤明确描述该方剂改善的结局。如"连花清瘟胶囊（颗粒）联合美洛西林钠治疗CAP能提高有效率，缩短咳嗽时间及减少住院天数"。

⑥报告了注意事项，包括停服时机、禁忌证。如："伤风感冒时停服，忌生冷油腻及刺激性食物"。

药物外治法：包括药物组成、操作方法、治疗频次、疗程、改善的结局、注意事

项、禁忌证等。

外治法包括涂敷、穴位敷贴、熏蒸、洗浴等。

①报告了外治法的药物组成。

②报告了操作方法。如"将药物加温开水拌匀搅成饼状，用布包好外敷外治部位"。

③报告了治疗频次和疗程。如"每日 1 ～ 2 次。疗程为 5 天"。

④明确描述该方剂改善的结局。如"穴位贴敷可提高急性气管 – 支气管炎患者临床痊愈率，缩短发热时间、咳嗽持续时间，且降低不良反应发生率"。

⑤报告了注意事项或禁忌证。如"对双柏散、胶带过敏者，孕妇、经期、皮肤破损者禁用"。

非药物疗法：包括详细的操作方法或手法、适应证、治疗频次、疗程、改善的结局、注意事项、禁忌证等。

非药物疗法包括针灸、针刀、耳针、点刺放血、穴位埋线、推拿、按摩、拔罐、传统功法（太极、气功）等。

①报告了该疗法的适应证。如"气虚、阳虚者，宜灸或针灸并用；阴虚内热，或肺部感染有热象者，宜针后拔火罐"。

②报告了该疗法的详细操作方法或手法。包括穴位名称、进针深度、进针手法、推拿手法、功法名称等。

③报告了治疗频次和疗程。如"急性加重期每日针 1 次，稳定期隔日针 1 次，每次留针 30 分钟，每隔 1 分钟行针 1 次。10 次 1 个疗程，休息 3 ～ 5 天，继续治疗 1 或 2 个疗程"。

④明确描述该疗法改善的结局。如"采用穴位埋线在一定程度上可改善湿浊内停证、肝郁脾虚证、湿热蕴结证 NAFLD 患者的中医临床症状证候积分"。

⑤报告了注意事项和禁忌证。例如无菌操作、注意针刺的深度和角度、发生晕针的处理办法；禁忌证如禁止皮肤炎症、破损、溃疡处操作；凡患有炎症皮肤病、炎症糖尿病及因各种疾病引起的皮肤和皮下组织吸收和修复功能低下者不宜操作。

举例：

推荐意见：轻中度活动期 UC，患者不接受或不耐受美沙拉秦，或美沙拉秦 4 周足量应答不良时，可联合服用五味苦参肠溶胶囊，每次 × 粒，每天 × 次，× 天一个疗程，有助于改善患者腹痛、脓血便的症状。（低级证据，弱推荐）

（9）条目 24：描述推荐治疗条目的适用条件

推荐的治疗条目中应描述该条推荐的适用条件，适用条件一般包括疾病的中医证型和辨证要点、适用人群特征（如性别、年龄等）等。为了确保患者的安全，在必要的情况下应描述本条推荐不适用的情况，如果在不同的亚组人群（如儿童、老年）中，某些推荐意见存在巨大差异，特别是亚组间的利弊情况不同（如，某项干预措施对于成年患者来说利大于弊，但对于儿童患者来说弊大于利），应单独列出针对该亚组的推荐意见。

4. 领域四：实施性评价

（1）条目 25：提供了指南的多种版本，并可多渠道获取主要评估指南是否容易获取，可从是否提供该指南的多种版本及多种获取途径两个方面考虑。多渠道的获取方式包括相关期刊、专业学会或机构组织网站、公众号等；指南的多种版本，如中文版、英文版、印刷版、电子版，完整版、简化版、推荐意见总结版，图文版、视频版，患者版等。

（2）条目26：提供了指南使用者反馈使用情况的联系方式

提供可利用的联系方式或平台，有助于与指南使用者保持有效沟通，了解指南使用者对指南方法学、推荐意见等内容的反馈，如设置专人负责管理指南使用者的反馈信息，提供其电话号码、邮箱地址等联系方式，也可提供网址链接或第三方平台等对反馈信息进行收集。

（3）条目27：采用多种方式宣传指南

通过指南相关课程的讲授、研讨会、学术会议等教育会议的方式宣传指南；或由专门负责指南传播的人员对相关医疗工作者和医疗机构进行上门宣传指南；或通过书籍报纸等纸质媒体和广播互联网等电子媒体对指南进行传播等。

（4）条目28：分析了推荐意见实施过程中可能存在的障碍因素，并提供了加快指南实施的辅助工具

推荐意见实施过程障碍因素可能包括增加的资源消耗，如需要购置相应设备；增加的人力付出，如中医指南中须具备适当的技能，如正骨技术。促进指南实施的辅助工具可能包括指南简介、快速参考指南、患者教育资料、临床决策支持系统等。

（二）评分方法

本量表中每一个条目均按5分划分等级（1代表完全不符合，5代表完全符合），每个条目评分表下包含条目说明。

1. 评分表　所有条目均按下列5分等级量表进行评分。

1 完全不符合	2	3	4	5 完全符合

1分（完全不符合）：如果没有与条目相关的信息或报告非常差，评为1分。

2～4分：条目报告不能满足全部条件，根据不同情况给予2～4分。分值取决于报告的质量和完整性。满足的标准越多，分值越高。

5分（完全符合）：如果满足说明中的所有条件，为5分。

意见

评价者可以在每个项目下方详述的意见框中列出得分的原因。

2. 评价人员数量　为保证评价的可靠性，推荐每个中医指南至少两位评估人员来评价。

3. 得分计算方法　采用极差标准化法，通过将所有评估员给出的分数相加并将其标准化为该领域达到的最高分数的百分比，可使各领域得分标准化至同一水平（百分制），

方便对各领域得分进行评价和比较。标准化分数的最小值为 0，最大值为 100。

计算公式为：

$$某领域标准得分 = \frac{所有评估员对该领域评分之和 - 该领域最小可能获取分数}{该领域最大可能获取分数 - 该领域最小可能获取分数} \times 100\%$$

4. 评价阈值　评价者在使用该工具前可通过所有专家达成共识运用以下任何一种方法来确定合适的评价阈值：

（1）优先领域：可以基于优先领域得分来设立界值。例如：评价者可事先确定质量评价或适用性评价为影响指南的优先领域，并确定高质量指南是质量性评价或适用性评价领域标准化得分大于 70 分的指南。

（2）前提式评价：可以首先仅用质量领域对指南进行评价。只有被评价的指南满足该领域的得分界值后（例如高于 70 分），方可继续评价其他 3 个领域。

（3）考虑所有领域得分：通过专家共识对所有 4 个领域的得分设立统一界值（例如所有领域得分均高于 70 分为高质量指南），或者可以为每个领域设立不同的界值。

三、小结

本评价工具在借鉴国际先进经验的基础上，为中医药领域引入了一套评分方法。在制定评估标准时，力求量化和具体化，以确保评价过程的清晰度和操作性，从而方便使用者进行客观评价。尽管我们已经对工具进行了全面的信度和效度评估，但结果的准确性仍可能受到多种因素的影响，其中样本量是关键因素之一。此外，中医临床实践涉及广泛的疾病类型和治疗方法，本研究所开发的量表可能尚未涵盖所有的临床情况和治疗方案。为了进一步提高工具的全面性和适用性，需要扩大样本量，进行长期的实证评估。这将有助于我们更深入地了解工具在不同临床场景下的表现，发现并解决可能存在的问题。最后，为了提高工具的临床应用价值，还需要进一步研究和确定权重和总分判定标准。这将有助于我们更准确地评估指南，为临床决策提供更有力的支持。

（李云、陈薇）

第十四章　患者偏好与价值观的考虑

第一节　患者偏好与价值观概述

一、患者偏好与价值观的定义

在医学实践中，以患者为中心的医疗模式越发重要。这种模式强调尊重患者的个体差异，包括他们的偏好、价值观和期望。患者偏好与价值观是医疗决策和临床实践中的重要组成部分，它们对患者的治疗选择和健康管理有着深远的影响。患者偏好与价值观是两个密切相关但又各自独立的概念，它们在医疗决策中扮演着至关重要的角色。患者偏好指的是患者在面对医疗选择时的个人倾向和选择，通常是由其价值观所塑造的。价值观则是患者更深层次的信仰和原则，它们影响患者对健康、疾病、生命质量和医疗干预的看法。

患者价值观是在价值观这个哲学概念上发展而来的。价值观是个人或集体认为重要并指导其行为和决策的信仰和原则，是值得追求和维护的抽象概念或标准。价值观是基于人的一定的思维感官之上而做出的认知、理解、判断或抉择，也就是人认定事物、辨定是非的一种思维或取向，从而体现出人、事、物一定的价值或作用。它们可以是道德的、伦理的、文化的或社会的，并且通常在个人成长和社会化过程中形成。价值观具有稳定性和持久性、历史性与选择性、主观性的特点。患者价值观可能包括生命尊严、医疗自主性、信息共享、信任与尊重等方面。

二、患者偏好与价值观的影响因素

患者偏好与价值观的形成和发展受到多种因素的影响，这些因素可以是个体的、社会的、文化的或经济的。以下是一些主要的影响因素。

1. 文化背景　不同文化背景的患者可能对疾病和治疗有不同的理解和期望。例如，一些文化可能更重视集体决策，而其他文化可能更倾向于个人主义的决策方式。

2. 家庭因素　家庭结构、父母的教育水平、工作环境、家庭氛围及父母对子女的教育态度等都是影响患者价值观的重要因素。例如，保守的家庭环境会导致患者更倾向于选择保守的治疗方案。

3. 教育经历　学校教育在塑造个体价值观方面起着关键作用，通过教育过程中的互动和学习，个体形成对世界的认知和判断。患者对健康信息的了解程度会影响他们的价值观和决策。例如，高学历的患者往往会有更多医疗自主性和信息共享的需求。

4. 社会互动　同伴的态度和行为、社区的组织和功能、社区内的人际关系和氛围等社交因素对个体价值观有显著影响。例如，患者通常会选择在生活中听说过的疗法，尤其是在人际交往中获知的有效的疗法。

5. 经济考虑　个人经济状况、医疗保险覆盖范围及医疗服务的可获得性等经济因素，会影响患者对治疗方案的偏好及医疗决策。例如，低收入的人群会倾向于保守治疗。

6. 宗教信仰　宗教信仰可以显著影响患者的医疗选择和生活方式。例如，某些宗教禁止特定类型的治疗，或者对生命终结问题有特定的观点。

7. 医患关系　医生的沟通技巧、对患者偏好的理解和尊重，以及医患共同决策的实践，都会影响患者的治疗偏好。例如，患者会选择医生解释更全面的疗法。这也是医生在招募受试者的各种方式中最成功的原因。

8. 法律和伦理考量　国家政策、医疗法规及卫生技术评估等宏观层面的因素，也会影响患者偏好的形成和表达。

三、患者偏好与价值观的评估方法

患者的偏好和价值观可能随着时间和情况的变化而变化。医疗专业人员需要定期重新评估这些因素，以确保治疗计划始终符合患者当前的需求和期望。医疗专业人员可以使用各种工具和方法来评估患者的偏好和价值观，包括问卷调查、面对面访谈和焦点小组讨论等。这些信息对于制订个性化治疗计划至关重要。以下是一些评估患者偏好和价值观的量化方法：

1. 时间权衡法（time trade-off，TTO）　TTO 作为陈述偏好法的一种，是由 Torrance 于 1976 年提出的广泛应用于健康相关生命质量测量的量表。TTO 使用 0（代表死亡）到 1（代表完全健康）之间的值来反映健康效用的大小，特殊情况下，当健康状态比死亡更差时可为负效用值。TTO 是在两个确定方案中进行选择，与长期生活于某种健康状态相比（该状态差于完全健康状态），受访者愿意放弃多少生存年限来换取一定数量完全健康状态的生存年限（该生存年限小于放弃的生存年限）。传统 TTO 作为构建欧洲五维健康量表（EQ-5D-3L）效用积分体系的主流方法，在测量时会先询问受访者，与死亡相比，被测量的健康状态是优于死亡还是差于死亡，对两种不同类型健康状态采用不同的公式计算效用值。目前，国际上出现了 TTO 的改良方法，包括前置健康时间权衡法（lead-time TTO）和后置健康时间权衡法（lag-time TTO）等。

2. 标准博弈法（standard gamble，SG）　SG 是运用期望效用理论测量健康状态和生存质量的一种方法。测量时，患者面临 A 和 B 两种选择。选择 A 有两种可能的结果，即患者恢复到完全健康状态且再继续生活 t 年（概率为 P），或立即死亡（概率是 $1-P$）。选择 B 的结果是以某种慢性健康状态存活 t 年。概率 P 一直在变动，直到应答者认为两个选择无差异。

3. 离散选择实验（discrete choice experiment，DCE）　DCE 始于 20 世纪 50 年代

末，最早被应用于市场、交通方面的研究，现已逐渐发展为研究个体选择行为最有力的工具。DCE 不仅可以测量受访者对现有的医疗卫生服务的偏好，也能够获取受访者对新服务或新技术的偏好信息。消费者理论是 DCE 的理论依据，该理论认为无论商品还是医疗服务、卫生工作等，均由各种属性构成，对每一种属性可以从不同的水平进行描述。DCE 能够发现受试者对不同属性水平选择的倾向性，提供水平选择倾向性的定量信息，水平间的权衡信息，并计算出选择某种特定商品或卫生工作的概率，是可以证实属性水平相对重要性的一种定性与定量相结合的研究方法。

4. 优劣尺度法（best-worst scaling，BWS）　BWS 起源于 Thurston 提出的"成对比较法"，1987 年以后由 Louviere 等人不断完善，形成了 BWS 的完整方法，用于评估受试者偏好或意愿。其基本研究流程是通过文献研究梳理患者偏好的相关条目，采用正交主效应设计或析因设计构建调查清单，让受试者在多组至少包含 3 个条目选项中选择自己认为"最好的""最差的"条目，经过多次不断选择，研究者可以获得受试者意愿或偏好比较完整的条目排序，并对其进行统计分析。

5. 人数权衡法（person trade-off，PTO）　PTO 是以群体决策为基础的测量方法。在调查问卷设计过程中，要求应答者扮演决策者角色，在两个竞争性备选方案中做出选择，即对两种干预措施健康效用值的改善情况做出偏好判断。

四、患者偏好与价值观在医疗行为中的应用

患者偏好与价值观在医疗决策中的应用是现代医疗实践的重要组成部分，尤其在推动以患者为中心的医疗服务中发挥着关键作用。在临床实践中，了解和尊重患者的价值观和信念对于建立相互信任的医患关系至关重要。医生和医疗团队可以通过有效的沟通技巧，识别和理解患者的需求和期望，从而提供更加个性化的医疗服务。此外，将患者价值观和信念纳入临床决策过程，有助于提高治疗方案的接受度和满意度，进而提高治疗效果和患者满意度。患者偏好与价值观可以考虑在以下几种医疗行为中进行应用：

1. 共享决策（shared-decision making，SDM）　SDM 是一种强调知情与患者参与的卫生保健的重要组成部分，它是一个协作的过程，临床医生和患者在考虑治疗、筛查或预防健康状况的决策时共享临床和经验信息，共同进行最合适的临床决策。共同决策过程中医务人员充分尊重患者和家属的偏好和价值观，给他们自主选择的权利。医患双方充分沟通，了解对方的偏好，有助于提高双方的满意程度，并可在一定程度上预防医疗纠纷。SDM 对医患沟通的要求非常高，需要医生使用通俗易懂的语言将患者的疾病情况、预后、可供选择的疗法、疗法的后果全部翔实地告诉患者，患者需要全面考虑自身各种情况（生理、心理、社会等因素）来参与医疗决策，在此过程中还需要构建医患互信及医生的同理心。

2. 个性化治疗计划　个性化治疗计划是一种将患者特定的遗传信息、生活方式、环境因素和偏好纳入考虑的治疗策略。这种方法与传统的对所有患者使用相同治疗方法不同。个性化治疗计划将遗传学基础、疾病特征、患者偏好、生活方式因素、环境因素、药物基因组学、疾病管理、治疗监测和调整、患者教育、临床指南和证据基础，以及跨

学科团队合作充分结合为一个整体，其目标是提高治疗效果，减少不必要的不良反应，并提高患者对治疗的满意度。

3. 临床试验设计　在设计临床试验时，使用患者报告结局（patient reported outcomes，PROs）和患者偏好信息（patient preference information，PPI）收集患者的直接反馈，以更好地理解患者的感受和偏好，确保研究结果能够反映患者最关心的治疗结果。

4. 临床指南与共识的制修订　在制定临床实践指南或共识时，考虑患者偏好和价值观也是非常重要的。这不仅有助于确保指南的推荐与患者的需求和期望相一致，还能提高指南的实用性和临床应用的广泛性。因此，越来越多的指南开发组织开始采用患者参与的方法，邀请患者代表参与指南的制定过程，以确保患者的声音得到充分听取和反映。

5. 卫生技术评估（health technology assessment，HTA）　HTA 通过审慎评估各项卫生干预措施的成本与效果，为医疗卫生资源的合理配置及卫生技术的科学应用提供参考信息。随着临床实践指南、学术研究和监管决策对患者偏好需求的日益增加，在 HTA 中整合患者偏好也越来越有必要。在 HTA 中考虑患者偏好证据不仅有助于提高患者的治疗接受度、依从性和满意度，同时能够使 HTA 决策更加公开和透明。虽然传统的 HTA 定义并不涉及患者偏好，但也包含对社会和伦理价值的评估。从 HTA 的视角来看，从药品研发到临床应用，患者偏好的应用涵盖三个方面：①在药物早期研发阶段用于临床结局指标的筛选。②在监管审批阶段测量患者对药物相关特征的风险—获益评估。③指导医保报销决策。

6. 药物审批和监管决策　国家药品监督管理局发布的相关指导原则，如《以患者为中心的药物临床试验设计技术指导原则》等，强调了在药物研发中考虑患者偏好和价值观的重要性。监管机构在审批新药时需要考虑患者偏好，评估药物对患者生活质量的影响，以及患者对药物特性的接受度。

7. 医保政策制定　医保政策与患者偏好和价值观之间存在紧密的联系，医保政策的制定和实施应当考虑患者的需求和偏好，以实现更加公平、高效和人性化的医疗服务。在制定医保报销政策时，应考虑患者偏好，确保医保覆盖能够满足患者对不同治疗方案的需求。在参保便利性、精准推进参保扩面、基本医疗保障待遇、大病保险和医疗救助、医疗服务项目管理、医保基金监管、医疗保障筹资机制、医疗保障服务网络、医保政策的公平性和可持续性、异地就医结算等方面均需要考虑患者偏好与价值观问题。

第二节　患者偏好与价值观在临床实践指南中的应用现状

一、患者参与在指南制定手册中的现状

在临床实践指南制定中，"患者"并不仅特指患有某种疾病的人群，而是指位于患者视角的利益相关者的集合，如患者家属、日常照护人员、某疾病的高危人群或公众等目标群体。患者及这些利益相关者可以直接或间接地反映患者的价值观和偏好。患者偏

好与价值观是循证医学的核心要素之一，其在指南制定过程中的体现不仅可增加指南本身的可接受性和实用性，同时也能增加指南推荐意见在实施过程中的依从性，从而最大限度地保障患者利益。

目前在临床实践指南的制定中，虽然患者偏好与价值观已经开始引起指南制定者的关注，但是如何将患者参与纳入指南制定过程仍缺乏指导。目前有 30 余部指南制定手册中涉及了患者参与的内容。美国胸科医师学会（American College of Chest Physicians，CHEST）及国际指南协作网（GIN）发布的指南制定手册中均提到参与指南制定小组的患者代表有投票权，其中 CHEST 手册中认为理想的患者代表应该是参加过循证医学相关培训的；GIN 手册也指出，指南制定小组中需要对具有投票权的患者代表进行指南制定等方面的培训。

患者在指南制定中可参与的环节主要有：参与指南制定小组、确定主题及范围、构建指南问题、利益冲突声明、制作系统评价、证据质量分级、形成推荐意见、指南撰写、指南草案征求意见、指南评审及传播实施。患者可以作为指南特定小组成员来提供意见，也可以通过参加指南相关会议、登录相关网站、参与患者小组或接受咨询等方法参与指南制定。指南制定者可以使用定性或定量研究、调查研究、检索患者价值观相关文献或直接与患者沟通交流等形式获得患者偏好信息。

指南制定机构对于患者参与的要求呈现出更全面和规范的趋势，但对于何种患者参与指南制定、参与人数多少、何时参与、如何参与等较为全面和具体的要求较少，指导患者参与指南制定的结构化方案多停留在理论概念上。在各指南制定手册及制订方案中，针对患者价值观的定义、患者参与的具体方式都不统一，不能将患者参与环节和患者参与方法有效地进行整合，因此较难支撑指南制定过程中患者参与的良好实施。另外，患者的选择与培训对于患者参与的可行性也有较大的影响，需要对此进行规范。因此，指南制定手册应该提供更为具体和结构化的指导和方法学建议。

二、患者偏好与价值观在临床实践指南中的识别、合并和报告

虽然患者偏好与价值观已经开始引起指南制定者的关注，但是目前绝大多数已发布的指南对患者偏好与价值观的报告较少或不充分。在大部分涉及患者偏好与价值观的指南中，患者参与可以使用一种或多种方法结合使用。患者参与的方法主要包括加入指南开发小组、进行患者价值观文献综述、德尔菲共识及组建焦点小组等。整合患者偏好信息的方法多被用于提出指南主题、确定主题的优先级、临床问题设定、考虑益处和风险、确立结果的重要性，以及生成指南建议，并促成指南简明语言版本的开发等。在指南的 10 个流程步骤中（见表 14-1），整合患者偏好信息主要涉及步骤 2、4、5、7，步骤 1、8 提及患者偏好的情况较少，而步骤 3、6、9、10 几乎没有与患者偏好有关的信息。以下这些关于患者偏好的信息几乎没有指南进行过报告：制定或计划制定的指南是否报告偏好信息以及如何报告偏好信息；患者偏好如何影响指南的制定过程或建议；临床医生如何在与患者的讨论或决策中引出或处理患者偏好信息。

表 14-1 指南制定的步骤

指南的流程步骤
1. 提出指南主题
2. 确定提出主题的优先级
3. 选择指南制定组成员
4. 构建问题（包括考虑结果的重要性）
5. 创建分析框架（包括识别益处和风险）
6. 开展系统评价并得出结论
7. 制定建议
8. 传播和实施建议（包括创建其他版本或辅助工具）
9. 更新指南
10. 评估患者参与的方法和影响

研究表示，研究方法的培训、面对面会议和线上会议的结合是将患者价值观和偏好信息整合进指南的促进因素。但是其阻碍因素则较多，例如如何将患者加入机构审查委员会的计划、参加会议的途径不合适、偏好信息难以描述、很难从目标群体中找到合适的能够代表更大患者群体的人、患者提供的信息如何进行权重、患者如何保持自己的立场不受专业人士的影响、患者的出席率，以及患者对医学术语的理解等。研究提及，若想更好地促进患者参与循证指南的制定，应组建相应的患者支持组织，其工作内容应包括：考虑在指南开发中纳入患者偏好，组织参与患者偏好活动的患者在任何情况下都必须声明利益冲突，组织有特定患者参与的政策，构建独立于指南开发小组的患者咨询委员会，在参与患者偏好活动之前向患者提供培训，在活动中和活动后进行信息反馈，筹备专门用于患者偏好的运营资金为患者在偏好活动中产生的费用提供报销或酬金等。

尽管各个制定指南的工作组能力有限，许多指南开发者仍然采用了多种方法来识别和整合患者偏好信息，最常见的是让患者作为小组成员参与，并从已发布的研究中提取患者偏好信息。但是目前针对患者偏好信息的报告仍然不足，且没有统一的报告方法。

第三节 患者偏好与价值观融入临床实践指南制定的方法

一、制定指南考虑患者偏好与价值观的原因

虽然患者的价值观与医护人员的价值观大部分是趋同的，但也会存在差异。医护人员往往认为基于循证医学的决策比患者自己的看法更科学。然而，每位患者都有不同的经历和文化背景，因此他们的价值观和偏好也会有所不同。偏好不同会造成不同患者对医疗决策的选择有可能完全不同。由于临床决策的直接应用者是患者，所以将患者偏好与价值观纳入临床决策中是合理的。同时，高质量的循证指南也越来越注重将患者价值

观和偏好整合到其最终的推荐意见中。

　　制定指南考虑患者偏好与价值观是符合伦理和患者自主权的考虑，当医生给患者提供多种可行的治疗方案时，很多时候患者并未被告知相关的医学知识，因此在医生与患者之间存在高度的信息不对称。一般情况下，患者会把治疗方案的决策权交给医生。但为确保患者的权利，医生在进行临床决策之前，应与患者积极沟通并讲解各种治疗方案可能带来的利弊，当患者充分知情同意后医生做出的决定可能让患者更有认同感。

　　在多数情况下，临床实践指南只有一部分推荐意见有高质量证据支持。而对于那些缺乏高质量证据支持的推荐意见，其利弊很可能存在高度的不确定性。因而患者对相关推荐意见的偏好会有利于更好地形成推荐意见和确定推荐强度。同样在有高质量证据的情况下，也可能会出现多个有效治疗方案并存的情况，从医学角度上讲，各种治疗方案的效果各有优势，即所谓"临床均势"，此时考虑患者偏好与价值观来进行决策就显得更加合适。总之，在指南制定过程中，无论有无高质量证据存在，患者偏好与价值观都可能会在形成最终推荐意见和指导临床医生做出最佳决策方面起到至关重要的作用。

二、促进患者及公众有效参与的策略

（一）明确患者与公众成员的角色定位和重要性

　　在指南制定的规划阶段，指南制定者需清楚地了解患者和公众成员的定位、需求和期望，才能提前规划出需要投入的支持、培训和必要的额外资源，以确保招募到合适的成员。此外，这些信息还将帮助患者和公众成员了解参与指南制定对自身的要求（包括时间的投入），以便提前对工作生活进行合理规划，从而更好地参与到指南制定当中。

　　1. 患者和公众成员的角色定位与任务　　只有明确患者和公众成员参与的目的，定位所需的技能和品质，才能保证他们在指南制定过程和决策中发挥作用。患者参与目前有三种模式：消费者模式、民主模式和专家模式。消费者模式强调个人在医疗保健决策中拥有自主选择的权利，医疗行为应根据患者的需求和偏好进行调整，适用于明确患者的偏好，然后根据患者偏好信息进行开发决策辅助工具及制定患者版本指南。民主模式强调个人在政策或集体层面上民主决策的权利，适用于制定影响医疗服务的规划或重新规划政策类相关的项目。专家模式强调患者和公众需掌握对疾病、疾病治疗和生活质量结局等相关经验和知识。因此，它提供了与医疗从业人员不同的专业知识，此模式适合临床实践指南的制定，同时应尽量保证患者和公众能够参与到指南制定过程的每个阶段。如 NICE 在指南制定的全程均邀请患者与公众参与，他们扮演着与医疗和护理人员相同的角色，并承担着同样的任务。这些任务包括明确指南主题与范围、认可指南制定方案、评估和解释证据、形成推荐意见、确定应咨询的利益相关者、参与起草指南、为公众提供信息。如不能保证每个环节所有成员都参与，至少保证每个成员至少参与 1 次，且在指南制定的特殊阶段均须有患者及公众的参与，如在最初的指南范围确定和最终的指南评价阶段。

　　2. 参与成员的类型和数量　　所纳入成员的类型与指南主题和任务有着密切关系。通常我们会纳入相关主题疾病的患者，但有些人即便没有这种疾病的个人经历，却可以提供对此疾病的一个更开阔的视角（如患儿家长、护理人员或患者组织的成员），这类人群也可被纳入。NICE 建议每个指南小组至少招募 2 名患者或公众成员。但不同的社会人口学特征，可能产生不同的体验和观点，因此，NICE 建议适当增加患者和公众成员的数量。

3. 选择具有代表性的患者及公众　招募受目标疾病影响的代表性人群很重要，然而实际情况是很难招募到既能代表指南的目标人群，又不过分关注他们个人主观经验的人群代表。参与的患者和公众是否能够代表所讨论疾病的共性特征和人群差异性是很重要的。但考虑到参与的患者与公众并不能代表构成人群的所有人或涵盖所有特征的人群（如不同年龄、不同性别、不同种族等）。因此，制定者们需要考虑纳入范围更大的患者和公众（如患者、父母、护理人员或患者组织的成员）以实现人群的代表性，同时考虑采用多种患者参与的方法获取更多信息来解决代表性方面存在的不足。

4. 患者所需技能和经验　在明确患者和公众的角色、类型和数量后，制定者应关注患者所需的技能和经验。患者和公众的一个重要贡献就是他们对于疾病的经历，这是将其纳入的首要条件。需要注意的是不能纳入那些没有相关经历，仅对疾病有专业知识的人。此外还要注意患者及公众所需的其他技能，如沟通和团队合作的能力。同时，即使指南对所需技能与经验的人员有所限定，也不应随意将其他可为该指南做出重要贡献的人员排除。

（二）招募患者和公众的策略

成功招募的关键在于招募有不同技能与经验的人。研究表明，临床实践指南制定者招募的障碍是缺乏实施招募策略的指导方法和招募资源。因此，GIN 提供了两种关键方法：公开招募和举荐，前者是指南制定组发布广告，然后按纳入标准筛选申请者，与常见的临床受试者招募方式一样。后者是指南制定组联系患者的组织，由其举荐相应人员。无论选择哪种方法，均需要将招募材料文档化和透明化，在实际操作中可根据具体情况选择其中一种或联用两种方式招募。主要方法有三类。①广告宣传：当患者组织或具有公共参与职能的医疗保健专业组织通过社交媒体、电子邮件、微信、QQ 等途径在其网站上宣传以通知其成员时，其公开招募效果最好。②招募文件：在招募患者及公众时，需要使用招募文件让目标人群了解招募需求，并评估自身情况，以判断能否参与该项目。招募文件需要明确是否具有病情的相关经验、患病经历、沟通合作能力、工作内容、时间投入、费用支出和支付安排等内容。③面试应聘者及预约：公开招募后，面试应聘者有助于排除一些已知的妨碍患者和公众有效参与的障碍。面试涉及从申请者中筛选出适合指南制定的人。面试评价角度应涵盖个人技能、经验和反思能力，以保证应聘者能客观地审查证据或能在团队中批判性地工作。

（三）给患者和公众提供必要的支持

在指南制定过程中，适当和充分的支持可有效地促进患者和公众有效地参与。

1. 实践支持　即从患者及公众参与工作的形式、环境和时间等方面为患者提供支持。由于个人可能会有各种与其工作相关的实践支持需求，应在前期面试预约和整个工作过程中了解他们的实践需求，并根据评估结果做出合理的工作调整。

2. 非正式支持　即情感方面的支持，包括情感支持和建立信任、融洽的关系，这可使得一些人觉得他们的角色是受欢迎的，以便于更好地开展工作。

3. 培训和共同学习　患者参与指南工作的一个障碍是制定者或参与指南工作的患者本人担心其是否具备有效参与指南制定和团队合作相关的技能和知识。相关培训可以提高制定者和参与指南的患者或公众对承担角色及在指南制定过程中起到有益作用的信心。共同学习是一种非正式且持续的过程，应贯穿整个指南的制定过程中，尤其在无法提供正式培训的情况下。这是患者和公众成员、专业成员和指南制定团队共同学习和分享研究知识和技能的过程，也能使专业成员受益。

4. 团队调动　指南制定是一个团体合作的项目，团体调动很重要，可帮助指南制定小组有效运作，并确保真正地纳入患者和公众成员的见解。为确保患者及公众在整个制定过程中的参与有意义和有价值，需定期评估他们是否达到角色要求，并在整个指南制定过程中就患者和公众成员的表现进行反馈。

（四）克服阻碍因素，让特殊人群参与到指南制定过程中

在指南制定过程中，根据主题和范围，可能需纳入一些特殊人群的经验和观点，如儿童、年轻人、处在特殊环境中的人群（如监狱）、有学习障碍的人或有严重和复杂心理健康问题的人等。我们可以让特殊人群直接参与指南制定，也可采用其他替代方法来间接地获取他们的经验与观点。由于人群的特殊性，很多情况下他们可能无法像一般人群那样直接参与指南的制定，因此，需要让其父母、照顾者和支持者参与指南制定环节。此外，还可采用其他来源间接获取这类人群的观点和经验，包括参考群体、患者和公众观点的其他数据来源、患者及公众的专家证词，以及采用研究方法进行咨询。

1. 参考群体　参考群体是指一组接受过相关（医疗）服务或经历过某种特定疾病的人群。当指南制定小组难以直接与目标患者和公众群体（如儿童）进行沟通交流以获得他们的有效参与时，可通过联系一个现有的参考群体组织（如宝妈群）或成立一个参考群体，让他们与患者及公众进行交流并提炼患者的观点及需求。

2. 患者和公众观点的其他数据来源　除了直接获取关于患者和公众观点的一些数据，还可利用其他数据来源，如同行评审的相关文献或患者相关的网站里也能找到患者的观点和经验。另外可通过调查利益相关者组织来发现关于患者和公众观点和经验的相关信息。

3. 患者和公众专家证词　在指南制定过程中，当来自患者的观点或经验相关的证据存在不足而难以形成推荐意见时，可选择在共识会上邀请患者和公众专家以当面、书面或视频的方式呈现他们的观点和意见，随后指南制定小组结合这些观点和意见进行推荐意见的最终决策，并将专家证词在网上公开。

4. 采用研究方法进行咨询　当某主题缺乏高质量证据支持且通过以上方法均无很

好的解答时，一些指南制定人员可考虑采用调查、焦点小组和访谈等方法咨询受影响人群。

三、患者偏好与价值观在临床指南过程中的应用

（一）指南立题

应在指南项目组中纳入患者代表（或大众、志愿者等）参与指南制定的特定环节，一般在指南主题范围的选取、PICO 问题确定（特别是结局指标"O"的确定）、推荐意见的撰写等环节。患者参与的目的是确保指南解决对他们重要的问题，并将他们的观点反映在指南中。患者可识别卫生专业人员可能忽略的问题，可突出显示患者观点与卫生专业人员观点不同的领域，并可确保指南能够解决患者关注的关键问题。患者代表可以提出一系列其他问题，指南制定者需充分倾听患者声音并予以相应解决。

（二）证据的评价及结果解释

证据的选择与评价是指南制定的核心环节，此过程中常需要制作系统评价或使用已有的高质量文献，如何选择关键临床结局指标来进行证据的评价是推荐意见制定时必须考虑的问题，不同结局指标的选择可能会导致截然不同的推荐意见或推荐级别。故在立题之初进行 PICO 问题调研时，研究人员除了关注医疗终点结局外还需要调查患者最关注的结局指标，故此过程建议纳入对患者的调查或访谈。

（三）证据向推荐意见的转化

WHO 指南手册指出，患者偏好与价值观是患者对健康结局认识的重要性，指南制定者需要评估这种重要性如何在人群内部和人群间发生变化，以及这种重要性或可变性是否存在不确定性。在关键或重要结局上的价值观和偏好的不确定性或变异性越少，强推荐的可能性就越大，所以高质量的证据也可能因为患者的意愿而变成弱推荐。

目前，在医疗保健决策实践指南的制定中，没有建立统一的过程来整合患者偏好与价值观。证据到推荐决策框架（evidence to decision frameworks，EtD）提供了一种整合多种考虑因素制定推荐意见的策略，EtD 认为"患者主要结局指标的价值观是否存在重要的不确定性或变异性"是制定推荐意见时的考虑因素之一，如不能确定患者及其照护者对结局指标的价值观，则可合理得出弱推荐；如价值观差异太大，也可能会得出弱推荐。很多指南制定机构发布的手册中清晰地说明了在制定指南的过程中需要整合纳入患者价值观和意愿。

四、获得患者偏好与价值观信息的途径

（一）组建患者小组

患者小组的基本工作方式为筛选患者进入患者小组，患者小组由专人进行管理、培

训及提供相应支持，并引导小组成员积极发表意见。从患者小组中选出代表进入指南共识专家组，将患者小组讨论后的观点带入共识专家组，在指南制定过程中提供患者视角的价值观与偏好。在指南制定的不同阶段，患者小组及其代表均有相应的工作任务。参与指南共识专家组的患者代表在每次共识会议前均需与指南工作组和专家组进行沟通，按照每次会议的具体要求，总结归纳会议所涉及的患者价值观与偏好，然后与患者小组成员进行协商讨论，并将达成及未达成的共识意见在指南共识会议前反馈至指南共识专家组，使得患者小组与指南共识专家组之间关于患者价值观与偏好的信息呈现持续性、结构化的双向交互模式。

（二）系统评价文献

一部标准的循证指南不仅需考虑干预措施的有效性、经济性，还要考虑推荐措施在实施过程中的可接受性、可行性和公平性，这些从一定程度上来说均来源于患者偏好与价值观。定性研究系统评价可提供干预措施的可接受性和可行性等证据。实际操作中需对多个数据库进行患者偏好与价值观相关研究的全面检索，还要注意护理或心理相关的文献。SIGN 建议在第一次会议前三个月进行检索，以便有充足的时间获取文献，将总结的结果在会议中呈现，而且还指出纳入研究应包括以下内容：①与病情相关的积极或消极经验，包括诊断、药物及其他治疗、随访护理及生活质量。②未得到满足的需求。③患者信息需求和偏好。④参与治疗决策的经验；⑤对所接受照顾的整体满意度。

（三）开展定性研究

如果无法获取相关系统评价和 Meta 分析，或因缺乏原始研究，或资源和时间紧张而不能制定新的系统评价来获取患者价值观和意愿的证据时，可开展定性研究。调查患者价值观和意愿的最主要的方式为半结构化访谈，即通过当面询问的方式。每次采访平均耗时 30 ～ 40 分钟。在采访前，应先设计好访谈大纲和具体问题，包括患者需要了解的临床结局、相关疾病、不同干预措施的利弊、花销及其他需要调研的问题，并且需要考虑证据所关注的人群与指南的目标人群在民族、地域、文化习俗方面的差异性。

（四）横断面调研

横断面调研也是进行患者价值观与意愿调查的研究设计类型。可通过问卷调查的形式，针对目标人群（患者、患者代表或大众）收集其对干预措施的偏好与价值观。全国性指南一般建议进行多个省市、地区的调研，一般进行分层随机抽样，或分层整群抽样以尽可能全面纳入受指南影响的人群。

（五）其他研究方式

除上述研究类型外，随机对照试验（randomized controlled trial，RCT）、观察性研究也可进行患者价值观意愿的探索。

五、中医临床实践指南中患者偏好与价值观要素的探讨

在中医临床实践指南制定中开展患者偏好与价值观相关的研究，不仅符合国际指南方法学的要求，更是中医学以人为本、因人制宜诊疗思想的体现。中医审病、治病重视"人"这一整体，对同一疾病可通过中药、针灸、推拿等多种措施进行干预，且每种干预措施的处方均以患者主要诉求为出发点。这些特征决定了中医临床实践指南对患者偏好与价值观的需求。

中西医思维方式及文化背景的不同，决定了二者定义疾病的差异性。中医学不仅有"中风"等以"病"命名的疾病，还有"头痛"等以"症"命名的疾病，且命名时以消除患者最痛苦的症状体征为导向。依据主诉的不同，西医某一确定疾病可被中医分为不同病症。如胃炎这一疾病，可以分别在呕吐、腹胀、胃痛等中医临床实践指南中出现，这与患者对疾病固有定义特点的认知形成矛盾。目前多数患者就诊于中医门诊时，已经过西医明确诊断及初步治疗，对中医治疗结果的预期有一定偏好。同一中医病症纳入不同西医疾病的患者群体，或选择不同的结局指标，均会导致截然不同的证据构建、推荐意见或推荐级别。

中医学对疾病的认识，除了与西医学相通的"病""症"，还拥有"证"这一独特的概念。"证"是指机体当前阶段对致病因素做出的反应状态，是中医对疾病本质的认识。不同于西医把整套治疗体系建立在疾病水平上，中医在确定病症后还需进行辨证论治。理解不充分是患者偏好与价值观产生偏倚风险的重要原因之一，患者对"证"这一概念的模糊理解、对自身所处健康状态（中医证候）的主观性推断，以及对辨证论治诊疗思维的陌生，可导致患者偏好与价值观产生偏倚的可能性增大。对这一问题解决方案的探讨，可以从两个角度切入：其一，可以在确定入选人群时，选择对中医"证"等概念没有相应认知的人群。虽然该部分人群对治疗方案理解程度相对较弱，但是却有效降低了"认知失衡"的发生概率；其二，可以通过医患"共同决策"这一临床实践模型，帮助患者从最初偏好逐渐形成最终偏好决定。

不同于西药靶向性明确的特点，中医针灸、推拿、中草药、中成药等多种治疗方法的疗效并不能以特定机制进行解释，且各种干预措施间的疗效对比缺少文献证据支持。因此，针对相同健康状态下的患者，中医干预措施的选择具有较大灵活性，而这种灵活性增加了患者价值观与偏好在其中的影响。在制作高质量的中医临床实践指南时也发现，如果患者对某种治疗形式的价值观与偏好有普遍性可循，那将对最终推荐意见强度产生重要影响。可通过焦点小组访谈法，使参与者间进行充分和详尽讨论，更全面了解患者对中医临床实践指南中干预措施的看法、风险收益上的顾虑及在主观上的偏好选择。随后再有针对性地设计调查问卷，并对一些患者关注却了解不详尽的问题进行备注，以此削弱患者主观选择偏好对形成指南推荐意见的不良影响。从而在综合考虑证据质量、利弊平衡、卫生经济学因素的情况下，使中医临床实践指南给出依从性更好、科学性更强的建议。

临床实践指南推荐意见所带来的可能的经济／非经济投入，一直是患者价值观与偏

好影响指南制定与评价的重要因素之一。患者付出的不仅是医疗费用，还包括时间、人力、精力等成本，而针灸、推拿治疗还要求患者及家庭投入更多时间及人力成本。此时，价值观和偏好在患者权衡风险和疾病负担的过程中也起到了重要的作用。若患者权衡利弊时，认为医疗方案所带来的健康收益不及医疗成本所带来的负担，那么有很大概率会中断原有治疗流程。因此，中医临床实践指南收集患者价值观与偏好时，应对不同年龄段和不同收入人群进行横断面调查，以此确定患者对中医临床实践指南中的治疗方案所需时间、人力、资金付出成本的接受程度。

指南中干预措施的效果很大程度上取决于患者的合作，当涉及是否干预患者的生活方式时，最终决策要重点结合患者价值观和偏好。但就诊中医的患者群体结构复杂，个体间因生活方式差异，对中医预防与调护医嘱的依从性差距较大。因此，在收集此类患者价值观与偏好的过程中，应避免使用指南患者小组及患者访谈这种个体化方法。当制定中医临床实践指南预防与调护版块的指导建议时，应重视价值观和偏好可能影响最终结果的问题，并且应该遵循实际且可实现的方法，使评估集中在患者可能遵循行动方针的程度上。通过文献收集、专家访谈，构建关于相应疾病预防与调护的初级数据池，在此基础上设计横断面调查，对不同人群的意愿偏好进行总结分析，并将结果列为指南该版块的证据基础之一。

（刘雪寒）

第十五章 快速建议指南的制定

第一节 快速建议指南制定的概述

一、快速建议指南的分类

WHO 对指南范围的界定包括标准指南（standard guidelines）、汇编指南（consolidated guidelines）、暂行指南（interim guidelines）和应急指南（guidelines in response to an emergency or urgent need）。其中，应急指南包括紧急（快速反应）指南［emergency（rapid response）guidelines］和快速建议指南（rapid advice guidelines）。二者的区别在于前者需要在突发公共卫生事件发生的几小时或几天内紧急完成，一旦该突发公共卫生事件持续时间较长，则需要将前者转化为后者或直接制定快速建议指南。

快速建议指南是一种针对特定医疗或健康问题的快速参考指南，旨在为临床医生、政府机构和其他决策者提供即时的决策支持。快速建议指南指的是为应对突发公共卫生事件，在 1～3 个月内以循证指南的形式提供及时的指导。快速建议指南的制定小组必须遵循标准指南制定的基本步骤，为了加快进程可进行适当调整以适用于紧急情况。工作机制为在紧急公共卫生事件发生后，对现有证据（尤其是系统评价）进行快速检索、评估的基础上，进行证据分级，形成推荐意见。由于快速建议指南着眼于有限的临床问题，适用范围有限，因此应在紧急情况之后对其进行合理评估，以确定是否需要更新或转变为标准指南，或宣布其不再适用。

WHO 将快速建议指南分为紧急（emergency）阶段和快速应答（rapid response）阶段两个阶段。紧急阶段是数小时或数天之内快速查找相关现有指南，或直接基于专家共识提供推荐意见，得出紧急或快速应答指南；快速应答阶段是在该公共卫生问题持续存在的情况下，后续数月需要对相关证据进行系统评价，并遵循 WHO 指南手册的程序最终制定出快速建议指南。对于新技术的出现而快速制定的指南，则应该用暂行指南（interim guidelines）一词，而非快速建议指南（rapid advice guidelines），以表明之后会随着新证据的出现完善指南。

二、快速建议指南制定的背景

标准的临床实践指南的制定必须遵循严格的方法，且一般需要两年以上的制定周期。因此，标准的临床实践指南不适用于突发公共卫生事件的及时指导和应对。为此，各指南制定组织也开始探索更为合理和便捷的指南制定方法以有效应对标准临床实践指南耗时长的问题。WHO 于 2006 年左右提出了快速建议指南的概念和方法，且已在多个传染性疾病防护等中进行过制定，取得了一系列成功经验。截至 2020 年，WHO 已针对 H5N1、H1N1、儿童结核、HIV 感染、儿童隐球菌感染、埃博拉等突发公共卫生事件制定了 9 部快速建议指南（见表 15-1），为紧急卫生情况提供了及时全面、基于证据的指导。

在 WHO 的引领下，全球多个国家和组织开始对快速建议指南的方法学进行探索和实践，包括美国疾病控制与预防中心、美国医学毒理学学院、英国 NICE 和加拿大公共卫生署等。2016 年，BMJ 与国际非营利性证据生成组织 MAGIC（Making Grade the Irresistible Choice）合作推出 BMJ 快速建议指南，通过科学、透明的指南制定过程，在 90 天内发布快速建议指南和链接系统评价。截至 2020 年 12 月，BMJ 共制定了 18 部快速建议指南。

当前，快速建议指南的方法学仍处于探索阶段，相关研究发现，国内外已经发布的快速建议指南并不完全都按照相关流程和规范所制定。我国的快速建议指南虽然起步较晚，但由于其在应对突发公共卫生事件方面特有的优势，相关研究者的关注度正在逐步上升，应用领域也在逐步扩展，有较为良好的发展趋势。

表 15-1　WHO 已制定的 9 部快速建议指南基本信息

序号	题目	发布时间	制定周期	临床问题数	推荐意见数	篇幅
1	快速建议指南：散发性人类感染甲型禽流感（H5N1）病毒药物管理	2007 年	3 个月	10	27	11 页
2	快速建议指南：使用抗逆转录病毒药物治疗孕妇和预防婴儿艾滋病毒感染	2009 年	2 个月	7	7	15 页
3	快速建议指南：针对成人和青少年的艾滋病毒感染的抗逆转录病毒疗法	2009 年	7 个月	8	24	28 页
4	快速建议指南：儿童结核病的治疗	2010 年	未知	7	10	27 页
5	快速建议指南：成人、青少年和儿童 HIV 感染者合并隐球菌感染的诊断、预防和管理	2011 年	11 个月	6	17	44 页
6	应对丝状病毒疾病暴发的个人防护装备指南	2014 年	未知	5	12	12 页
7	指南和系统评价：关于埃博拉病毒中手卫生和氯的使用	2014 年	未知	未知	3	14 页
8	关于艾滋病毒和婴儿喂养的最新情况指南：母乳喂养的持续时间及为改善艾滋病毒携带者母亲的喂养习惯的卫生服务机构支持	2016 年	未知	7	7	68 页
9	快速建议指南：寨卡病毒宫内暴露相关新生儿及婴幼儿并发症的筛查、评估和治疗	2016 年	6 个月	6	21	15 页

三、快速建议指南的适用情况

快速建议指南是为了应对特定的医疗或公共卫生挑战而迅速制定的指导文件，通常包含针对特定疾病、疾病阶段、治疗方案、预防措施或公共卫生事件的建议。目前快速建议指南主要应用于几种情况：①公共卫生紧急事件，如传染病暴发（如 COVID-19、埃博拉、禽流感等）、自然灾害（如洪水、地震）、化学污染等情况下的卫生决策指导。②相对缓慢的紧急情况（例如武装冲突情况恶化、疾病逐步暴发、干旱或者食品无保障）。③出现新兴疾病或变异：当新的疾病出现或已知的疾病出现新的变异时，快速建议指南可以帮助卫生保健机构和人员了解如何诊断、治疗和预防疾病。④在缺乏相应条件（时间、资金、人力和其他资源）制定标准指南之前，但又需要尽快规范临床诊疗，指导医务人员科学决策，可基于当前可获得的高质量证据，精简指南制定流程，快速制定出一部指南。

四、快速建议指南的特点及优势

快速建议指南主要有以下特点：①制定时间短且具有时效性。在紧急公共卫生情况下，快速建议指南针对的是需要立即行动的情况，如新发传染病、药物短缺、医疗设备故障等，需要短时间内完成制定，且需要在较短时间内实施。②具有针对性和实用性。快速建议指南针对的是特定的问题或情况，它们提供具体的行动建议，使其在实际临床工作中易于应用，但适用范围较为有限。③鉴于新证据匮乏，用于制定快速建议指南的证据可基于快速系统评价（rapid review）、病例收集或专家经验。④在应对紧急情况之后需对快速建议指南进行合理评估，以确定是否需要更新或转变标准指南，或者宣布其不再适用。⑤相较于标准指南，快速建议指南的花费较少，但可增加偏倚风险。但相对于专家共识，快速建议指南可降低偏倚风险。

相较于其他类型的指南，快速建议指南主要有以下几个优势：①快速建议指南范围通常更小更具体，且在证据综合评价时需要采用快速系统评价的方法，在保证系统、透明的指南制定过程的同时，节省了时间和费用。②应用 GRADE 方法来评价证据质量并形成推荐意见，充分考虑并权衡了相应的利弊因素，替代专家共识以降低偏倚风险并提高中国指南的质量。③传统临床实践指南存在制定周期长，过程烦琐等缺点，无法满足突发公共卫生事件下的医疗决策。快速建议指南能够在短时间内迅速整合现有最佳证据，提供当前最佳的推荐意见或应对措施，能在突发公共卫生事件时发挥重要作用。④与标准指南相比，快速建议指南的制定周期更短、速度更快，能够根据证据情况的变化将推荐意见一直维持在最新状态。

第二节　快速建议指南的制定方法

快速建议指南的制定流程正在不断完善：WHO、NICE、USCDC 等机构相继制定了快速建议指南手册。WHO 最先规定了快速建议指南的制定方法与流程，2008 年

WHO 指南评审委员会（Guideline Review Committee，GRC）正式成立后，增加了计划书与最终版指南须由 GRC 评审批准的这一流程。国际指南协作网（GIN）基于对国际指南开发组织发布的快速建议指南及制定手册的系统调查以及与 WHO 指南制定者的定性研究，在 2018 年提出了 GIN–McMaster 指南制定清单扩展版 – 快速建议指南制定的21 条原则（见表 15–2）。

表 15–2　GIN–McMaster 指南制定清单扩展版——快速建议指南制定原则

指南制定清单主题	快速建议指南制定原则
组织、预算、规划和培训	1. 快速明确制定快速建议指南的时间限定及应遵循的指南制定清单要点
	2. 制定与快速建议指南相关的标准操作程序，起草计划书，尽早确定同行评审者，并尽早计划小组会议
设置优先领域	3. 确定推进快速建议指南的因素（例如，有关疗效/成本效益/安全性、紧急/危险情况等的新证据）
	4. 确定是否需要临时指南和（或）快速建议指南
指南制定工作组成员	5. 邀请相关个人参与指南指导委员会和制定小组
	6. 快速建立专业指导委员会，按专业领域建立主题专家组
建立指南小组会议流程	7. 如果时间紧迫，应更加强调使用网络会议（单独或与面对面会议一同进行）
确定目标人群和遴选主题	8. 发布前提示目标人群注意快速建议指南
利益冲突及注意事项	9. 指南制定小组应制定一个快速实施利益冲突政策的流程
形成问题	10. 应解决数量有限的关键问题
考虑结局指标和干预措施的重要性，价值观、偏好和效用	11. 每个 PICO 的结果优先级排序过程应简短
	12. 有关患者偏好和价值观的信息可通过多种方法获取，如定性文献或患者支持团体
确定纳入的证据类型并检索证据	13. 在明确进行系统评价的制定时，应考虑所需和可利用的资源（时间和经济资源）；范围限定或快速系统评价应报告纳排标准和优先级
综合证据并考虑其他信息	14. 相关原始研究和专家共识经验，应在推荐意见表的证据中添加"其他相关信息说明"
制定推荐意见并确定其推荐强度	15. 使用会前投票和网络会议来加快制定过程
推荐意见的撰写以及考虑实施、可行性和公平性	16. 在小组会议上确定最终推荐意见的撰写
报告与同行评审	17. 明确并透明记录确定证据有限时使用的过程
	18. 应探讨推进内部和外部评审的办法，在快速建议指南中概述进程
传播与实施	19. 实施策略应在 PICO 的范围内
	20. 应概述并解决实施中的任何潜在障碍
更新	21. 在制定临时指南时，应确定制定快速建议指南或完整实践指南的日期；如若制定了快速建议指南，则应确定实施完整实践指南的日期

　　WHO 指南制定手册和 RIGHT 声明是制定和报告突发公共卫生事件中的快速建议指南时可以参考的纲领性文件。WHO 快速建议指南的制定小组必须遵循 WHO 指南制

定手册中的所有基本步骤，但可进行适当调整以适用于紧急情况。快速建议指南制定的关键在于在缩短制定周期的同时保证质量。即使在新发传染病暴发流行期，原始研究缺乏的情况下，指南制定过程也应遵循严谨性和透明化。

制定快速建议指南需要以当前最佳证据为基础，通常会引用经过严格制作和报告的系统评价，采用快速综合证据的简化方法，可帮助决策者迅速做出判断。快速建议指南的制定包括计划、制定、发布和更新 3 个阶段。

一、计划阶段

①评估快速建议指南制定的必要性。②限定快速建议指南的范围并确定关键问题。③筹建指南项目组。④确定指南的目标用户和目标人群。⑤快速评估利益冲突。⑥确定指南结构，撰写计划书，形成指南整体方案。

二、制定阶段

①快速组建成立指南制定工作组，并邀请有代表性的成员。②提出问题并评估结果的重要性。③快速检索文献并评价与综合证据。④应用 GRADE 对证据质量进行评价。⑤制作推荐意见决策表。⑥形成推荐意见。⑦完成指南撰写并起草快速建议指南。⑧举行专家小组会议，提交专家外审。⑨确定最终版快速建议指南。

三、发布和更新阶段

快速建议指南的发布以静态报告的形式，主要通过出版物如期刊发表和官方网络指南制定机构网站等进行宣传。快速建议指南在执行过程中还需要考虑指南的本土化，并结合当地具体环境和资源状况的情况下进行合理调整。指南发布之后需要及时监控证据发布情况，注重指南的后效评价，以进一步更新完善指南。指南制定小组会定期对证据进行更新检索，在此期间，如果发现有新的重要证据，可能会对指南进行技术层面或规划层面的更新。

第三节　快速建议指南（完整版）制定的示例分析

一、背景

2019 新型冠状病毒（2019 novel coronavirus，2019–nCoV），因 2019 年 12 月发生在中国武汉的不明原因病毒性肺炎病例而被发现，并于 2020 年 1 月 12 日被 WHO 命名。

新型冠状病毒（2019–nCoV）感染的肺炎诊疗快速建议指南的制定希望能够从疾病流行病学、病因学、诊断、治疗、护理、医院感染控制等方面给临床医师、社区居民等提供医疗护理及居家照护的相关指导。

二、方法学

该指南制定过程主要依照 WHO 针对紧急公共卫生事件的快速风险评估手册提供的快速建议指南（rapid advice guidelines）方法学进行。

（一）组建指南制定小组

由一线诊治医师和护师、行政管理协调安排人员、指南制定方法学专家、系统评价及文献检索专业人员共同组成。

（二）指南的目标用户

发热门诊、急诊科、重症医学科、呼吸科等诊治与护理 2019-nCoV 感染肺炎患者的医师、护士，社区居民，公共卫生人员及科研工作者。

（三）指南的目标人群

2019-nCoV 疑似病例、确诊病例、聚集性病例、密切接触者及可疑暴露者。

（四）快速评估利益冲突

首次会议口头询问利益冲突情况，共识会议进行所有参与者的利益冲突调查，均表明不存在利益冲突。

（五）指南结构的确定

该指南属于应对突发传染性疾病的快速指南，由于时间所限，未进行指南 PICOS 问题的调研，而是由武汉大学中南医院多位一线临床医师进行讨论，确定指南的结构，以及涵盖的主题和范围。

（六）证据来源与评价

1. 一般性说明　考虑到新暴发的疫情没有直接证据，故参考学习严重急性呼吸综合征（severe acute respiratory syndrome，SARS）、中东呼吸综合征（middle east respiratory syndrome，MERS）和流感相关指南及相应高级别证据，并同时参考国家卫生健康委发布的 2019-nCoV 感染的肺炎诊疗方案及 WHO 的 2019-nCoV 感染肺炎指南。另外，本指南制定也进行了指南外高质量证据的查找。高级别证据包括治疗性相关问题查找高质量系统评价、Meta 分析、随机对照试验，诊断性研究查找高质量系统评价、诊断准确性研究等。如果没有发现可用的 RCTs，则依次查找高质量的观察性研究。因 SARS 研究的发表集中在疫情发生后的几年，近期研究数量不足，故本次指南制定暂不限制检索年份，检索截止时间至 2020 年 2 月 2 日。

2. 检索资源　该指南检索的数据库为：PubMed、Embase 和 Cochrane Library。检索的网站有：WHO（https://www.who.int/）、CDC（Centers for Disease Control and Prevention；

https://www.cdc.gov/）、NICE（https://www.nice.org.uk/）、中华人民共和国国家卫生健康委员会（http://www.nhc.gov.cn/）和国家中医药管理局（http://www.satcm.gov.cn/）。

3. 一手资料的收集与汇总 在本次新型冠状病毒感染的肺炎诊疗过程中，本院共筛查 11500 例，疑似 276 例，明确诊断 170 例（其中危重患者 33 例）（截至 2020 年 1 月 29 日 24:00）。在此过程中积累了一定的诊疗经验，整理病例 170 份，以专家证据（expert evidence）的形式成为指南重要证据资料。呈现形式：医师共识过程参与及典型案例报告。此过程严格区分专家证据及专家意见。

（七）证据及推荐意见分级标准

该指南参考 GRADE 系统的一般原则，并结合本次指南的特殊性综合确定证据等级与推荐意见的确定方法。当临床问题无高质量系统评价或 Meta 分析支持时，依次选用高质量的 RCTs、观察性研究或系列病例报告，同时参考本院专家证据及已有 SARS 等指南证据，此时原始研究不进行不一致性降级。

（八）推荐意见确定

在所有证据收集并评估后，通过指南制定小组面对面会议达成共识。分歧较大的采用投票的方法最终确定。指南文本用"建议""提供"等反映强推荐，用"考虑"反映弱推荐。强推荐并不意味着有足够的干预有效性，推荐意见的制定结合疾病的严重程度、患者意愿、安全性、经济性等因素综合考虑。根据此次指南制定的实际情况，进行一定的调整，本次指南制定过程中高度重视专家证据，共识过程中一线诊治医师对待推荐意见的一致性超过 70% 的专家证据设定为高质量证据。

（九）撰写并发布

该指南的标准版已以中、英文同时发布，当前版本为完整版，中文标准版刊于《解放军医学杂志》2020 年第 30 卷第 1 期；英文标准版刊于《*Military Medical Research*》2020 年第 7 卷。与标准版相比，完整版呈现了"证据概述"。

三、结果

（一）流行病学特征

该指南通过当前证据回顾对 COVID-19 的暴发范围、宿主、传播途径、病因学及发病机制、分子流行病学、潜伏期和感染期、影响预后的因素进行总结。

（二）疾病筛查及人群预防

该指南对病例定义（疑似病例、确诊病例、聚集性病例、密切接触者、可疑暴露者）、人员预防（密切接触者及可疑暴露者、疑似 2019-nCoV 感染患者）、口罩的使用进行总结。对密切接触者及可疑暴露者提出了 6 条建议，均为强推荐；对疑似 2019-

nCoV 感染患者提出了 1 条建议，为弱推荐，其中，对轻微症状疑似患者居家隔离提出了 13 条建议，4 条为弱推荐，9 条为强推荐；对轻微症状疑似患者的家庭照顾者提出了 6 条建议，1 条为弱推荐其余均为强推荐；对旅行人群的预防提出了 1 条建议，为强推荐。

（三）疾病诊断

该指南从临床表现、体格检查、影像学检查、鉴别诊断、实验室检测技术、其他早期诊断方法进行总结。

（四）治疗

该指南从治疗原则、治疗方案、药物治疗、中医中药治疗、重症患者治疗、阶段评估及治疗效果评估、出院标准进行总结。对治疗方案提出了 4 条建议，均为强推荐；对抗病毒药物治疗提出了 2 条建议，均为弱推荐；对激素药物提出了 1 条建议，为弱推荐。在中医中药治疗部分，该指南从治疗原则（辨证施治、三因制宜、防大于治）、预防（环境、个人、心理、药物）、治疗（医学观察期、临床治疗期）方面进行总结，预防药物提出了 6 条应对措施，包括室内活动环境熏艾、佩戴中药香囊、中药足浴方、中药预防方、代茶饮、中成药等，中医治疗根据不同的临床分期与中医证型，提出了 7 条应对措施，包括中药汤剂和中成药。

（五）医院感染预防与控制

该指南从患者 / 疑似患者隔离与限制指引、个人防护指引进行总结，均给予强推荐建议。

（六）疾病护理

该指南从居家隔离患者的护理、普通住院患者的护理、危重症患者的护理进行总结。

四、讨论

该指南声明了其局限性：①时间紧迫，不能充分考虑所有临床问题。②所查找获得的证据存在较大的间接性。③因为部分推荐意见基于现有参考指南和专家经验的证据，故有低或极低质量证据产生强推荐的情况，因此当高质量证据出现后，这些强推荐很可能需要修改。

第四节　结　语

尽管目前快速建议指南还存在一些有待改进和完善的地方，如时间过短不能充分考虑到所有的临床问题、检索和利用证据方面存在局限性和一定的偏倚、突发公共事件进展太快而难以监测和后效评价指南推荐意见实施情况、应用价值也还需要进一步的评价和证据支持等。但快速建议指南可以在面对突发公共卫生事件或其他紧急卫生需求时较为快速地制定指南，在短期提供相应的推荐意见指导临床医师和患者应对疾病，能提供及时的卫生指导，因此，快速建议指南的重要性可见一斑。

目前，快速建议指南还处于发展阶段，如何提高指南的制定速度同时保证指南制定的规范性，是需要指南制定方法学家们不断思考的问题。快速建议指南结合了专业知识、数据分析和技术工具，以提供快速、准确的建议和决策支持。随着科技进步和人工智能的发展，在文献检索、文献筛选、偏倚风险评估、数据提取及数据分析等系统评价过程及证据向推荐意见转化等指南制定过程中均已有人工智能参与的成功经验，更加自动化和智能化的工具或平台正在不断出现来加速临床实践指南的制定，将大大助力于快速建议指南的发展。

（靳英辉）

第十六章 基层版中医临床实践指南的制定

第一节 基层医疗卫生机构中医药服务的现状和思考

一、我国基层医疗卫生机构发展现状

新中国成立以来，党和政府十分重视医疗卫生事业的发展。2009 年 3 月，中共中央、国务院发布《关于深化医疗卫生体制改革的意见》明确提出，我国将逐步健全基层医疗卫生服务体系，这开启了以"建立基本医疗卫生服务制度，全面加强公共卫生服务体系建设、进一步完善医疗服务体系、加快建设医疗保障体系、建立覆盖城乡居民的基本医疗保障体系"为主要核心建设内容的新医改。全国多地多部门致力于加强基层和临床服务能力，推动医疗卫生工作重心下移、医疗卫生资源下沉，推动城乡基本公共服务均等化，真正解决群众"看病难、看病贵"的问题，尤其是推动实行"基层首诊、双向转诊、急慢分治、上下联动"的就医制度，实现"小病在基层、大病到医院、康复回基层"的就医格局。2017 年 10 月，党的十九大报告中指出，要加强基层医疗卫生服务体系建设。2022 年《关于印发基层中医药服务能力提升工程"十四五"行动计划的通知》要求，探索建立中西医相互补充的医药卫生体制，提升基层中医药服务能力。

到目前为止，我国建立了较为完善的基层医疗卫生服务网络，基层医疗卫生服务体系以城乡基层医疗卫生机构为核心。基层医疗卫生机构一般是指基层行政区划级别的医疗机构，包括社区卫生服务中心、社区卫生服务站、乡镇卫生院、村卫生室等。基层医疗卫生服务体系是提供公共卫生与基本医疗服务的重要载体，如社区卫生服务中心（站）为居民提供疾病预防控制、慢性病管理、健康教育等公共卫生服务以及常见病、多发病的诊疗服务；乡镇卫生院负责提供当地公共卫生服务和常见病、多发病的诊疗等综合服务；村卫生室承担行政村的公共卫生服务及一般疾病的诊治等工作。在我国，基层医疗卫生机构因其贴近居民群众、熟悉社区村镇情况、具备一定卫生服务能力、服务成本较低等特点，在为居民提供基本医疗卫生服务方面具有不可替代的作用。

国家卫生健康委员会公布的统计数据显示，截至 2023 年年底，全国医疗卫生机构数达 107.07 万个，其中医院 3.84 万个，基层医疗卫生机构 101.62 万个（包括社区卫生服务中心 3.72 万个，乡镇卫生院 3.38 万个，村卫生室 58.20 万个，诊所 31.89 万个），基层医疗卫生机构数量占我国医疗卫生机构总数的 94.9% 以上。随着我国政策支持和增加投入力度，基层医疗卫生机构卫生技术人员数量逐年递增。调查分析显示，2014—

2018 年，我国基层卫生技术人员从 217.7 万人增加到 268.3 万人，基层医疗卫生机构的床位配置、医疗卫生设施配置等均有提升的趋势。在我国，虽然基层医疗卫生机构存在地理位置便利、就诊流程简便、服务价格实惠等吸引力，但是，基层医疗卫生机构也存在医护人员水平不高，城乡分布不均衡，人才队伍较为薄弱，以及基本设施不完善、医疗设备条件相对不足等问题。

二、我国基层医疗卫生机构的中医药服务现状

中医药是我国悠久历史沉淀下孕育出的一种独特且宝贵的医学资源。中医发源于中国黄河流域，很早就建立了学术体系。在历史的长河中，广大人民群众通过生产生活的实践及与疾病的长期斗争，逐步发展并完善了博大精深的中医理论体系，这一体系已成为我国医疗卫生服务体系中不可或缺的重要组成部分。相较于西医学，中医学具有自身独特的价值特点，中医药特色疗法如中医自然药物疗法、中医外治疗法和中医适宜技术等。

中医药凭借其独有的健康价值和经济价值，在基层卫生服务及多项突发公共卫生事件防控中发挥着自身不可替代的作用。第一，基层医疗卫生机构的中医药服务享受到政策的大力支持。2016 年《中医药发展战略规划纲要（2016—2030 年）》提出"持续实施基层中医药服务能力提升工程，提升基层中医药健康管理水平"。《"健康中国 2030"规划纲要》提出坚持以基层为重点、中西医并重，以实现全民健康的战略主题。2022 年《"十四五"中医药发展规划》提出大力推广基层中医药适宜技术，提升县级常见病、多发病中医药适宜技术推广基地能力，促进中医药传承创新发展，服务于生命全周期、健康全过程。充分发挥县域医共体模式下的基层中医护理适宜技术推广应用，使其在疾病治疗、慢病管理、康复促进、养生保健等很多领域表现出了优势，适合乡镇一级医院及村卫生室的普及和推广。第二，中医药疗法辨证论治、治未病的基本特点，以及其对个体有针对性开展差异化、个体化治疗的独特特点，便于在社区卫生服务中心推广。第三，基层医疗卫生机构推广中医药有较好的群众基础和地理区域优势。对于慢性病患者，尤其对年龄较大的慢性病患者来说，出门即可看病，这种便利性不仅提高了患者的就医体验，也增强了他们对中医药的信任和依赖。因此，强化基层中医药卫生服务能力在保障人民健康、打造更加完备的中医医疗服务体系方面具有重要作用。

然而，目前我国基层中医药卫生服务体系仍有待进一步完善，国内学者对我国基层医疗卫生机构中医药服务现状进行了探究。如杨爽等通过系统检索 2018—2022 年《中国卫生和计划生育统计年鉴》《中国卫生健康统计年鉴》及 2017—2021 年《全国中医药统计摘编》，获取各类机构的机构数、床位数、中医类执业（助理）医师数、基层中医机构财政投入总量、诊疗人次数等，从卫生投入层面（机构数量规模、床位数、机构中医类人员情况、机构财政投入情况）和服务产出层面（年诊疗人次、中医诊疗量占比）进行统计分析，认为我国基层中医药卫生服务仍存在基层中医药资源不足、中医药优势未充分发挥、人才培养机制不健全、服务与利用不均衡、财政投入少等主要问题。王倩等通过对中医药适宜技术在社区慢性病管理中的现状分析，发现社区基层卫生服务中心中医药服务价格偏低、年终绩效驱策机制不足，社区卫生服务中心中医药专业人才能

力有待提高、人才结构不合理，在社区卫生服务中心宣传推广中医药适宜技术的力度不够、慢性病患者对这方面技术的认知也有待加深等问题。喻静娴等通过对基层医疗机构开展中医治未病健康服务的现状进行研究，从制度层面、机构层面、医务人员层面、居民层面探讨了基层医疗机构开展中医药服务的障碍因素。其中，制度层面存在缺乏有效的绩效考核和激励机制、缺乏成熟有效的流程与技术、支持体系尚不够完善等问题，机构层面存在中医治未病健康管理服务科室设置有待完善、治未病健康服务设备配备不完全、基层医疗机构开展的服务技术和服务项目不能满足居民需求等问题，医务人员层面存在中医治未病健康服务人才缺乏、医务人员培训不到位、医务人员中医治未病健康服务意识不足等问题，以及居民层面存在居民对基层医疗机构的信任有待提高、居民对中医治未病健康服务的认知不足、居民接受中医治未病健康服务的意愿不足的问题。叶雅萍等从扎根理论视角出发探究了杭州市社区卫生服务中心中医药服务的发展困境，认为社区卫生服务中心中医药服务能力现状存在区域发展不均衡、优质中医人才匮乏、社区中医药创新能力较弱等现象。

笔者所在团队前期为制定《国家糖尿病基层中医防治管理指南》，采用混合方法研究设计对全国范围内 382 位基层医疗卫生机构医师进行线上问卷调查、对 31 位基层医疗机构医师进行定性访谈。与既往研究结果相一致，我们开展调查研究也发现基层医疗卫生机构存在区域发展不均衡、优质中医人才匮乏、基层医疗资源相对不足、基层中医药优势无法充分发挥、患者依从性知晓率较低等亟须改善的现状和困境。其中，通过对382 位基层医疗卫生机构医师的调查分析，结果显示基层医疗卫生机构医师对中医药干预措施"经常使用"的比例由高到低依次是中医食疗、中成药、汤剂、传统锻炼功法、中药颗粒剂、针灸、穴位贴敷、中药熏洗、耳穴、推拿、刮痧（见表 16-1）。同时，结合对 31 位基层医疗卫生机构医师的定性访谈，与问卷调查结果一致，基层医疗卫生机构医师对中医食疗、中成药、汤剂等中医药干预措施的应用相对较多，医师较多采用中西医结合的方式开展诊疗服务，中医药措施可发挥融入综合防治、改善症状、协助控糖等作用。

表 16-1　382 位基层医疗卫生机构医师临床诊疗糖尿病时中医药措施的使用现状［n（%）］

| 类别 | 基层医疗卫生机构医师 | | 合计（n = 382） | P 值 |
	中医专业背景（n = 169）	临床医学背景（n = 213）		
汤剂				< 0.001
经常使用	78（46.15）	22（10.33）	100（26.18）	
有时使用	52（30.77）	30（14.08）	82（21.47）	
很少使用	39（23.08）	161（75.59）	200（52.36）	
中成药				0.001
经常使用	93（55.03）	88（41.31）	181（47.38）	
有时使用	60（35.50）	74（34.74）	134（35.08）	
很少使用	16（9.47）	51（23.94）	67（17.54）	

续表

类别	基层医疗卫生机构医师		合计 （n = 382）	P 值
	中医专业背景 （n = 169）	临床医学背景 （n = 213）		
中药颗粒剂				0.299
经常使用	48（28.40）	46（21.60）	94（24.61）	
有时使用	54（31.95）	77（36.15）	131（34.29）	
很少使用	67（39.64）	90（42.25）	157（41.10）	
针灸				< 0.001
经常使用	39（23.08）	18（8.45）	57（14.92）	
有时使用	54（31.95）	24（11.27）	78（20.42）	
很少使用	76（44.97）	171（80.28）	247（64.66）	
中药熏洗				0.018
经常使用	26（15.38）	16（7.51）	42（10.99）	
有时使用	33（19.53）	33（15.49）	66（17.28）	
很少使用	110（65.09）	164（77.00）	274（71.73）	
穴位贴敷				0.008
经常使用	31（18.34）	20（9.39）	51（13.35）	
有时使用	45（26.63）	46（21.60）	91（23.82）	
很少使用	93（55.03）	147（69.01）	240（62.83）	
耳穴				< 0.001
经常使用	25（14.79）	17（7.98）	42（10.99）	
有时使用	48（28.40）	24（11.27）	72（18.85）	
很少使用	96（56.80）	172（80.75）	268（70.16）	
推拿				0.008
经常使用	22（13.02）	13（6.10）	35（9.16）	
有时使用	33（19.53）	28（13.15）	61（15.97）	
很少使用	114（67.46）	172（80.75）	286（74.87）	
刮痧				0.264
经常使用	16（9.47）	12（5.63）	28（7.33）	
有时使用	26（15.38）	28（13.15）	54（14.14）	
很少使用	127（75.15）	173（81.22）	300（78.53）	
中医食疗				< 0.001
经常使用	141（83.43）	96（45.07）	237（62.04）	
有时使用	18（10.65）	48（22.54）	66（17.28）	
很少使用	10（5.92）	69（32.39）	79（20.68）	

续表

类别	基层医疗卫生机构医师		合计 （n＝382）	P 值
	中医专业背景 （n＝169）	临床医学背景 （n＝213）		
传统锻炼功法				＜0.001
经常使用	77（45.56）	58（27.23）	135（35.34）	
有时使用	40（23.67）	43（20.19）	83（21.73）	
很少使用	52（30.77）	112（52.58）	164（42.93）	

因此，我国基层医疗现状存在机遇的同时，现状仍十分严峻。未来应从各方面进一步提升和促进基层医疗卫生机构的中医药服务能力建设。如提高各级部门对基层医疗中医药的重视程度，健全中医药参与的慢病管理体系；着重加强中医药专业技术人员的培养与引进，提升基层医师利用中医药治疗手段管理疾病的能力；推进中医药实践和宣传，提升基层地区不同人群尤其慢性病患者健康素养水平。

三、关于提升基层医疗卫生机构中医药服务能力的思考

近年来，在"中西医并重"的国家战略指导下，我国各级医疗卫生机构逐渐加强中医药服务的支持和参与力度，对于基层医疗机构中医药健康服务也有了一定的制度支持和财政支持。赵凤丹等对北京市 34 家示范社区卫生服务中心进行调查显示中医药相关科室设备配备良好，但中医药服务项目的开展频度仍偏低。同时，国内更多研究显示，在基层医疗卫生机构，除进一步加强建立中医药事业发展的长期有效机制外，关于基层医疗的中医药人员队伍建设亟须完成。

首先，加快培训和提升中医师的临床水平和专业技能是解决中医药服务能力提升的重点。刘爽等通过对我国东、中、西部 6 个样本县的乡镇卫生院进行全样本调查，结果显示中医药人员数量匮乏与水平不足是阻碍乡镇卫生院中医药服务能力提升的重要因素。中医药人才是提供中医药服务的基础和最关键因素。中医学与西医学的不同之处在于，中医药学由于具有经验医学的特点，中医师更加需要长期的临床学习和临床经验积累，因此，中医师更加需要不断向具有丰富经验的中医师学习。只有重视和加强基层医疗卫生机构中医药人员的培养才能真正改善和提高基层医疗卫生机构的中医药服务能力建设。

其次，针对医务人员的培训，不仅应提高医师运用中医药治病和健康服务的意识，更要提高其有效运用中医药措施开展临床诊疗和健康服务的能力。孙艳春等通过对3103 名上海市社区卫生服务人员的调查，发现医师对常见中成药的合理使用、社区常见病的中西医结合治疗、社区中西医结合健康教育和健康管理、中药基本知识、中医适宜技术、中医基础、针灸推拿等内容的需求均达到 80% 以上。魏冕等通过对全国范围内 44773 名中医院护士的调查，显示超过 75% 的护士对中医施护能力学习的需求较高。本文笔者前期对全国范围内 382 名基层医疗卫生机构医师的调查也显示医师对中医食

疗、中医辨证分型说明、中药方剂知识、中医理论知识、中医适宜技术、中成药等内容具有较高需求。

再次，针对民众层面，基层医疗卫生机构具有人群集中、常见病慢性病患者多、地理位置方便等天然优势，应加强中医药文化传播与宣传。中医药是中华文明瑰宝，社区是中医药宣传、传承和传播的前沿阵地，中医药文化的推广宣传对社区健康管理具有推动作用，也能引导群众树立健康生活观念和中医养生信念。以社区中医药文化建设为抓手，加强推进社区民众的中医药文化知识普及，创新宣传活动方式，增强人群对中医药健康价值的认同和信任，强化社区居民尤其是慢病患者知晓中医药健康知识、信任中医药和掌握中医养生知识的程度，将有利于使中医药文化价值成为群体文化，促进中医药在基层医疗卫生服务工作中发挥自身特色和作用。

最后，基层版中医临床实践指南的制定与推广，对于提升基层医疗卫生机构中医药服务能力具有重要意义。指南是规范医生医疗行为的准则和提供医疗决策的参考依据，也是实现医疗实践标准化、规范化的手段和要求。基层版指南应发挥出指导基层医疗卫生机构医生明确疾病的诊断、辨治分型、治则治法、选方用药及合理选择其他中医适宜技术等临床指导作用。同时，宣传与贯彻实施对于基层版中医临床实践指南而言同样重要，多数的基层医疗卫生机构医师对指南不熟悉、缺少积极获取指南的意愿，指南内容如何推广，并促使医生提升和掌握中医药诊疗方法也是实际问题。因此，为提高基层医疗卫生机构医生的诊疗水平，在基层开展规范化的中医药诊疗方法，制定和有效推广基层版中医临床实践指南十分必要。

第二节　基层版中医临床实践指南制定中的难点和要点

一、基层版中医临床实践指南制定的基本原则

临床实践指南是提高医疗服务质量的重要工具，也是医务人员进行临床实践的重要参考。采用循证医学的方法制定指南已经成为国际上临床实践指南制定的主流趋势与共识，循证临床实践指南是在广泛收集临床证据的基础上，按照循证医学的方法开发出的一组临床实践指导意见。

制定基层版中医临床实践指南和常规中医临床实践指南的方法学基本一致，通常需要遵循严格的步骤和方法，制定步骤主要包括如下：①提出正确的临床问题。②成立专门的指南制定小组。③系统、全面地检索证据。④使用正确的方法对证据进行严格的质量评价。⑤对证据进行综合，根据证据的级别和强度提出推荐意见。⑥对指南进行同行评价和修改。⑦在临床实践中使用并传播循证临床实践指南。⑧根据临床研究的进展及新证据的出现不断对指南中的内容进行定期的评价和更新。

基层版中医临床实践指南和常规中医临床实践指南最基本的区别在于范围和使用对象不同，基层版中医临床实践指南更多是适用于基层医疗卫生机构（社区卫生服务中心/站、乡镇卫生院、村卫生室）、一级、二级和县域医院的中医药医务人员，其他医务人

员作为参考使用；而常规中医临床实践指南更多是适用于各级医疗卫生机构（一级、二级、三级医疗卫生服务机构）的中医药医务人员。在制定基层版中医临床实践指南时，实用性是非常重要的考虑因素之一，需要充分考虑指南使用对象的特殊性，尤其是在诊疗水平有限、资源有限、经济条件较差的前提下，了解其能够开展的医疗现状，再有针对性地进行指南的制定，这是基层版中医药指南的重要原则。因此，深入基层针对其实际情况开展广泛调研，对于制定适用于基层医疗条件的指南是十分必要的。一方面，了解基层现状有利于基层版指南重要临床问题的确定；另一方面，指南制定工作组成员深入基层，在多个地区进行广泛调研，充分调研了解基层医疗机构诊疗水平、医院设备及药品使用情况等相关信息后，将有利于在指南制定中充分考虑基层实际条件，从而获得适用于基层的推荐意见。此外，目前在基层医疗机构就诊的患者多为常见病、多发病患者，然而，我国部分基层群众尤其是低收入群体在生活上仍存在"小病不治，大病就诊"的习惯，因而在基层医疗机构就诊的危重患者也不少见。基层医疗卫生机构因资源相对有限，诊疗能力欠缺，遇到不了解、无法诊断或处理的疾病时，医生应及时进行转诊。在制定基层版中医临床实践指南时，还需关注转诊问题，明确转诊流程，建立完备的双向转诊体系。

二、基层版中医临床实践指南制定和推广中的难点问题

基层版临床实践指南是指适用于基层医疗卫生机构的指南，对提高基层医疗服务质量发挥着重要的作用。基层版临床实践指南与非基层指南相比，基层指南针对的卫生问题和推荐意见内容更符合基层临床实践。

近年来，随着医学界对于临床实践指南的重视，国内基层指南数量逐渐增多，但专门论述基层指南的研究整体数量较少。2018年，徐志杰等系统检索已发布的中国基层指南，仅获得四部，同时指出中国基层指南主要存在五个方面的问题，即内容不完全符合基层临床实践、大多数未被有效宣传和推广、主要由临床专科学者研制、更像综述而非操作手册、缺乏共病指南。近年有更多学者探索基层版中医临床实践指南的制定方法，如2019年，赵国桢等发文强调基层医生是指南使用者，应在充分调研基层医疗环境特征后再制定相应的基层指南。2021年，韩璐等人在现有指南制定步骤的基础上，探索了基层指南的制定方法，并提出了在制定基层指南时需要考虑的若干建议，例如在规划基层指南时需要评估基层医疗卫生机构的现状、基层指南制定小组中基层医务人员的比例不应低于25%。2022年，梁丹丹等分析评价中国基层指南的现状和质量，检索后纳入58篇基层指南，结果显示其中的大多数指南缺少制定方法学相关部分，尤其在指南制定人员介绍和指南推荐意见实施建议方面存在明显缺失或报告不足。这些研究为今后制定和推广基层版中医临床实践指南提供了重要参考。

笔者所在团队前期对一级、二级医院中医师及社区卫生服务中心（站）、乡镇卫生院的医师开展实地调研和面对面定性访谈，进行主题分析，主要结果显示：①不同地理区域、不同经济发展水平、不同社区的基层医疗卫生机构相互之间对中医药的需求与临床应用现状差距很大，区域间基层医疗卫生机构间发展不平衡。②受访医生表示多数

患者倾向于简单、便携的药物，中药汤剂煎煮服用方法较为复杂是其推广中的阻碍因素之一。③农村患者健康意识、健康知识掌握率均很低。④受访医师更多在疾病早期、疾病症状明显时、患者病情控制不理想时选用中医药疗法干预。⑤部分医师认为目前糖尿病相关指南中关于中医药内容需求较高而篇幅过少。⑥受访医师对具体症状对应具体方药、增加中医证候术语的注释、医师操作附录手册等指南具体实操内容需求高，而基层医疗卫生机构医师对循证证据、文献依据等认知较低。此外，整理分析关于基层版中医临床实践指南制定和推广中的难点问题，主要包括：①目前较多医师对中医临床实践指南的状态为粗略阅读、偶尔翻阅状态，对指南内容了解但不熟悉。②存在较多基层民众对医嘱的依从性较差，中药煎煮与服用也会影响患者依从性。③部分受访医师表示所在基层医疗卫生机构的人员配备可及性不足。④中医临床实践指南和西医临床实践指南的执行率存在较大差距。⑤部分基层医疗机构存在检查配备不充足，中医药相关配备不充足等现状。⑥指南中的中医内容还需更详尽、更具体，以便于临床应用参考等。这些问题在基层版指南的制定和推广中均是亟须注意和改善之处，值得未来进一步研究和解决。

部分访谈内容截取如下：

①目前较多医师对中医临床实践指南的状态为粗略阅读、偶尔翻阅状态，对指南内容了解但不熟悉。

"阅读过一点，但是也没有那么专业地去阅读，就是粗略地阅读过。"

"知道新增了指南，我没有规范地阅读过，就是偶尔就翻一下，就是这样子。"

②较多基层民众对医嘱的依从性较差，中药煎煮与服用也会影响患者依从性。

"中医药的困难，主要就是，降糖效果还是比较慢，患者感觉依从性比较差，但是临床效果，长期观察下来，临床效果比较好，尤其是治疗糖尿病周围神经病变、糖尿病性并发症，一些糖尿病的症状，效果还是比较好的。"

"患者起初比较容易能接受中药汤剂，但是患者依从性差，不可能就是按规律地去口服汤药。"

"劣势就是患者的依从性比较差，急功近利的需求比较大，比如说口服中药汤剂一个疗程，7天10天，想着很快就把那个血糖降下来，或者很快就能改善症状。"

③部分受访医师表示所在基层医疗卫生机构的人员配备可及性不足。

"就基层来说，一般都是中医的人员比较欠缺，而且很多地方可能也不够重视，不仅人员没有，而且真正学中医的人很少，在做内分泌糖尿病这块就更少了。感觉那些平常在开药的，他可能也不会辨证地使用中药/中成药，有的地方甚至连中药房都不配备。"

④中医临床实践指南和西医临床实践指南的执行率存在较大差距。

"基本上都是根据上级意见。因为我们有周二、周五的大查房，基本上都是按照院长，但是院长也是按照指南来的，按照指南（执行）。"

"那目前肯定还是西医参照（指南）多。"

"西医的（诊疗）肯定还是参照指南，然后如果说中医的话，还是参照中医辨证，加上一些个人经验。"

⑤部分基层医疗机构存在检查设备配备不充足，中医药相关配备不充足等现状。

"糖尿病并发症的，就是眼底检查，我们还是要通过眼科才能做，我们自己没有设备，做不了，然后另外一个就是，动态血糖监测这一块，还比较欠缺。"

"我觉得（设备）配备可能不是很充足。比如说神经病变，做一些简单的触觉的检查还可以，但是检查神经病变的那些仪器，可能基层都没有啊。"

"以前眼底也有做，但是好像不是所有的社区都有，然后中药房是有，但是大部分是没有办法煎煮，没有代煎或者颗粒剂，这些是没有的。"

"中成药现在基本上没有，大部分是中草药。"

⑥指南中的中医内容还需更详尽、更具体，以便于临床应用参考。

"临床上有一些证型的话，会比较复杂一点，像糖尿病的指南，相当于只是一个大的框架给你指引一个方向，但是还不够细致，因为临床的话还是比较复杂的，所以如果是建议这方面的话，可以更细化一点。"

"我觉得一定要有一个实际操作很强的方案，它的实用性和操作性很重要，就是我觉得有些指南比较空，就是你看下来了，感觉用不上。"

"规避它的劣势，就是不能盲目地使用中医药控糖，根据临床指南，结合患者症状，使用中医防治，我们也不能使用中医，就完全抛弃西医，不管是西医防治糖尿病还是中医防治糖尿病，都要两者结合起来，发挥各自优势。"

"我还是觉得制定指南挺有必要的，就是能不能制定的详细一点？按基层来讲的话，基层主要还是考虑到患者的需求。我们医生希望能够各方面都兼顾到，比如说就像基层、农村的老人家，大部分来看的时候就已经有并发症，比如说眼睛已经视物模糊或者一些肾脏真的出现问题，就是预防并发症和治疗并发症可以更详细一些。"

三、关于提高基层版中医临床实践指南编制质量的要点提示

（一）参照指南报告规范明确基层版指南需要报告的重要内容和关键要素

报告规范是进行清晰、明确、系统呈现某种类型研究或文件的标准化格式。研究报告的规范性对研究质量有着重要的影响，规范完整地对研究进行报告不仅有助于提高研究结论的可信度，而且对研究发表后的传播和应用至关重要。指南作为医务人员临床实践的重要参考，同时也是连接科学研究与临床实践的桥梁，报告质量对其传播和实施也有着重要的影响。国际实践指南报告规范是由来自 11 个国家和 7 个国际组织的专家共同制定，包括基本信息、背景、证据、推荐意见、评审和质量保证、资助与利益冲突声明及管理和其他方面 7 个领域。2023 年，该规范延伸开发出中医药指南扩展版，可为指南规范化报告提供重要的参考依据和基础。因此，临床实践指南的报告规范可明确指南需要报告的重要内容和关键要素，对于指南制定者而言，有助于其在规划基层指南时

考虑更加全面，以及减少重要步骤或内容的遗漏，制定时更加完善地记录相关过程；对于指南撰写人员而言，有助于其完整、清晰、透明地报告基层指南内容，从而进一步提高基层指南的报告质量；对于指南使用者而言，有助于其高效地检索、阅读、评价和使用基层指南，进而促进基层指南的实施与传播，提高基层医疗服务质量。

（二）结合基层医疗卫生机构医疗现状和条件，注重实用性

我国的基层医疗机构分布广泛，地理位置、资源条件、人员配备参差不齐，部分基层医疗机构尤其是中西部地区和艰苦边远地区的医疗机构，医疗诊疗和服务环境与其他医疗机构相比均存在较大差距。因此，在制定基层版中医临床实践指南时，尽可能使推荐意见可以供基层医生直接应用。首先，需充分考虑使用者的特殊性，了解其能够开展的医疗工作，再有针对性地进行指南的制定，这有利于增加指南的实用性，提升指南的执行率。第二，为增强可读性和使医生易于掌握，在指南中可加强使用图文并茂的方式对推荐意见进行呈现，甚至部分补充说明、方法学过程和文献证据以附件形式呈现，并应制定相配套的医师操作手册。第三，在基层版中医临床实践指南的制定时，建议将推荐意见具体到药物及剂量。如中药汤剂可根据名老中医的经验方，明确用药及剂量；穴位敷贴法应具体到穴位定位、频次、单次持续时间及疗程，可能出现的不良反应需加以强调说明。

（三）对基层医疗卫生机构的现状和需求进行充分调研

在基层版中医临床实践指南制定和推广之前，应对基层医疗卫生机构进行广泛的实地考察和调研，充分的调研对指南制定和推广具有重要价值。首先，确定拟解决的重要临床问题是指南制定中最重要也最反映其特点的关键一步。根据临床实践指南制定方法学要求，确定临床问题可以通过调研／访谈的方式进行确定。临床医生调研／访谈是确定中西医结合优势比较直接简单的方法，其结果也有较高的准确度。其次，为更好地对指南进行推广，也需对基层实际医疗条件进行充分调研，指南工作组成员应深入基层，选取多地区开展具有代表性的多次调研，了解基层医疗机构诊疗水平、医院设备及药品使用情况，继而制定出适用于基层的推荐意见。

（四）多方位征求专家意见

临床实践指南的制定应由一个多学科的团队来完成，原则上应该包括中医临床专家、西医临床专家、中西医结合临床专家、循证医学专家、卫生经济学家，以及除了卫生保健领域的人员以外其他与指南利益相关的各方代表。此外，指南项目组还应根据实际情况纳入药学专家、临床护理专家、患者代表，以及卫生政策专家等。对于基层版中医临床实践指南而言，还应纳入基层医师代表参与指南制定和指南草案征求意见等相关工作。

（杨叔禹、贾丽燕）

第十七章　患者指南国际研究现状及制定方法

　　国际指南协作网（GIN）于 2012 年首次提出患者版指南（patient version of guideline，PVG）一词，并对其进行了定义，即将临床实践指南（CPGs）中为专业人员制定的推荐意见及推荐意见形成的原理翻译成为患者可以理解的版本。国内学者通常将 PVG 翻译为"患者指南"，并提倡将 PVG 作为一种传播中医药文化的载体，近年来已陆续构建了多部 PVG。PVG 作为 CPG 副本，是介于 CPG 与患者之间、患者与医护人员之间的重要桥梁，应值得被国内学者大力发展和应用。但是经文献检索，国内每年制定的 PVG 尚不到 CPG 的 1/10。除了国内学者对 PVG 重视不足的原因，与 PVG 在国内起步较晚、国内学者对 PVG 的概念和制定方法不明确有一定的关系。本研究团队作为先行者为国内学者理清 PVG 概念和制定方法，将促进国内学者在 PVG 构建和应用方面的研究，推动 PVG 在国内的发展。

第一节　PVG 的产生背景、概念及制定模式

　　国内外对于 PVG 概念的理解存在较大差异，如 GIN 所强调的 PVG 是"直接翻译源 CPGs 中推荐意见"，而国内学者所倡导的 PVG 既有直接翻译源 CPG 推荐意见的，也有将源 CPGs 推荐意见进行改编而来的，甚至还有重新制定推荐意见的，其实后两者制定方式已经超出了 GIN 对 PVG 定义的范畴。鉴于国内外学者对 PVG 的理解存在较大差异，本文将对 PVG 产生的背景分析、PVG 概念在文献中的应用、PVG 术语内涵界定进行介绍。

一、PVG 产生的背景及目的

（一）CPGs 的快速发展是 PVG 产生的背景

　　CPGs 于 2011 年由美国医学科学院首次提出后，得到了国内外的广泛传播和发展。据统计，至 2021 年 11 月，GIN 就有 3049 个 CPGs 记录，MEDLINE 数据库中关于 CPGs 的文献多达 46902 篇，在万方数据库中以"指南"为标题的医学类文献也多达 522360 篇。据统计，在 2014～2018 年期间，我国制定了 573 部 CPGs，仅 2019 年期刊公开发表的 CPGs 就高达 226 部。CPGs 包含了许多直接影响患者照护质量和健康结局的推荐意见，但其内容和语言较为专业，患者理解较为困难，促使指南制定者将 CPG 翻译成患者易于理解的版本，从而推动 PVG 的产生和发展。

（二）制定 PVG 的具体目的

1. 促进患者参与决策与提高对 CPGs 的依从性　患者参与决策的理念被广泛传播和接受，然而患者缺乏相关知识是其参与决策的重要障碍。CPGs 在推动这一理念中发挥着关键作用，通过为医疗实践提供科学依据和推荐意见，CPGs 为患者参与决策提供了知识框架。然而，标准的 CPGs 通常以专业术语编写，患者难以理解其内容，这在一定程度上限制了患者参与决策的能力。于是研究者提倡制定 PVG，使患者通过阅读 PVG 了解决策所需知识，包括不同治疗方案有哪些利弊，CPGs 推荐的干预是什么，为什么做出该推荐等。此外，PVG 中也可提供患者跟医护人员交流的问题列表，进而更好地促进患者参与临床决策。同时也有助于他们更好地理解和执行这些推荐意见，提高对 CPGs 的依从性。

2. 满足患者对高质量健康信息的需求　随着患者文化水平和科学素养的不断提高，患者对疾病的管理不再仅依赖于医生，自身更加渴望了解和学习相关疾病的医学知识。但是患者获取医学知识的渠道繁杂（如网络、广告、新闻、他人经验分享等），内容质量参差不齐，不仅科学性难以保证，而且由于各种说法不一，让患者能够做出合理的选择。一本高质量的 CPGs 能够很好地为患者提供帮助，NICE、SIGN 等指南制定机构通过对他们的公众用户群体展开调查，发现公众对 CPGs 有着非常高的需求和兴趣。因此，指南制定机构开始提倡将 CPGs 转化成患者版本，以帮助患者获取 CPGs 中的健康信息。

二、PVG 概念的发展与实践差异

在前述背景下，PVG 逐渐诞生并得到发展。PVG 一词最早出现在 2001 年德国科隆大学循证团队制定的肥胖管理指南中，但是 GIN 于 2012 年首次提出患者版指南（patient versions of guidelines，PVG）概念，即 patient versions of guidelines are documents that 'translate' guideline recommendations and their rationales originally produced for health professionals into a form that is more easily understood and used by patients and the public。该概念于 2015 年左右被引入国内。通过梳理相关文献，发现 PVG 名称与概念均未得到统一。

（一）PVG 的名称使用情况

从现有关于 PVG 文献看，PVG 目前没有统一的名称，见图 17-1，但是在英文中使用最多的是 "patient versions of guidelines"。国内学者多是使用 "患者指南" 或者 "指南（患者版）" 等。其中 "患者指南" 是使用最多的。

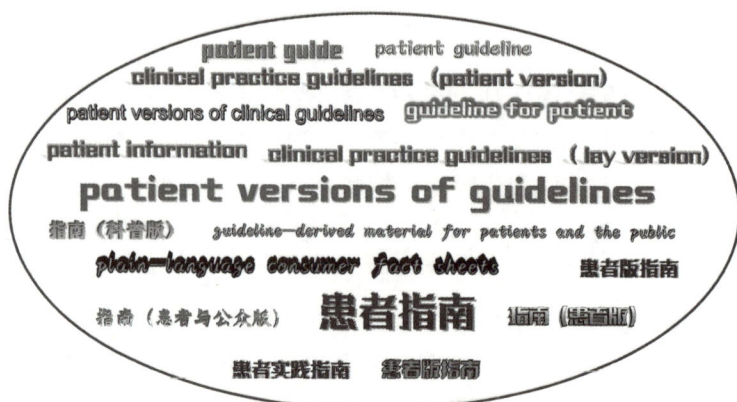

图 17-1 PVG 在文献中被使用的术语表达

(二) PVG 的概念

我们从文献中获得了 9 个关于 PVG 的概念。尽管没有完全统一的概念，但是根据这些概念的含义，主要可以分为两类：第一类，PVG 就是将 CPGs 中的推荐意见直接翻译成患者可以理解的版本；第二类，PVG 是以患者关注的健康问题为中心，以当前可获得的最佳证据为基础制定出来的适合患者使用的指南。此概念下的 PVG 不仅可以采用直接翻译源 CPGs 的推荐意见，也可以通过改编源 CPGs 推荐意见或者重新制定推荐意见来制定。第二类概念主要来自中国学者，根据国外学者的理解，其实经过改编或者重新制定而来的指南是 "patient directed guideline"，仍属于 CPGs，而非 PVG。PVG 概念的定义或解释情况见表 17-1。

表 17-1 PVG 的概念汇总

概念来源	PVG 定义
SIGN	SIGN patient versions of guidelines are lay translations of the clinical guidelines
Task Force	Plain-language consumer fact sheets for each of its draft and final recommendations to help members of the public, including consumers and patients, understand what each recommendation means for them
GIN	Documents that "translate" guideline recommendations and their rationales originally produced for health professionals into a form that is more easily understood and used by patients and the public
NCCN	Guidelines for patients present information from the NCCN Guidelines in an easy to-learn format for people with cancer and those who support them explaining the cancer care options likely to have the best results
FAASSE M	A patient version was written based on the professional guideline to make the information accessible to patients and parents
SANTESSO N	Patient versions of CPGs should meet all of the following criteria: 1）defined as a patient version/information by the organization；2）based on a CPG or recommendations for clinicians

续表

概念来源	PVG 定义
VAN DER WEIJDENT	Patient version of the CPGs could be entire CPG documents translated into lay terminology that would be useful to professionals and patients. Alternatively, patient versions could be short documents focusing only on specific recommendations and explaining the decision and related diagnostic and treatment options in lay terms
国内部分学者	在循证医学理念的指导下，以患者关注的健康问题为中心，以当前可获得的最佳证据为基础制定出来的适合患者使用的指南
中华医学会儿科学分会	一种健康教育的工具，通过将专业知识转化为便于患儿家长阅读和理解的内容，有效提高疾病预防、诊疗、护理和康复知识的实施效果，从而使患儿家长更好地与医务人员共同决策

CPG：Clinical practice guideline，NCCN：National Comprehensive Cancer Network，GIN：Guidelines International Network，SIGN：Scottish Intercollegiate Guidelines Network.

三、国内外学者对 PVG 概念理解差异分析

虽然国内学者均是引用 GIN 关于 PVG 的概念，但是在理解和实践过程中却远远超出了 GIN 所定义的范畴。为此，本团队通过对国内 PVG 制定者进行一对一半结构化访谈，分析得出导致国内外 PVG 概念理解差异的原因在于：①国内与国外 PVG 制定的出发点不同。国外多是 CPGs 制定机构或者团队以传播 CPGs 中推荐意见为出发点而制定的 PVG，而国内主要由学院或者医院的团队自愿发起的，从患者关注的临床问题出发来制定的 PVG。由于患者关注的临床问题往往较难从某一部 CPG 中找到相应的推荐意见，甚至根本没有相应的推荐意见。因此，PVG 团队不得不改编或者重新制定推荐意见。②国内 CPGs 质量普遍较低，推荐意见形成过程不清晰，因而，较少有 PVG 团队愿意翻译国内现成的 CPGs。③国内学者的认知偏差。访谈发现国内学者认为 patient version of guideline 即给患者版本的指南，重点是"给患者使用的"。因此，无论是用什么方式制定的指南，只要使用对象是患者即可称为 PVG。于是，"患者版指南"也就被错误地认为是"患者指南"。除此以外，国内学者普遍认为 CPGs 与 PVG 的根本区别在于使用对象的不同，而非制定方法。

四、"患者指南"概念的提出与内涵界定

（一）"患者指南"概念的提出

基于 PVG 产生的背景、国内 CPGs 现状，本团队在以上文献梳理、PVG 制定者进行一对一半结构化访谈基础上提出了患者指南（patient guideline，PG）一词，并得到专家共识。所谓患者指南，即为基于循证医学理念的，以患者关注的健康问题为中心，以当前可获得的最佳证据为基础制定的适合患者及公众使用的指南。其包括了 GIN 所定义的患者版指南（PVG），也包含了"以患者为中心的指南"（PDG）。此处"以患者为中心的指南"即为通过指南改编或者重新制定推荐意见所形成的适合患者阅读的

CPGs，但是由于国内学者习惯性地将 CPGs 理解为给专业医护人员的指南，不是给患者，如果直接依照国外学者的方式称之为"CPGs"，国内使用者可能不会将其当成是给患者的指南，而忽略其价值。为此，我们将"以患者为中心的指南"也称为"PG"。

（二）PG 的功能属性

Dunja Dreesens 等对 PVG 的功能属性进行了分析，提出 PVG 的核心属性除了普通健康宣教材料所具备的"提供信息或进行教育"（提供有关疾病 / 症状的信息；治疗 / 可选治疗方案是什么；治疗 / 可选治疗方案如何影响患者的生活；患者自己能做什么来应对 / 处理疾病 / 症状，以及治疗的预期危害和好处是什么）之外，还包括"提供推荐建议"（基于系统评价证据的推荐意见，例如，来自指南中关于不同治疗方案的推荐意见），和"辅助决策的功能属性（不是与医疗保健专业人员一起做出决策）"（提供关于可选治疗方案包括等待治疗的信息、危害和好处、风险；引出患者的价值、偏好和思考，以便患者可以选择最适合的治疗 / 护理等）。本团队认为，虽然 PG 与 PVG 的定义、范畴不完全一致，两者的功能属性是一致的，因此，以上认识也适用于 PG。

（三）基于 PG 概念确定的制定模式

基于 PG 的概念，我们确定了两种 PG 的制定模式，见表 17–2。其中模式一是直接将一部已经制定好的 CPGs 翻译成患者版，也就是 GIN 所推荐的模式。该模式主要目的是促进 CPGs 传播和实施，以及促进患者参与 CPGs 和临床决策。模式二是从患者所关注的临床问题出发，通过改编现有 CPGs 或者重新制定的方式构建 PG。该模式下的流程与方法和 CPGs 改编与制定的流程与方法类似，主要是为了解决患者困惑的决策问题，以满足患者的信息需求。

表 17–2　PG 制定的两种模式

PG 模式	特点
模式一	该模式主要是基于某一 CPGs 制定的 PG，CPGs 制定者通常会采用该模式将他们正在制定或者已经制定好的 CPGs 转化成患者版本，主要目的是传播该 CPGs，并且促进患者参与相关决策
模式二	该模式也是从患者需求出发，PG 制定团队通过基于患者所关心的临床问题，系统检索现有推荐意见或者基于系统评价、原始研究，开展系统评价，并基于 GRADE 系统对证据进行评价和形成推荐意见，再将推荐意见形成患者版本

第二节　患者指南的制定流程与方法

近年来国内外陆续发布了多部患者指南（patient guideline，PG），但如何科学规范地制定 PG，国内仍缺乏系统的方法学指导。在参考国外相关标准或方法时，由于概念理解以及语言文化的差异，导致指南制定者在制定过程中所使用的方法存在较大差异甚至偏倚。比如有些 PG 制定后会进行临床适用性（患者）评价，有些则不会；PG 制定者对于源 CPGs 的评价维度也差异非常大，有些 PG 对所纳入的 CPGs 只是进行指南层面的评价，有些则还会进行推荐意见层面的评价，但是大部分都不会对推荐意见背后的证据层面进行评价。现在 CPGs 数量庞大，质量参差不齐，有些 CPGs 甚至出现证据与推荐意见不匹配的情况，比如低等级证据给出强推荐，但是没有合理的理由。此时，如果不进行证据层面的评价，直接采用源 CPGs 中推荐意见，可能会把错误的信息传递给患者。科学规范的 PG 制定方法是决定 PG 信息质量的重要前提。为此，通过梳理现有 CPGs 推荐意见改编和制定相关方法学路径，结合本团队对 PG 制定者经验访谈，以及专家共识，形成了 PG 制定流程与方法标准，以规范 PG 的制定，保证其质量。本文对共识后所形成的 PG 制定流程与方法进行介绍，以帮助指南制定者厘清目前尚不明确的 PG 制定关键方法学问题。

一、PG 制定流程

PG 制定应分为准备阶段、构建阶段和完成阶段。具体应按照图 17-2 所示流程进行制定。

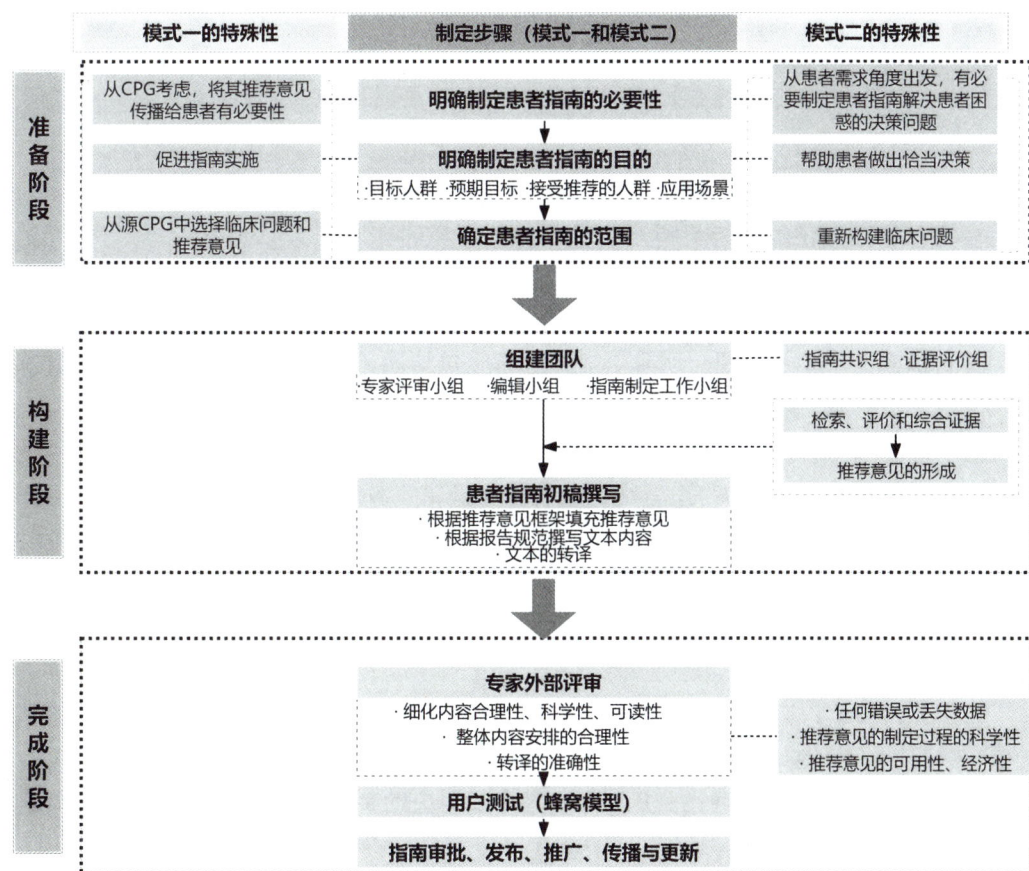

图 17-2　PG 制定流程示意图

二、PG 制定方法

（一）准备阶段

1. 选择 PG 的制定模式　不同的 PG 制定模式有不同的适用情况，PG 发起者需要根据不同目的选择适用模式，见表 17–3。

表 17–3　不同的制定模式的适用范围

模式	适用范围
模式一（满足其中任意 1 点即可）	1. 制定者希望患者了解 CPGs 中的推荐意见及其形成的原理，从而促进 CPGs 的实施 2. CPGs 中的临床问题也是患者或家属困惑的问题，提供 CPGs 中的推荐意见可以帮助解决患者的困惑 3. CPGs 中推荐意见与患者偏好密切相关（preference-sensitive），患者需要理解这些推荐意见并做出符合自身情况的合理决策。当存在以上需求时，鉴于 CPGs 指南内容过于专业，为了帮助患者理解，需要将这些推荐意见以患者能够理解的方式直接进行"翻译"，即制定患者可以理解的 PG
模式二（需要同时满足其中 4 点）	1. 临床实践中存在不确定性及争议性，其可以是以下任何一种形式：患者的健康相关实践存在变异；有证据支持现行的实践方案并不是最佳实践方案；文献结果存在争议。通过制定患者指南，可以帮助减少这些不确定性和争议，为患者提供更明确的指导 2. 具有优化资源利用并改善临床结局的可能性：PG 的制定能够减少疾病所造成的负担，或在可接受成本消耗的基础上较大可能地改善结果，或具有降低无效实践方案的可能性，或达到预期效果的同时较大可能地节省成本 3. 所要制定的 PG 与现有患者知识工具不重叠或者不冲突：如现有关于糖尿病的宣教材料均只注重基础知识教育，但是并不能帮助患者做出合理决策 4. 具有促进公平，避免歧视的潜力：所要制定的 PG 不存在影响健康公平性的因素，不存在特殊的准入或排除情况，如特定的人群、特定的地理位置、某一共同特征的人群，对相关精神健康方面的问题或学习障碍的人群有特殊考虑

2. 明确制定 PG 的范围　明确 PG 的目的应包括明确目标人群、接受推荐措施的人、应用场景、需要解决的临床问题。

（1）目标人群：PG 的目标人群主要是患者或公众，也可能包括医护人员。因为医护人员有可能会将 PG 作为与患者交流或者开展健康宣教的辅助工具。研制时需要明确具体的目标人群，比如是患者，还是患者家属。因为只有确定目标人群，才能确定后期推荐意见应该站在什么角度去制定，以及 PG 应该以什么口吻来撰写。

（2）接受推荐措施的人：谁是将受到推荐措施影响的人，PG 制定过程从开始就必须关注他们的观点和需求。

（3）应用场景：应用场景是社区、家庭，还是医疗机构。因为不同应用场景对资源的要求会不同。因此，应提前选择及确定 PG 计划应用的场景。

（4）需要解决的临床问题：PG 应确定需要解决的临床问题。与 CPGs 不同的是，采用模式一的临床问题是从源 CPGs 中筛选出与患者密切相关的临床问题即可；采用模式二的临床问题必须是患者关注的临床问题，而非医护人员关注的，可采用文献综述、焦点组访谈、问卷调查、社会化问答网站中的问题分析等方法获取。

　　临床问题是一个广泛的概念，涵盖了推荐意见/决策问题、前景问题和背景问题。值得注意的是，无论是 CPGs 还是 PG 所解决的临床问题应首先确定指南需要解决的推荐意见/决策问题（recommendation/decision）。推荐意见/决策问题，是指在临床实践或公共卫生领域中需要做出具体选择或决策的问题，这些问题通常涉及患者的治疗选项、干预措施或管理策略，旨在帮助临床医生和患者选择最合适的方案。如慢性阻塞性肺疾病（COPD）中是否应使用吸入类固醇药物？牙科护理中是否应包括定期牙齿卫生检查？这类问题才是推荐意见需要回答的问题。其次，为了回答推荐意见/决策问题，并形成推荐意见，还需要确定数个前景问题（facts/foreground questions），即关注某种特定治疗或干预措施对特定患者群体的效果的问题。例如吸入类固醇药物对 COPD 有什么影响？什么类型的公共卫生干预措施可以减少龋齿的发病率？此类问题为指南制定过程中需要解决的关键问题，且最好将前景问题格式化，常采用 PICO 格式，以帮助后续的文献检索。再者，有时为更好地回答推荐意见/决策问题，还会涉及背景问题（definition/background questions），即涉及提供该特定问题相关的基础信息，以帮助理解该治疗或干预的背景。如慢性阻塞性肺疾病（COPD）是什么？龋齿的原因是什么？

（二）构建阶段

　　不同 PG 制定模式，在构建阶段所开展的步骤有所区别，模式一需以下步骤：即组建团队、筛选推荐意见、撰写指南、用户测试与反馈、审批和传播；模式二需以下步骤：组建团队、确定 PG 的范围、检索、评价和整合证据、形成推荐意见、撰写指南、专家评审、用户体验与反馈。

　　1. 团队组建　PG 制定应该组建 PG 制定工作小组、PG 共识小组（仅适用于模式二）、专家评审小组、证据评价小组（仅适用于模式二）、编辑小组。

　　2.（模式二）基于临床问题进行文献检索、证据综合和证据质量评价　采用模式二制定 PG 时，应该首先检索指南，若指南无法明确回答临床问题，则补充检索系统评价，若无系统评价，则检索原始研究。此步骤所涉及的证据检索、评价和整合方法与 CPGs 一致，但需要特别注意的是，对于源指南的评价，不应只关注指南层面，还应关注推荐意见和证据层面的评价，然后，根据不同层面的评价结果来判断是否应该补充检索其他类型的证据，如图 17-3 所示。

　　3.（模式二）推荐意见的形成

　　（1）PG 推荐意见形成时应考虑的因素：对证据进行全部检索、评价和筛选后，需由专家共识小组基于证据情况形成最终的共识建议。在形成 PG 推荐意见过程中，也应参考 CPGs 形成推荐意见时考虑的证据到决策框架（evidence to decision，EtD）中相关影响因素，包括问题的优先性、获益或风险、证据的可信度、结局指标的重要性、利弊平衡、资源使用、公平性、可接受性、可行性等因素，还应该考虑患者对推荐干预的依从性与推荐干预与研究中干预方案的异质性程度。

检索临床实践指南 —— 基于确定的患者指南主题

- 是否解决了患者指南的临床问题
- 是否为最新版本（近5年发表）
- 是否为循证指南
- 是否为高质量（AGREE Ⅱ）

评价及筛选：指南层面

　是　　　　否

- 纳入的系统评价是否已经超过3个月

评价及筛选：证据层面

　是　　　　否

基于临床问题检索/制定系统评价

根据原始系统评价的检索策略对其进行更新 —— 原始指南能否提取证据概要表

　是　　　　否

- 评价是否存在问题（比如证据分级不恰当）
- 是否有新的质量好的证据没有被纳入

评估原始证据概要表是否需要修订

　否　　　　是

- 证据解释与推荐解释之间的一致性
- 推荐意见的可实施性、可接受性和可行性

原始指南能否提取证据决策表　←　修订证据概要表　　　制作证据概要表

　是　　　　否

评价及筛选：推荐意见层面　　　　制定证据决策表

采纳原始推荐意见　　　修订原始推荐意见　　　形成新的推荐意见

指南共识小组基于推荐意见概要表，综合考虑证据-推荐的所有因素后对原始推荐意见的内容和强度达成共识，认为不需要修改，则该条推荐意见可被直接采纳

①发现证据解释与推荐意见之间存在不一致性；②源指南中推荐意见不太符合当下情境（包括影响推荐意见形成的因素发生了变化）；③原指南有相应的推荐意见，但是此时有新的证据被纳入证据体，而且改变了证据等级或者效应指标的方向

在评估是否要采纳原指南推荐意见的过程中，有时会发现①现有指南没有回答过该临床问题，此时需要系统检索相关证据，并制定推荐意见；②原始指南针对的某一问题因为证据不足，没有形成推荐意见，但在证据更新时发现了新证据，此时则需要重新制订推荐意见。

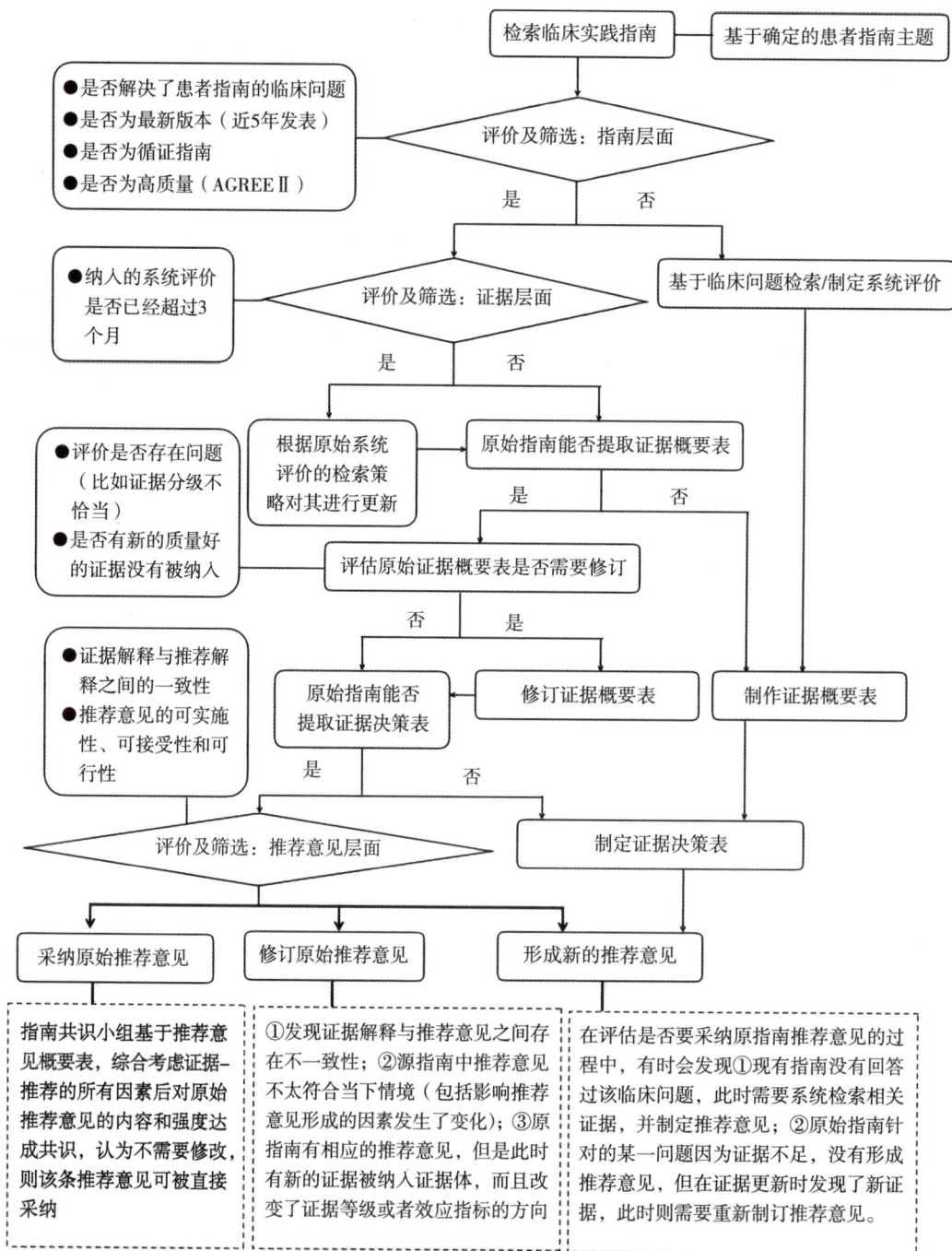

图 17-3　PG（模式二）证据 – 推荐的流程图

1）考虑患者对推荐干预的依从性：由于是给患者使用的指南，患者最关心的是生活方式问题，如"2 型糖尿病患者可不可以吃水果、应该吃哪种米或油"。在回答这些问题时，指南不仅需要考虑 CPGs 的因素，还需要考虑建议是否易于患者依从。因为生活方式的改变都不是一次性或者短暂性行为，而是需要长期遵循的一种行为，而如果不

坚持，可能依旧没有效果。所以，即便该方案有很可靠的证据证明是利大于弊，患者可以完成，也很经济、安全、公平、患者也愿意接受，但是这种方式不能使患者很好地坚持，那么就要考虑是否要推荐该干预方案或者降低推荐的程度。比如 2 型糖尿病患者选择低碳水化合物饮食短期对血糖改善有益，但是低碳水饮食往往不容易坚持，如果不能坚持，最后的降糖效果就会受到影响。因此，在给出低碳水化合物饮食建议时就只给出了"弱推荐"。

2）考虑推荐干预与研究中干预方案的异质性程度：在形成 PG 推荐意见时，还要考虑推荐的干预方案与研究中的干预方案是否一致。因为往往临床研究中所采用的干预是在外力干预下实现的，比如提供配置好的食物给患者以达到目标的低碳水饮食方案，这样就能很好地保证干预方案按照预想去实施。然而，接受推荐意见的患者一般是不受控制的个体，实际操作中很有可能会导致推荐的干预方案与研究中的干预方案存在差异。因此，患者能否接受推荐的干预方案并达到研究中的效果难以确定。PG 在形成推荐意见时要考虑多大差异是研究者及患者可以接受的范围，以及这个差异是否会影响推荐意见的强度。随后根据影响程度来判断是否要推荐该干预以及推荐的强弱程度，或者直接提供帮助患者控制差异的简便方法，比如提供食物热量的便捷计算方法等。

（2）PG 推荐意见形成的三种方式：在收集针对所有临床问题的证据之后，指南共识小组在考虑以上因素的情况下，可能会采用以下三种方式来形成推荐意见。

1）采纳源 CPGs 中推荐意见：指南共识小组基于推荐意见概要表，综合考虑证据 – 推荐的所有因素后对源 CPGs 中推荐意见的内容和强度达成共识，认为不需要修改，则该条推荐意见可被直接采纳。值得注意的是，如果某部 PG 是直接采纳了多个 CPGs 的推荐意见，此时就需要考虑采用统一的推荐等级分级系统对最终纳入的推荐意见进行分级。

2）修订源 CPGs 中推荐意见：指南共识小组在评估证据决策表后，当出现以下情况时，共识小组可能会修订源 CPGs 中推荐意见：①发现证据解释与推荐意见之间的存在不一致性，如级别极低的证据却给出了强推荐，而且理由并不充分。此时，共识小组可根据证据情况结合当下情境对原推荐意见进行修订。②指南共识小组在评估证据决策表之后，认为源 CPGs 中推荐意见不太符合当下情境（包括影响推荐意见形成的因素发生了变化），需要修改。因而在原有的推荐意见基础上，提出新的推荐意见。③源 CPGs 有相应的推荐意见，但是此时有新的证据被纳入证据体，而且改变了证据等级或者效应指标的方向。此时，共识小组可能会根据新的证据体修订原来的推荐意见。

3）重新制定推荐意见：在评估是否要采纳源 CPGs 推荐意见的过程中，有时会发现现有指南没有回答过该临床问题；或源 CPGs 针对的某一问题因为证据不足，没有形成推荐意见，但在证据更新时发现了新证据。此时，需要重新制定推荐意见。

4. PG 初稿撰写　在形成推荐意见后，指南制定小组首先根据推荐意见框架，填充患者需要的信息。然后根据 PG 的报告规范撰写文本内容，最后由编辑小组将文本内容按照呈现方式要求进行文本的转译，即将专业性语言转化成患者能理解的语言，将文字转化成图文并茂的内容等。

（三）完成阶段

1. 专家外部评审　此阶段主要为确定没有任何错误或丢失数据（适用于模式二）；确保推荐意见的制定、整合和转化过程的科学性、准确性（适用于模式二）；推荐意见的可用性；PG 细化内容的合理性、科学性、可读性；PG 整体内容安排的合理性等方面征集专家的意见。

2. 用户测试　尽管外部专家评审过程中会收集 PG 目标用户的反馈意见，但是外部评审的方式对于患者或者非医疗专业领域的人群来说，可能不太适用。为了弥补外部评审的不足，使 PG 能够真正被最终用户所接受，建议可以对 PG 全文开展用户测试（通常是患者测试）。用户测试可以采用大声思考访谈法来了解患者对 PG 的感受。建议可以采用用户体验的蜂巢模型（Honeycomb）来开展访谈，以获得用户对 PG 在以下几个方面的感受：

（1）有用的（Useful）：PG 的内容（推荐意见的内容、每条推荐意见下的证据信息）跟患者是相关的，有意义的。

（2）可用的（Usable）：PG 中的内容对于患者来说是可以使用的，可操作的（每条推荐意见患者看完是否都知道自己应该如何做）。

（3）令人满意的（Desirable）：PG 版式设计，如图形、表格和图片等都是令患者满意的。

（4）可及的（Accessible）：用户能够看清楚并且理解 PG 的内容的（尤其是关于证据的信息、推荐等级等信息，患者是否能注意到推荐等级，并且理解其内涵，进而帮助患者做出更合理的决策）。

（5）可信的（Credible）：用户感觉 PG 是可以信任的（PG 的格式和内容有没有让患者对其产生不信任的因素）。

3. 指南审批、发布、推广、传播与更新　PG 应该提交到相关 PG 立项机构（协会或者指南制定机构）进行审批，如果没有立项，也没有相应的 PG 审批机构，则不需要审批过程。

PG 制定之后，通过患者比较容易获取且患者比较信任的渠道进行 PG 的传播，比如通过国家卫生健康委员会、中华医学会、世界卫生组织等权威知名机构来发布或者通过医护人员来发放。

此外，PG 应该定期进行更新。更新工作应由 PG 审批单位或者制定小组负责 PG 负责。建议每 5 年更新一次，或者根据源指南的更新情况随时进行更新。

第三节　患者指南的报告内容与呈现方式

规范化报告，尤其是推荐意见的报告与呈现，是影响指南使用的重要因素。推荐意见是患者指南（patient guideline，PG）的核心内容，是用来回答关键临床问题的指导性声明，是基于系统评价的证据平衡了不同干预措施的利弊之后所形成的，其目的是为患者提供最佳的保健服务。由于推荐意见形成过程中考虑了多种因素，比如证据强度及利弊关系考虑、经济性、患者价值观意愿等，而且还会根据个同情况做出不同强度的推荐意见。因此，要使 PG 使用者能够合理地使用推荐意见，就需要制定者清晰、明确地表达推荐意见，并且要使推荐意见具有可操作性。2021 年，王小琴等人已经针对 PG 的报告进行了研究，并发布了关于 PG 的报告规范（Reporting Checklist for Public Versions of Guidelines，RIGHT−PVG）。但由于该规范对于指南核心内容——推荐意见的呈现框架和形式还缺乏足够的操作性指导，使 PG 制定者在撰写时仍然存在很多困惑。为此，本团队基于前期对患者和医护人员访谈和调查结果，通过专家共识，形成了 PG 报告和呈现的建议，为撰写 PG 提供参考。

一、PG 报告内容与呈现形式的研究现状

关于 PG 呈现内容与方式，截至 2023 年 1 月，检索到了 3 个方法学指南和 10 篇研究文献有涉及相关内容（其中 4 项研究的结果已经整合到了 GIN 手册中，因此，未在表中重复呈现）。文献中所给出的建议主要涉及 PG 应报告的内容，推荐意见的呈现方式，推荐强度的呈现方式，利弊信息的呈现方式，PG 中图表的使用、字体、字号，呈现形式等内容，详见表 17−4PG 的报告与呈现的建议。

从以上关于 PG 应呈现的内容和呈现形式方面的规范、指南和研究结果看，不同文献之间存在一定的重叠性，但也是相互补充。比如，RIGHT−PVG 只给出 PG 整体报告框架，但是对于具体推荐意见应该如何报告方面的建议不是很明确，而 Nancy Santesso（2022）等基于推荐分级的评价、制订与评估（Grading of Recommendations Assessment, Development and Evaluation，GRADE）形成推荐意见的报告规范正好弥补了此问题。

表 17−4　PG 的报告与呈现的建议

研究 ID	研究方法	研究主题	主要建议
Nancy Santesso 2022	访谈法	基于 GRADE 形成的推荐意见如何呈现给患者	单个推荐意见应按照如下框架进行呈现，内容包括： 1. 临床问题是什么 2. 推荐意见 3. 为什么做出该推荐 4. 该推荐意见对于患者来说意味着什么
Andrew D Oxman 2020	共识法	如何呈现基于研究的干预利弊信息	1. 让您的目标受众可以轻松地快速确定信息的相关性，并找到关键信息 2. 对于每个结果，帮助你的目标受众了解效果的大小，以及我们对此的把握程度；避免有误导性的陈述 3. 帮助你的目标受众将有关干预效果的信息放在背景中，并理解为什么这些信息是值得信赖的
Task Force 2021	未说明	PG 应该呈现的内容	1. 每个主题相关的其他信息资源的链接 2. 鼓励个人与他们的医生进行有关临床诊疗的知情讨论 3. 分解每个推荐意见的要点 4. 解释了如何向工作组提供关于推荐意见的反馈

续表

研究 ID	研究方法	研究主题	主要建议
van der Weijden 2013	访谈法	PG 应该报告的内容	1. PG 可以是只围绕一个推荐意见制定也可以部分推荐意见，也可以是将整个 CPGs 完整地翻译成患者版本 2. 应该提供可让病人询问他们的医疗保健提供者的相关问题以促进患者参与决策
Wang X 2021	文献研究＋共识法	报告体例（RIGHT-PVG）	1. 基本信息：标题／封面／版权；联系方式；提供 PG 的摘要，包括主要推荐意见 2. 背景：目标主题的介绍；目的、范围和目标用户；源 CPGs 链接 3. 推荐意见：每项推荐意见需包括目标人群或疾病、推荐意见的治疗或管理选择、潜在的好处和危害，特别是对病人重要的好处和危害、推荐意见实施的具体情景、推荐意见的推荐强度和证据的确定性；可描述哪些方法，可以用来处理不理想的结果；描述自我管理选项，在源 CPGs 中报告 4. 其他信息：可让病人询问他们的医疗保健提供者的相关问题；PG 中使用的术语和缩写列表；PG 和源 CPGs 的资金来源及其在 PG 或源 CPGs 开发过程中的作用或任何影响；利益冲突
GIN 2021	文献法	PG 应该报告的内容以及呈现的方式	1. PG 应该呈现的内容 1.1 本 PG 的范围与目的是什么 1.2 疾病背景信息 2. 呈现方式 2.1 治疗措施利弊的呈现 2.2 推荐强度的呈现 2.3 写作方式与风格 3. PG 撰写质量标准 3.1 使用 PEMAT 用以评估 PG 的可理解性和可操作性 3.2 使用 DISCERN 工具来评估 PG 的质量
Geiger CJ 2001	访谈法	PG 应该如何呈现	1. PG 应该以简短版本呈现 2. 语言要清晰 3. 应该采用分层的方式呈现内容丰富的 PG 信息
van der Weijden, T. 2019	文献研究＋共识法	PG 应该报告的内容	1. 主题疾病、症状背景信息；源 CPGs 信息 2. 基金来源 3. 版权所有 4. 发布时间 5. 利益冲突 6. 推荐意见

注：PG，患者指南；CPG，临床实践指南；GRADE，Grade of Recommendations Assessment, Development and Evaluation，推荐分级的评估、制定与评价；RIGHT-PVG，The reporting checklist for public versions of guideline，公众指南的报告清单；Task Force，U.S. Preventive Services Task Force，美国预防医学工作组；GIN，Guidelines International Network 国际指南网；PEMAT，Patient Education Materials Assessment Tool，患者健康教育材料评估工具；DISCERN，评估书面消费者健康信息质量的工具。

二、PG 的报告与呈现建议

在以上文献研究基础上，本团队于 2021—2023 年通过访谈 12 名国内 PG 制定者对 PG 报告的困惑与建议，同期又对 PG 潜在用户对 PG 的需求和偏好进行了访谈和调查；

最后整合以上结果，形成了 PG 的报告与呈现建议，并达成了共识，认为应该首先根据推荐意见的内容呈现框架补充相应信息，然后根据 PG 整体报告框架撰写 PG 文本内容，最后将 PG 文本内容转译成患者易接受的版本。

（一）根据推荐意见框架补充推荐意见中其他重要信息

1. PG 推荐意见的呈现框架　推荐意见应包括以下四大部分内容，如图 17–4 所示。

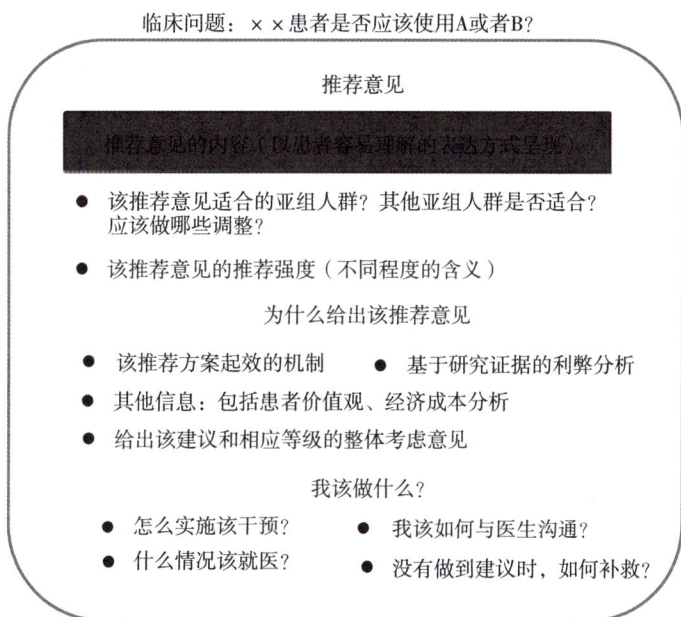

图 17–4　PG 推荐意见的呈现框架

（1）临床问题：在一个完整的推荐意见报告中，应该首先说明该推荐意见所针对的问题是什么。该临床问题应该是明确的，而非宽泛的。建议临床问题应该按照"是否推荐 A 还是 B 用于 × 疾病患者"来呈现临床问题。

（2）推荐意见：该部分应该呈现针对以上临床问题，推荐的治疗是什么。该推荐适用的人群是什么，其他亚组人群是否合适。如果不合适，需要做出什么调整。推荐的强弱程度以及强弱的含义。

（3）为什么做出该推荐：这部分需要介绍推荐方案的起效机制是什么。基于系统评价证据的利弊分析结果、患者价值观等影响做出该推荐的因素如何。PG 团队如何基于以上信息作出了该推荐？为什么是强/弱推荐。

（4）该推荐意见对于患者来说意味着什么：该部分应该告知当患者遇到这种临床问题时，患者应该怎么实施该干预。什么情况下该就医。患者可以如何与医生进行交流。其中对于"患者怎么实施该干预"的细化程度，PG 制定者在撰写时把握以下原则：①由专业医护人员来实施的推荐意见，如脑卒中患者是否应该在发病早期接受溶栓治疗，如果源 CPGs 中强烈建议患者接受早期溶栓治疗，那么在 PG 中只需要告知患者在就医前需要做的准备即可。②需由患者自己实施的推荐意见，比如针对是否要采用中药足浴来促进糖尿病足的康复。如果 PG 中建议进行中药足浴，由于中药足浴通常患者可以自己在家操作，那么在指南中应将如何进行中药足浴、用什么中药、中药足浴的注意事项等详细告知，以达到患者自己就能操作的程度。

2. 推荐意见框架内信息补充方法　前期所形成的推荐意见主要是确定推荐意见的方向和强度，而其他信息需要进一步完善。由于很多源 CPGs 可能并不会提供以上如此详细的推荐意见信息，因此，PG 团队应该结合专家、患者及科普专家等共识建议后对源推荐意见内容进行进一步细化。细化的方法包括：①需追溯该推荐意见的 CPGs 原文，或进一步追溯该证据的参考文献。②若缺乏相关参考文献，则参考权威的相关教材、书籍，及支持其证据的原始参考文献（高质量本土研究）等，对其推荐意见内容进行填充与整理。

（二）根据 PG 报告框架撰写 PG 文本内容

PG 呈现的整体框架应该参考 RIGHT-PVG 中所建议的报告主题，包括如下内容。

①封面：清晰地显示 PG 的主题、编写年代、编写单位、版本号、PG 的目标人群。② PG 制定的目的、源 CPGs 的相关信息，或者 PG 中推荐意见的证据来源。③ PG 目录或者推荐意见总结。④推荐意见：此部分内容在（一）中进行了详细介绍。⑤患者就医时可以向医生提的问题。⑥利益冲突声明、基金支持：可以以链接的形式展现，不放在 PG 正文。⑦制定过程、证据来源等信息：可以以链接的形式展现，不放在 PG 正文。

（三）将 PG 文本内容转译成患者易接受的 PG 版本

为了增强患者可读性与易懂性，利于患者理解和接受，可以以可读性评估工具如健康教育材料评估工具（The Patient Education Materials Assessment Tool, PEMAT）为指导，从可理解性和可操作性两方面为原则，对 PG 内容进行转译。此外，针对 PG 中的特殊内容比如证据等级、推荐等级等，本文也给出了相应的建议。

1. 证据等级、推荐强度的转译　证据等级和推荐等级对于患者做出合理决策有着重要影响，因此，我们需要传递这类信息给患者。但是当前普遍使用的呈现方式比如各种图标的形式，并不能很好地传递相应信息，因为图标的呈现容易给患者带来误解，患者会将其与推荐意见的重要性相联系，而不能理解其真正的内涵。比如现有 PG 中使用"大拇指"的图标表示强推荐，患者会认为这类推荐意见是无论何时何地都必须执行，不允许任何例外（但实际情况是：尽管强推荐具有很高的确定性和广泛适用性，但仍需考虑个体差异和特殊情况。强推荐基于的证据虽然充分，但个体的具体健康状况可能需要特殊调整或额外的医学判断）。因此，我们建议在呈现推荐意见时，需要告知证据和推荐等级等信息，并且用文字解释为什么会给出不同的推荐等级，即将给出该推荐等级的逻辑呈现给患者。

2. 治疗措施的利弊信息的转译　在 PG 中可能经常会呈现某种干预的相对危险度

（RR）、均差（MD）、95% 置信区间（95%CI）等相对数效应指标表达某干预措施的效果，这类数据不能直接呈现，而是要经过转化之后再以数字化的方式来呈现。如"研究结果显示，使用某种药物的患者发生心脏病发作的相对风险（RR）为 0.5（假设在没有药物干预的情况下，某人群心脏病发作的基线风险是 10%）"，可以将其转化成"使用这种药物可以将您发生心脏病的风险从 10% 减少到 5%。换句话说，在 1000 例服用这种药物的患者中，预计将有 50 例因此避免心脏病发作"。当然关于干预选项的利弊还有可能需要文字描述，并采用表格的方式将不同干预选项的利弊信息一一陈列出来。

3. PG 的呈现形式　由于 PG 面向的是非医疗专业人群，且大部分患者对于纯文字信息的接受性并不好，因此，为了使 PG 能真正地被患者接受，制定者需采用他们容易接受的形式来呈现指南内容。

（1）PG 的个性化：个性化信息有助于患者理解该指南是如何与自己相关的。最简单的个性化方法是在 PG 最前面告诉读者该指南的适用范围是什么。其次是使用"你"或"我"等词汇直接向读者发言可以加强这种个性化，如标题"你需要知道的事"或"我需要摄入多少纤维？"等。此外，可以采用 SCQA（Scenario，Conflict，Question，Answer）结构来介绍指南核心内容，如表 17-5 中为基于 SCQA 撰写的深静脉血栓指南中一条推荐意见的引导语，帮助患者发掘该推荐意见与自己的相关性。

表 17-5　基于 SCQA 结构引导推荐意见示例

原推荐意见：对于简单急性腿部深静脉血栓（DVT）的患者，沙特阿拉伯卫生部指南小组建议在家治疗优于医院治疗（有条件的推荐；证据质量中等） SCQA 结构： ·在沙特阿拉伯，腿部深静脉血栓（DVT）的传统治疗通常需要住院治疗（Scenario） ·住院治疗不仅成本高，还可能带来诸如感染等医院相关风险（Conflict） ·对于简单急性腿部 DVT 的患者，我们是否应该从医院治疗转为家庭治疗（Question） ·沙特阿拉伯卫生部建议，对于这类患者，家庭治疗比医院治疗更合适。这是一个中等强度的推荐，基于中等质量的证据（Answer）

（2）PG 的版式：研究结果显示，当患者面临信息过载时，往往会体验到显著的阅读压力。若资料内容繁多，建议通过分层展示的方式进行呈现（纸质版材料可按照疾病阶段、疾病亚型、疾病症状等因素进行分层，电子材料则可以直接使用分层网页将内容按照不同主题进行管理，患者可根据自己喜好选择感兴趣的内容）。此外，字体不宜过小，应至少使用 12 号字体以提高阅读的便利性。

（3）图表的选择：在适当的情况下使用图片来呈现内容，可以帮助读者更直观地理解复杂的信息，增强内容的可视化效果，从而提高信息的传递效率和说服力。但应避免使用仅起装饰作用的图片，以免干扰读者的注意力或导致信息传递得不准确。

（4）颜色的选择：有些颜色本身会代表一些特殊的意义，在用的时候就要特别注意，比如黑色代表死亡、红色代表危险等。

（5）如果条件允许，尽可能结合视频、动画、推文等多种呈现形式。

三、小结

国内学者广为采纳的是由 GIN 所定义的 PVG，但其只表示了模式一所制定的患者版指南。无论是从现有国内 CPGs 可被直接翻译的可行性，还是从医护人员与患者之间关注点不一致的角度出发，我们都有可能需要通过指南改编或者重新制定的方式来制定 PG。因此，专家们一致认为要制定给患者使用的指南，不仅需要模式一，也需要模式二。相对来说，模式一的实施难度明显小于模式二，PG 制定团队可以根据患者版指南的目标人群和目的、团队成员的指南构建方法学能力、团队可利用人力投入度等方面选择 PG 的构建模式，但无论哪一种都要严格遵守规范的流程。以往的文献中，将模式二和模式一所制定的指南都称为"患者指南"，而且直接引用 GIN 关于患者版指南的定义。

其中模式一从促进 CPGs 实施的角度出发，直接将一部已经制定好的指南转译成患者版，也就是 GIN 所推荐的模式。该模式与 GIN 的流程与方法基本一致。但研究增加了规划阶段。建议在规划阶段就确定是否有必要将该 CPGs 翻译成患者版本、该 PG 的目标人群、确定 PG 的范围。模式二是以患者所关注的临床问题出发，通过改编或直接翻译现有指南或者重新制定的方式制定 PG。该模式下的流程与方法在推荐意见形成之前的流程与方法指南改编与制定的流程与方法类似，但在规划阶段应该围绕患者的需求来确定制定该 PG 的必要性，团队成员必须包括有患者代表及具有科普编辑能力的成员参与。此外，在 PG 撰写阶段要更注重生动性、趣味性、易懂性，PG 制定后应该开展用户体验，以获得用户对 PG 可读性方面的反馈。

在 PG 形成推荐意见过程中需要考虑患者所处的情境来进行推荐。患者往往是在居家环境，而 CPGs 常考虑的是医疗机构，二者在可用资源方面是存在较大差异的。因此，同样的临床问题，在 PG 和 CPGs 中可能会给出不一样的建议。为了避免这种信息差异导致的医患冲突，最好在撰写推荐意见时指南就将差异存在的理由解释清楚。

（晏利姣）

第十八章 指南的传播、实施与更新

第一节 指南的传播

一、指南传播的定义

指南的传播是向目标用户传播指南的主动过程，以确保最大限度地传播、采纳和实施推荐意见，让指南制定者认识并促进指南应用的策略。通俗来讲，指南的传播是指南制定者在指南发布后，通过多种途径促进指南使用者了解并应用指南推荐意见的过程。国内外多项研究结果表明，临床医生对于指南的知晓率较低、依从性较差，指南的推荐意见与真实的临床实践之间存在较大的差距。高质量的指南传播与实施能够减少患者的死亡，降低医疗费用。指南的传播是临床实践指南方法学研究中的一个重要研究领域。

二、指南传播的原则

（一）计划性

指南研究与评价工具（appraisal of guidelines for research and evaluation，AGREE）和国际实践指南报告规范（reporting items for practice guidelines in healthcare，RIGHT）明确要求需要在指南中制定指南的传播计划，指南的传播计划对于指南的传播与实施至关重要。指南传播计划的内容应包括：①指南传播的途径。②指南传播的目标人群。③周期性宣传或宣讲。④指南的出版费用及出版量。⑤指南传播的障碍及解决措施。在制定传播计划时应从指南制定者、利益相关者、指南使用者、患者等多个角度和指南内容、指南的实施环境等多个方面进行综合考虑，使制定好的传播计划能够顺利地被执行。在制定指南的传播计划后，指南的制定小组还可成立专门的指南传播委员会，推进指南的传播计划，及时解决传播过程中所遇到的问题。

（二）公开性

有研究结果显示，指南使用者无法获取指南是指南传播的阻碍因素之一。获取指南是医护人员、患者、指南利益相关方所拥有的权利。指南的传播应面向社会公众，使目标用户有获取指南的途径，如提供免费下载指南的网站等。指南的制定者也有传播指南的责任，在指南制定时考虑指南发行的范围，如公共卫生学校、医学院所等，还可以通过开发或改编相关工具、支持系统和衍生产品，为指南的传播提供帮助（例如，将指南整合到临床决策支持系统中，编制指南相关的教育资源用于培训及其他教育活动）。

（三）个性化

指南的传播需要因地制宜，因人制宜。由于指南的不同目标用户（如医务人员与患者）对指南关注的角度与问题不同，对专业知识的掌握程度也有所不同，因此应针对指南不同的目标人群开发相应的指南版本和传播途径。对专业人员应传播专业的完整版指南，对患者可传播简单易懂的患者版指南。

三、指南传播的常见途径

（一）权威组织机构发布与出版

组织制修订指南的卫生管理部门、学会协会及相关组织作为权威组织机构正式发布并出版指南是推动指南传播的有效途径；当指南被卫生管理部门采用并形成具有约束力的文件时，能有力地促进指南的传播。

（二）期刊等纸质媒体出版

通过期刊发表指南及与指南有关的学术论文，如与指南内容相关的系统评价、证据质量分级、卫生经济学研究等可提高指南的知晓率，以书籍形式出版指南的全文及其详细制定过程可促进使用者对指南的深入了解，还可通过发表解读类文章促进指南传播。

（三）在线媒体出版

通过网络来传播指南，如专业学会网站、专业指南数据库、制作手机应用程序等，利用网络便捷的特点促进指南的传播。有研究发现，应用社交媒体平台对指南进行传播可有效提高临床医生及患者对指南的认知和依从性。

（四）会议、培训等其他渠道

通过举办专业学术会议，将指南内容纳入医学继续教育、开展专题培训等方式扩大指南传播的广度及深度。有研究结果表明，举办与指南有关的学术会议是有效推广指南的方式。

第二节　指南的实施

一、指南实施的背景、定义、影响因素

（一）指南实施的背景

循证医学要求根据最佳证据进行临床决策，重视证据向实践的转化。目前，国内

外相关机构已在不同领域发布了数量众多的指南。截至 2023 年 12 月，国际指南协作网（GIN）已收录近 6700 部来自全球各地不同组织制定的多个语种指南，中华中医药学会已发布的指南达 695 项，正在制定中的指南有 305 项，正在修订中的指南有 92 项，需修订的指南有 199 项。

指南生命力的根源在于实施，发布的指南能否在临床实践中发挥作用和实现足够价值，取决于指南推荐意见的实际应用情况。对指南推荐意见的落实不力，是阻碍患者获取最佳医疗服务、造成大量卫生资源浪费的重要原因。目前，无论是国际指南还是国内指南，都面临着一个共同的问题——不能有效地将指南中的证据转化为临床实践和临床政策。国内外指南制定方法相关的研究已趋于成熟，为了更好地将指南意见转化为临床实践，实现临床实践指南从理论到实践的跨越，越来越多的研究开始关注指南实施这一环节。

（二）指南实施的定义

指南实施是通过制定和评估具体策略，改变使用者的行为，并使推荐的干预措施成为常规和可持续的临床实践。通俗来讲，就是通过制定和推行能够推动指南实施的具体做法（如开展指南专题培训），改变临床实践，让临床医师采用并将指南的推荐意见作为常规的临床实践的过程。指南的实施是一个复杂的结构化过程，常涵盖医患关系、医疗环境、组织机构等多个方面。指南的实施是临床实践指南研究领域的重要课题。

（三）指南实施的影响因素

欧洲人类生殖与胚胎学会在指南手册中写道，确定指南实施的促进与阻碍因素是指南实施过程的第一步。可见确定指南实施的影响因素对于指南实施的重要性。Cochrane 系统综述结果表明，相比于不推广或只推广指南，根据事先确定的指南实施的影响因素调整指南的实施策略，更能改善临床医疗实践。许多国外指南制定机构的指南制定手册中要求在指南制定过程中确定指南实施的影响因素，并根据影响因素制定针对性的实施策略。

指南实施的主要阻碍因素有以下 6 种：①指南自身因素，如证据质量等级低、推荐意见不明确。②缺乏获取指南的途径。③缺乏与指南内容相关的培训。④应用临床实践指南可能影响医生收入。⑤缺乏指南实施的领导者。⑥缺乏实施指南的物质资源等。指南实施的主要促进因素有以下 4 种：①指南实施有领导者带头支持。②医院或学会经常开展指南相关培训交流活动。③有简易版指南、指南宣传册等指南宣传材料。④指南本身证据质量高等。

（四）指南实施与实施科学的关系

实施科学（implementation science）是一门新兴的学科，融合了心理学、社会学、组织行为学、管理学、政策科学、经济学、循证医学等多个学科。临床实践指南属于证据，临床实践指南发布后的实施过程则属于将证据整合到健康护理实践的研究范畴，因此实施科学的研究内容也包括指南的实施。

随着近十年来实施科学的不断发展，越来越多的研究者开始使用实施科学的理论、框架和模型来指导关于指南实施的研究，如调查指南实施的影响因素、制定指南的实施策略等。指南实施与实施科学之间的联系越发紧密，现在大部分与指南实施有关的研究都依靠实施科学的理论、框架、模型进行。指南实施是实施科学重点关注的问题之一。

二、实施科学

实施科学是研究如何促进循证干预措施有效整合至卫生政策和卫生保健实践的科学，通常包含 3 个关键环节：循证实践的产生、实施和效果评价。实施科学的基本研究步骤为明确实施问题、识别阻碍与促进因素、制定并执行实施策略、评估实施效果。

（一）实施科学的背景

美国国立卫生研究院在 2006 年提出了"转化医学"的概念，提出医药发展中存在两个阶段：第一个阶段是"将病理机制的新认识和新发现应用于人体试验中"，第二个阶段是"将临床研究中的结果运用到临床实践和临床决策中"。随着循证医学的发展，国内外发布了更多的临床实践指南，临床实践指南的质量也显著提高，但医务人员对指南的知晓率和利用率并不高。此现象导致每年因为制定临床实践指南而投入的大量人力、物力资源并未高效地转化为临床实践的改善。有研究表明，目前全世界 80% 的医学研究资金没有回馈到公众的卫生健康上。在当前研究利用率低且未来研究资源有限的情况下，如何推出一系列"解决方案"，推动和促进"已知效果明确"的干预措施在受众及受益更广的卫生决策中使用，成为目前亟待解决的问题。实施科学是为了将研究结果更好地转化为实践而产生的新兴学科。

（二）实施科学的定义

2006 年, Eccles MP 最早在 Implementation Science 期刊中正式提出实施科学的定义，称"它是系统的研究方法，以能够促进研究结果和其他循证实践的证据运用到临床的日常实践中，从而提高卫生服务的质量和有效性"。美国国立卫生研究院将实施科学定义：针对将科学发现和证据整合到健康护理政策和实践所使用方法的研究。实施科学的主要内容为促进循证干预方法在实践中推广而进行的理论和方法学研究。在实施科学的理论指导下开展的研究，则称为"实施性研究（implementation study）"。

（三）实施科学的研究框架

实施科学有着丰富的理论、模型和研究框架用于指导设计实施性研究、解决实施问题。一般来说，实施科学的理论用于理解和解释影响实施结果的因素、实施科学的框架用于描述和指导将研究转化为实践的过程、研究框架则用于实施性研究的设计和实施效果的评估。在实施科学的具体应用中，实施科学的理论、模型和研究框架之间并没有严格的区分，也没有严格的使用限制。

实施科学的研究框架一般是由不同领域及其下属条目所组成的，用于指导实施性研究设计的结构。实施科学的研究框架本身不提供对实施相关内容的解释，而是通过已有的分类和条目帮助研究者更好地对实施性研究的结果进行分类。常用的实施科学框架有理论领域框架、实施性研究综合框架和知识转化行动框架等。

1. 理论领域框架　理论领域框架（theoretical domains framework，TDF）由 Susan Michie 及其同事于 2005 年创建，该框架综合了与行为改变相关的心理学和组织学理论，用于调查实施的影响因素和设计实施策略。该框架由 14 个理论领域组成，这 14 个理论领域代表了影响行为的最广泛的因素，包括知识、技能、社会和专业角色、对能力的信念、对后果的信念、动机、情感、环境背景和资源。

2. 实施性研究综合框架　实施性研究综合框架（consolidated framework for implementation research，CFIR）最初形成于 2009 年初，在 2022 年根据用户的反馈进行了更新。实施性研究综合框架提供了一个包括 5 个领域的结构，可用于指导关于实施的障碍与促进因素的系统评价。实施性研究综合框架的 5 个具体领域：创新、外部环境、内部环境、个人和实施过程。

3. 知识转化行动框架　知识转化行动（knowledge to action，KTA）框架是由加拿大 Graham 教授的团队于 2006 年提出，旨在推动政策制定者、管理者、实践者、研究者、患者、公众将研究结果应用于临床实践中，促进知识转化与实践变革，改善临床照护质量及患者健康。知识转化行动框架包括知识的产生应用两个环节。知识产生环节通过知识查阅、知识整合、知识产出 3 个步骤层层剪裁，提取更符合利益相关人群的研究证据。知识应用环节包括确定问题、选择解决问题的知识、将知识引入特定情境、评估障碍因素、监测知识应用、知识应用后结果评价、维持知识应用 7 个步骤，旨在指导实践者做什么、怎样做及在怎样的场景下开展证据应用。

（四）实施策略

1. 实施策略的定义　实施科学关注的是如何将研究的成果转化为实际应用。在医学领域，实施策略和干预措施的含义并不相同，但在应用中经常有混淆的现象，应该对实施策略和干预措施进行区分。干预措施是被证明可以改善健康行为、健康结果、健康相关环境的计划、实践、建议、推荐意见等内容。干预措施侧重的是能改善健康结局，比如临床实践指南的推荐意见能指导医疗实践，改善患者的健康结局，属于干预措施。实施策略是为促进干预措施的采用、实施和可持续性而采取的行动，是将干预措施纳入临床或社区环境的实践的方式。实施策略侧重的是如何实施干预措施。

2. 实施策略的筛选　目前还没有关于哪种实施策略是最有效的证据，因此，如何选择最合适的实施策略，是实施过程中的一个难题。如何选择和制定最合适的实施策略，是实施科学研究领域内比较热门的一个领域。基础的选择实施策略的方法有头脑风暴、共识会议等，2018 年的一篇研究总结归纳了 4 种选择实施策略的方法，分别为概念图绘制、模型构建、联合分析和干预映射。

概念图绘制需要由利益相关者通过头脑风暴、排序和评分工作来收集原始数据，再将原始数据进行编码分析，利用 Concept Systems Global 软件，通过多维缩放和分层聚类分析来对数据进行分析，最终形成不同概念的聚类图，以反映对指定维度（如重要性和可行性）的不同评级。

模型构建是由参与实施的不同身份的共 8～10 人组成参考小组，通过一系列迭代讨论和会议实施过程的建模方法。首先由小组明确实施的问题，随后根据现有的需求、资源、临床条件等因素确定实施模型中的相关变量，生成实施流程图，最后形成一个数学公式来对指定的参数进行量化。

联合分析可以用于衡量利益相关者对实施策略的偏好，了解实施策略的变化会怎样影响实施效果，并预估实施策略的接受程度。联合分析法在有多个选择需要权衡利弊时最为适用。假如实施策略 X 比 Y 更有效，但 Y 的成本低于 X 时，可以通过联合分析法，让受访者对单独的实施策略进行评级，通过 Sawtooth 软件进行统计学的数据分析。

干预映射由 5 个步骤组成，第一步是通过需求评估来确定实施的影响因素，第二步是设立实施目标来生成有多个单元的矩阵，第三步是通过头脑风暴等方法，根据实施目标列出实施策略，第四步是将实施策略具体化，第五步是对实施情况进行监测和评估。

（五）实施性研究

实施性研究关注实施的影响因素、实施过程、实施理论和实施结果等与实施有关的各个方面。广义上来说，实施性研究是与实施问题有关的科学研究，将研究成果转化为实践的过程。美国国立卫生研究院给出的实施性研究定义：实施性研究旨在了解医疗保健专业人员和支持人员、医疗保健组织、医疗保健消费者和家庭成员及政策制定者的行为，这些行为对循证干预措施和指南的采用、实施和可持续性会产生关键影响。

1. 实施性研究的问题构建 循证医学使用 PICOS 原则凝练研究问题，PICOS 原则在实施性研究的问题构建过程中同样适用。实施性研究的研究对象是实施策略的目标人群（往往是临床医生），干预措施则是实施策略，对照措施是对照实施策略或无实施策略，研究结局是覆盖率、采用率等实施结局，研究设计则包括定性研究、定量研究、混合研究等不同的研究设计。

2. 实施结局 如何评估实施的效果是实施科学中的一个难题。已有研究者提出了衡量实施效果的结局指标，但不同研究者所提出的实施结局定义并不一致，目前尚没有统一的实施结局的标准。最常用的衡量实施结局的维度有可接受性、采用率、适用性、可行性、保真度、实施成本、可持续性。在实施性研究设计过程中，可以借助已有的实施科学框架，这些框架中有些包含了对实施结局的定义（如 RE-AIM 框架），因此可以参考这些框架中实施结局的定义来设计具体的衡量指标。

三、指南实施性研究的案例解析

一篇 2016 年发表的关于在社区医院实施戒烟干预的实施性研究，使用了 RE-AIM 框架来制定实施结局。研究者将 RE-AIM 框架的 5 个维度解释为覆盖面（接受戒烟干预的患者比例）、有效性（戒烟干预的效果）、适用性（愿意提供戒烟干预的护士比例）、实施性（戒烟干预的实际效果与预期效果的比较）、可维持性（戒烟干预的可持续性）。

研究所纳入的患者为住院的成年吸烟患者，实施策略的对象则是所有住院护理护士。研究于美国密歇根州的 6 个社区医院进行，其中 3 个医院为干预组，另外 3 个医院为对照组，两组都由护士为患者提供戒烟干预，但只对干预组的护士使用实施策略。针对护士的实施策略包括戒烟干预的培训、戒烟便携提示卡、戒烟干预的指南等；针对患者的实施策略则包括戒烟的宣传册和视频、戒烟记录卡等。

对于患者，研究者通过查阅电子病历来确定住院吸烟患者的数量。研究者对出院 1 个月和 6 个月后的患者发放调查问卷以调查患者的戒烟情况。通过以上方式，研究者能够得到患者的戒烟干预的接受率和实际戒烟率的具体数据。对于护士，研究者戒烟干预实施之前和之后都对两组护士进行了问卷调查，问卷内容包括她们提供戒烟干预的情况、对于戒烟干预的态度、戒烟干预应用中的障碍等内容。

在实施结局方面，研究者并未使用有效性这一指标，而是用覆盖面、适用性、实施性和维持性四个指标衡量实施结局。覆盖面为患者的参与率（参与戒烟干预的患者数 / 总患者数）和随访率。适用性为参与戒烟培训的护士的比例（参与护士数 / 符合培训要求的护士数，通过对护士的调查问卷来判断）。实施性主要通过护士关于戒烟干预的报告情况、提供给患者的戒烟宣传册和戒烟药物来判断。可维持性主要通过戒烟干预后的问卷调查所收集的信息来判断。

结果显示，关于覆盖面这一实施结局，干预组患者接受戒烟干预的比例明显高于对照组患者。关于适用性这一实施结局，干预组护士的戒烟培训参与率更高。关于实施性这一实施结局，干预组护士提供的戒烟干预数量更多。关于可维持性这一实施结局，干预组的 3 家医院在研究结束后仍在继续提供戒烟干预，表明干预组的可维持性更好。在覆盖面、适用性、实施性、维持性四个实施结局上，施行了实施策略的干预组均有更好的表现。该实施性研究表明，研究者制定的实施策略能够让社区医院更好地施行戒烟干预。

第三节 指南的更新

一、指南更新的定义

指南更新是对以往已经发布指南的升级，是指随着医学的发展及临床实践对指南不断提出新的需求，现行指南出现落后于医学研究的情况时，负责制定指南的组织对其进行评估和合理的内容更新。

美国医学科学院在 2011 年发布的指南相关报告中指出：当有足以改变指南重要推荐意见的新证据产生时，指南制定者应及时对指南进行更新。若指南没有纳入最新的研究证据，不仅最新的研究成果得不到传播和利用，造成医疗资源的浪费，而且其过时的推荐意见可能对临床实践产生误导。调查显示，一半以上的国际指南制定组织会在指南出版后 3 ～ 5 年内检查其更新情况或在指南存在过期风险时提醒用户谨慎使用。

二、指南更新的评估

指南小组在指南出版后，应就指南推荐意见的相关证据进行长期的跟踪。在接近指南更新日期时，指南小组应对指南推荐意见相关的新的资料进行评估。因为指南纳入的证据在 2～3 年甚至更短的时间内就可能失去价值，Cochrane 协作组要求系统评价在发表后 1 年半左右进行更新。国际上普遍推荐的更新周期在 2～5 年，苏格兰学院间指南网络推荐在 3 年内更新指南，并指出已使用 3～7 年而未更新的指南可能有部分推荐意见已经过时，大于 7 年未更新的指南要谨慎使用。

指南更新的评估主要包括指南相关证据的筛选及评估、指南制定小组成员及相关专家的意见、指南使用者的意见。指南制定者采用指南更新评估模型对所检索到的新的证据、新证据对现行指南的影响，以及检索中所发现的与指南相关的新领域、新问题进行分析总结，形成对指南是否需要更新的结论，以及所要更新的内容和更新的计划。决定是否启动指南更新程序的因素包括：指南发布后是否有新的相关证据出现，新的证据对指南推荐意见的影响，指南推荐意见是否发生改变。评估指南是否需要更新是指南更新工作的重要前提，目前使用最为广泛且用于辅助发现新证据和根据新证据评估指南更新必要性的模型主要有两种：一个是 Shekelle 模型，其主要思路是由专家意见联合文献评价判断指南是否有更新的必要；另一个是 Becker 模型，先是持续监测临床实践指南最新进展，及时将新出现的证据尽可能全面地收集起来并进行筛选、纳入和评价，判断是否有必要更新指南，然后再根据新的证据和专家意见确定指南更新的类型和范围。

任何改变推荐意见的指南更新都应经过指南指导委员会的审核，主要审核指南是否有必要更新，需要更新的内容及更新的类型是否合适，更新计划是否可行。英国国家卫生与临床优化研究所制定了 5 种指南更新决策：①指南整体更新。②指南部分更新。③指南特殊更新。④指南无须更新。⑤转到"静态列表"。⑥指南废止。具体更新标准见表 18-1。

表 18-1　决定指南更新与否的标准

指南更新决策	标准	方案
整体更新	指南主体部分需要更新 多数推荐过时 新的临床范围已确定	提出新的范围 商议新的范围
部分更新	一些推荐需要更新：有新证据出现或推荐意见不清楚和/或新的临床范围已经确定并需要添加到指南	提出新的范围 商议新的范围
特殊更新	少数推荐有新证据出现，可能需要更新 出版的指南存在错误，可能需要特殊更新	使用原来的范围 无须商议 通知利益相关者
无须更新	无可推翻任何推荐的新证据 无临床实践证据显示需要改变推荐，无临床实践证据显示需要改变指南初始范围	指南无须更新 每 3 年评估一次指南，以确定其更新情况

续表

指南更新决策	标准	方案
转到"静态列表"	推荐意见在可预见范围内不可能改变	无进一步更新计划 如果新证据出现，可能会评估指南
指南废止	指南不再适用	与利益相关者商议

三、指南更新的程序

临床指南研究与评价工具 AGREE Ⅱ中"指南制定的严谨性"领域条目 14 描述了指南更新的方法：要求指南应针对更新情况提供一套详细的流程，包括规定更新的标准，确定更新周期，建立专门的更新小组，定期检索相关文献，详述更新步骤和方法，并要求指南明确提出何时会进行更新或者何种情况下制定小组会启动新一轮的更新。

在实施指南更新的过程中需要注意：①应该在指南制定开始时确定指南更新的计划。②确定恰当的检索策略以保证检索的充分性。③新证据的纳入和排除标准应该与原版本指南相同，如不同，应说明原因。④评价证据质量的方法应该与原版本指南相同，如不同，应说明原因。⑤综合证据的方法应该与原版本指南相同，如不同，应说明原因。⑥形成指南推荐意见的方法应该与原版本指南相同，如不同，应说明原因。⑦指南发布时，应该明确指南更新版本的主要变化。⑧确立有效的监督机制，落实更新计划。⑨建立档案包含指南更新过程的相关文件，如指南的范围、目的，指南的文献检索策略，会议记录等。

四、指南更新的报告

更新版指南报告清单工作组通过评估现有更新版指南、半结构式访谈、德尔菲共识调查、临床指南方法学专家和指南使用者的外部评审，制定了指南更新的报告清单，见表 18-2，共包括 16 个条目，主要涉及三个维度：①更新版指南的呈现。②编辑独立性。③更新过程采用的方法。指南制定者可以参照这份清单来报告指南并对指南更新过程进行规划。

表 18-2　更新版指南的报告清单

条目	评估	页码
1. 临床指南的更新版本与以前的版本能够被区分开	是的□ 不是□ 不清楚□ 不适用□	
2. 报告了更新临床指南的理由	是的□ 不是□ 不清楚□ 不适用□	

续表

条目	评估	页码
3. 描述了指南更新版本与以前版本之间范围和目的的变化，并提供了支撑材料	是的□ 不是□ 不清楚□ 不适用□	
4. 描述了在指南更新过程中被修订和审阅过的章节	是的□ 不是□ 不清楚□ 不适用□	
5. 清楚地呈现出指南的推荐意见，并标记为新的、修改的或无变化的。清楚地标注了被删除的推荐意见	是的□ 不是□ 不清楚□ 不适用□	
6. 报告了指南推荐意见的修改情况，提供了修改的证据。	是的□ 不是□ 不清楚□ 不适用□	
7. 报告了指南更新版本中的专家组成员	是的□ 不是□ 不清楚□ 不适用□	
8. 记录了负责指南更新版本的工作组的利益冲突	是的□ 不是□ 不清楚□ 不适用□	
9. 确定和描述了指南更新版本的资助机构所发挥的作用	是的□ 不是□ 不清楚□ 不适用□	
10. 描述了在指南更新中搜索和识别新证据的方法	是的□ 不是□ 不清楚□ 不适用□	
11. 描述了在指南更新过程中用于选择证据的方法	是的□ 不是□ 不清楚□ 不适用□	
12. 描述了在指南更新过程中评估证据质量的方法	是的□ 不是□ 不清楚□ 不适用□	
13. 描述了在指南更新过程中证据综合的方法	是的□ 不是□ 不清楚□ 不适用□	

条目	评估	页码
14. 描述了更新版指南的外部评审方法	是的□ 不是□ 不清楚□ 不适用□	
15. 描述了在实践中实施更新版指南中改变的推荐意见的方法和计划	是的□ 不是□ 不清楚□ 不适用□	
16. 报告了未来更新指南的计划和方法	是的□ 不是□ 不清楚□ 不适用□	

指南更新的目的是保持指南的有效性，所以指南制定者应提高对指南更新的工作的重视，并将指南更新贯彻落实好。指南更新后应及时通过指南更新组织网站、期刊公布指南更新信息并发布指南，同时与指南实施相关的资源支持、工具也要根据需要作相应的调整，保证与指南内容协调一致。

（张煦东、陈薇）

第十九章　中西医结合临床实践指南案例——脑梗死中西医结合诊疗指南

中西医结合是我国独有的临床诊疗模式，是我国医疗卫生体系的一大特色和优势。虽然二者在医学理论、诊疗方法、实践模式等方面有着较为明显的差异，但中西医相结合的医疗保健体系为我国人民群众的健康提供了切实有效的保障。中西医联合防治指南是临床医师践行中西医联合防治策略、开展中西医联合防治实践的指导性文件，是实现全面落实中西医联合防治的"四有要求"（有机制、有团队、有措施、有成效）的重要载体，更是完善中西医协同制度、创新中西医协作医疗模式、培养中西医贯通人才的重要手段。制修定具有中西医结合特点的临床实践指南，是充分挖掘中医、西医和中西医结合在疾病诊疗过程中的优势，提升国民健康水平与文化自信的关键。在相关政策的支持推动下，中医、中西医结合临床实践指南取得了快速发展，2016年时中医、中西医临床实践指南占中国发布的所有医学指南数量比例就接近1/3，但还存在很多问题，如编写成员单一、制定方法不规范、未能体现中西医结合的特点等。

国务院办公厅2022年印发《"十四五"中医药发展规划》，明确指出要制定并实施一批能体现"宜中则中、宜西则西"的中西医结合诊疗方案。因此，国家中医药管理局中西医结合与少数民族医药司组织中国中西医结合学会、中华中医药学会、中华医学会（以下简称"三个学会"），开展了中西医结合诊疗方案制修定工作。在国家中医药管理局、原国家卫生计生委、中央军委后勤保障部卫生局2018年联合确定的61个重大疑难疾病中西医临床协作试点项目工作的基础上，制定统一技术规范与体例格式并修改完善、组织遴选、征求意见、反馈修改，最终形成52个中西医协同优势明显、疗效确切，能够广泛推广的中西医结合诊疗方案，于2023年5月31日首次以三个学会的名义发布。该批中西医结合指南通过简明的语言阐释疾病不同阶段中西医治疗原则，以期协助各级各类医疗机构的实践应用，可供临床医师（含进修医师）和循证研究人员参考使用，有助于推动中西医结合诊疗方案更好地服务于临床。《脑梗死中西医结合诊疗指南》为该批指南之一，本章以该指南为例，介绍中西医结合临床实践指南制修定的原则与关键环节。

第一节　中西医结合临床实践指南的制修定原则

围绕中西医协同的特点，结合《脑梗死中西医结合诊疗指南》的制修定过程，应在中西医结合临床实践指南制修定工作中遵循以下四项原则。

一、聚焦优势环节，兼容并包

中西医结合的临床诊疗不是单纯地在每一个环节同时提供中医和西医的诊疗措施，以简单的"加法"实现中西医结合的。而是应关注在某一疾病预防、发展、治疗的全周期中，中西医各自的优势与不足，通过优势互补，弥补两种不同医学体系在特定环节中存在的不足与局限。因此，明确中西医联合防治手段的实施时机、病种、条件，对于提升整体防治效果至关重要。具体而言，应针对不同疾病特征、干预环节以及治疗目的，深入分析中西医各自单独治疗或联合治疗的优势所在，从而制定出更具针对性的中西医结合防治方案。

比如在《脑梗死中西医结合诊疗指南》临床问题确定的过程中，指南起草组围绕西医专家提出的"脑梗死患者出现西医缺乏有效手段的顽固性呃逆、便秘等合并症，中医有什么招数"的问题，聚焦形成"脑梗死合并呃逆患者，中医辨证治疗能否减轻呃逆症状发作？"和"脑梗死合并便秘患者，中医如何辨证治疗？"两个临床问题，凸显中医优势环节，进而结合古今文献形成相关推荐与建议。

在构建中西医结合防治模式时，应全面囊括西医西药、中医中药等多种干预手段。鉴于现有西医指南对中医药内容的涉及较少；传统中医药指南对西医西药内容的涵盖亦有限；中西医结合指南虽引用西医西药部分，但往往篇幅较少，且缺乏深入的分析，如果不能将中、西医干预措施的结合点点明，会导致中西医治疗策略的联合应用缺乏明确的指导。因此，建议对西医西药干预措施中临床价值明确、强推荐、无争议或争议较小的措施，可直接引用；可以围绕这些措施的局限或未及的环节，提供中医药的方案。在中医干预措施的选择上，应注意中西医结合临床实践指南的应用对象，尽量减少复杂方药的同时，可根据所选病种、证据情况以及其在疾病防治中的重要性等因素，酌情推荐中成药、经典名方和针刺、艾灸、推拿等手段。

如在《脑梗死中西医结合诊疗指南》中，指南起草组以脑梗死不同分期西医指南治疗方案为纲目，目标不同的临床结局改善，提出中西医结合的关键环节："脑梗死不同病期采用的中西医结合治疗方法不同。急性期为发病两周以内，治疗最重要的方法为血管再通治疗，强调尽早、及时干预以改善预后，降低致残率和病死率；经评估不能给予静脉溶栓、血管内治疗的患者，可使用中西医结合药物治疗，加强合并症和并发症管理。病情平稳后进入恢复期，重视病残程度的改善和日常生活能力的提高，应规范康复治疗，给予中医特色康复疗法，积极防治并发症；同时通过辅助检查，完成病因分型，联合中西医结合治疗，加强二级预防。"

在临床问题确定过程中，聚焦以西医干预措施有限的急性脑梗死出现低灌注或低血压患者，以中医或综合性医院均能使用的中药注射液为干预措施提炼临床问题（针对急性脑梗死出现低灌注或低血压患者，哪类中药注射液有助于改善神经功能缺损），以期更好地服务临床实践的提升。

二、构建多源证据，古今传承

中医药证据具有多源性、异质性、多态性的特点，现代医学体系下的证据分级方法无法完全适用于中医和中西医结合指南。因此，在证据体的选择与分级中，应重视古籍文献和专家经验的作用。在部分临床问题缺乏现代医学证据的背景下，指南起草组应在临床问题的指引下，科学、合理地利用中医丰富的古籍文献资源，通过系统、规范地对古籍文献证据进行评价，为回答关键临床问题提供切实可行的中西医结合干预措施奠定多源的循证证据支持。同时，中西医结合临床实践指南的制定在运用古籍与专家经验的同时，也应以指南制修定为契机，在提炼临床问题工作的指引下，推动专家经验向专家证据的转化，实现专科、专病内涵的提升与古今中医传承。

在《脑梗死中西医结合诊疗指南》中，围绕"脑梗死合并便秘患者，中医如何辨证治疗？"这一临床问题，虽无临床试验文献报道，考虑到大黄显著的通便作用在中医和西医专家中有着高度的共识，同时在中医典籍中有着明确的记录与案例，指南起草组选择以单味药大黄为成分的中成药作为推荐，并通过了指南专家组的共识投票。

三、循证、共识与经验相融合

"循证为主、共识为辅、经验为鉴"是目前中医、中西医结合临床实践指南制修定的重要方针。这一方针既借鉴了国际认可的规范化指南编制方法，使西医能够认可指南形成的推荐意见；又充分考虑了中医药研究的现状和特点，将那些研究证据不足但临床价值较高的中医药干预手段纳入指南。同时，在基础问题的阐述中，借鉴临床专家在临床实践中"病–症–证–方"统一的施治经验；在指南编写过程中，应规范应用循证方法、专家共识法及专家经验，形成现有最佳证据，将循证医学与中医辨证有机融合，实现层次丰富、更精准化的临床实践指导，从而提升中西医结合临床实践指南对临床医生的临床诊疗能力。

在《脑梗死中西医结合诊疗指南》制修定过程中，指南起草组根据临床问题特点，以循证证据支撑临床问题的作答，充分结合专家经验与文献，形成方案，是"循证为主、共识为辅、经验为鉴"十二字方针的实践与应用。

四、病证症方统一，科学评价

中西医临床实践指南的应用对象包括中医、中西医结合和西医医师，因而在制修定时要注意在选择干预措施的时候，应考虑临床实施与开展的难易程度，避免广泛选用以复杂中医理论为指导的干预措施；同时还需要注意所选择干预措施的可及性，避免形成较多具有地域、流派特点的推荐意见；除此之外，部分中医干预措施具有较为严格的应用条件，或在中、西医医师间共识度不足，同样要在干预遴选中予以重视。因此，"病证结合"与"症证结合"，进而"方证相应"是将西医的特定人群与传统中医特定证候人群结合在一起，贯通中西医干预措施，让西医医师更容易理解中医及相关措施的关键。同时，在评价干预措施疗效时，应注重建立中西医结合的临床疗效评价体系，兼顾中医药辨证论治的特点和现代医学对疾病核心指标的评价需求。

如在《脑梗死中西医结合诊疗指南》制修定过程中，考虑到西医对气虚证候辨识的困难，结合前期工作基础与专家组共识，提出将脑梗死急性期（疾病及分期）、低血压或低灌注状态（临床表现与特征）与气虚证（中医证候要素）相关联，确定目标患者人群，形成"针对急性脑梗死出现低灌注或低血压患者，哪类中药注射液有助于改善神经功能缺损"的临床问题。进而结合循证证据与专家共识，形成推荐意见"急性脑梗死出现血压偏低或低灌注患者，中医辨证多属气虚证，可应用参麦注射液或生脉注射液，改善神经功能缺损，提高日常生活能力（C级证据，强推荐）"。该条意见的形成，有利于指导西医医生在临床实践中，识别存在气虚证的脑梗死急性期病人，更好地采取益气类中药干预措施，改善其神经功能缺损。

第二节　中西医共性临床问题的确定

关于中医指南中临床问题确定的原则与方法，在本书的第六章有详尽的介绍。但对于中西医结合临床实践指南而言，其聚焦点在于中西医结合的优势环节，所提出的临床问题不仅应关注中西医临床实践的共性的关键环节，还应提供中医、西医医生都能选用的干预措施，因此临床问题具有中西医的共性特征。但由于中医、西医分属不同的医学体系，临床实践中诊疗模式与方法各异，所关注与优势所在的环节既有重叠又有差异，因此在确定中西医共性临床问题时，可从以下角度切入。

一、中西医结合协同增效

针对临床实践中中西医共同关注的目标人群、核心环节，从二者是否需要协同、如何协同、何时协同的角度总结提炼临床问题，构建能够体现中医、西医疗效特点与临床需求的结局指标评价体系，同时重视对安全性、卫生经济学、患者及临床医生依从性、患者价值观与偏好等维度的评价，形成中西医共性临床问题，并进行规范的解构与评价。通过此类问题的构建，回答目标疾病中西医结合如何协同增效的问题。

如在《脑梗死中西医结合诊疗指南》制修定过程中，针对脑梗死患者的神经功能缺损改善这一临床关键诊疗目标，考虑到西医已发布的相关循证指南关于中西医结合干预的问题及推荐意见多数将中医干预等同于西医药物，缺少对中医干预实施所需的病证、症证相应的限定，影响相应证据体及推荐意见的形成。指南起草组考虑到西医疾病分期和中医标本缓急对诊疗措施选择及疗效均有一定影响，首先在临床问题的构建中将研究对象（P）的疾病分期进行细化，分别聚焦于急性期和恢复期患者，拟根据不同分期的疾病特点和中医、西医干预措施，为临床提供中西医协同方案；同时，考虑到中医药的使用有口服中成药与中药注射液的差异，特别是在不同类型、不同级别医院中存在一定差异，因此在干预措施（I）的选择时进一步加以区分，但均合并了西医常规治疗，以符合中西医结合实践的特点；在结局（O）的选择中，因临床脑梗死患者临床症状（神经功能缺损表现）是脑梗死临床中西医诊疗关注的核心，故以神经功能缺损的改善作为关键结局。基于以上考量，指南起草组提出"针对急性脑梗死患者，中药注射液能否改善神经功能缺损？"和"针对急性脑梗死患者，辨证口服中成药能否改善神经功能缺损？"两个问题，并与证候诊断问题"脑梗死常见证候诊断标准是什么？"相结合，根据临床应用场景提供辨病机、辨证候的不同思路，将中药注射液根据临床应用特点归入脑梗死"毒损脑络"核心病机和"脑脉痹阻"基本病机分类，将口服中成药的应用人群证候归纳聚焦为痰热证、痰湿证和瘀血阻络证，提供便于理解、一致性高和可量化的中医病机与证候诊断识别方法。

二、中西医诊疗互补环节

除了中西医联用效果更佳的情况，还需要对西医已发布相关循证指南中发现尚未解决的环节或问题，以及中医治疗效果较好的情况。比如《脑梗死中西医结合诊疗指南》制修定过程中，西医专家反复提出希望中医能有对脑梗死后出现呃逆、便秘等合并症干预的推荐，这旨在针对西医体系中尚存不足的部分，通过中西医诊疗的互补策略，以期达到更全面、更有效的治疗目的。对此指南起草组形成了"脑梗死合并呃逆患者，中医辨证治疗能否减轻呃逆症状发作？"和"脑梗死合并便秘患者，中医如何辨证治疗？"两个问题。

第三节　中医病证诊断的标准化

辨证论治的个体化治疗是中医药诊疗疾病的特点，同时也是中医药临床疗效的关键，其核心是中医证候的诊断。在中西医结合临床实践指南的制修定过程中，如何既能让临床西医医生能够简便快捷进行中医证候的辨识，又能保障中医证候诊断的准确性与一致性，不仅是中医标准化工作的重点，也是中西医临床实践指南制修定过程中的关键。证候是对疾病病理生理变化的整体状态的概括，是一个多维多阶多变量的复杂系统。"以象为素，以候为证，病证结合"是中医辨证方法体系的中心理论，以证候要素为其中关键环节，将复杂证候线性化，利于西医医生理解与实践；故可借助量化诊断工具，实现疾病维度下关键中医证候要素的准确辨识，通过应证组合实现病证诊断。

在中西医临床实践指南制修定过程中，除了在术语部分介绍关键证候的内涵与外延，如所研究疾病有明确、成熟的标准化证候诊断工具，也可作为关键的临床问题形成推荐意见或使用建议/说明。如在《脑梗死中西医结合诊疗指南》中从证候要素的判定和诊断两个角度设立两个临床问题——"脑梗死常见证候要素的判定方法是什么？"和"脑梗死常见证候诊断标准是什么？"然后分别以病证结合的模式对证候要素的诊断、在脑梗死不同分期的分布与基本规律、证候应证组合及临床表现等内容形成推荐意见，如：

临床问题2：脑梗死常见证候要素的判定方法是什么？

推荐意见：

（1）内风、内火、痰湿、血瘀、气虚、阴虚是脑梗死常见的证候要素，其判定可参考《缺血性中风证候要素诊断量表》。

（2）急性期常以内风、内火、痰湿等标实为主，少数患者表现为气虚证；恢复期虚实夹杂，气虚、阴虚为本，痰湿、血瘀等为标。血瘀证是基本证候，贯穿急性期和恢复期始终。

（3）脑梗死表现为单一证候要素者较少，多表现为两到三个证候要素组合出现。证候诊断可由证候要素组合而成。

临床问题3：脑梗死常见证候诊断标准是什么？

推荐意见：

1. 急性期常见证候

（1）痰热证

主症：半身不遂，口舌歪斜，言语謇涩或不语，偏身麻木，或见神志昏蒙。

兼症：眩晕、头痛，口苦或口干，咯痰或痰多。

舌脉：舌质暗红，苔黄腻，脉弦滑或偏瘫侧脉弦滑而大。

参照《缺血性中风证候要素诊断量表》中证候要素"内火"和"痰湿"得分均≥10分，诊断为痰热证。

（2）痰湿证

主症：半身不遂，口舌歪斜，言语謇涩或不语，偏身麻木，或见神志昏蒙。

兼症：痰鸣漉漉，面白唇黯，静卧不烦，二便自遗，周身湿冷。

舌脉：舌质紫暗，苔白腻，脉沉滑缓。

参照《缺血性中风证候要素诊断量表》中证候要素"痰湿"得分≥10分，诊断为痰湿证。

（3）气虚证

主症：半身不遂，口舌歪斜，言语謇涩或不语，偏身麻木，或见神志昏蒙。

兼症：神疲乏力，少气懒言，心悸自汗，手足肿胀，肢体瘫软，二便自遗。病情危笃者，昏愦不知，目合口开，肢冷汗多。

舌脉：舌淡暗，苔薄白，脉沉细无力等。

参照《缺血性中风证候要素诊断量表》中证候要素"气虚"得分≥10分，诊断为气虚证。

2. 恢复期常见证候

（1）痰瘀阻络证

主症：半身不遂，口舌歪斜，言语謇涩或不语，偏身麻木。

兼症：头晕目眩，痰多而黏。

舌脉：舌质暗淡，舌苔薄白或白腻，脉弦滑。

在血瘀证基础上，参照《缺血性中风证候要素诊断量表》中证候要素"痰湿"得分≥10分，诊断为痰瘀阻络证。

（2）气虚血瘀证

主症：半身不遂，口舌歪斜，言语謇涩或不语，偏身麻木。

兼症：面色白，气短乏力，口角流涎，自汗出，心悸便溏，手足肿胀。

舌脉：舌质暗淡，有齿痕，舌苔白腻，脉沉细。

在血瘀证基础上，参照《缺血性中风证候要素诊断量表》中证候要素"气虚"得分 ≥ 10 分，诊断为气虚血瘀证。

（3）阴虚风动证

主症：半身不遂，口舌㖞斜，言语謇涩或不语，偏身麻木。

兼症：眩晕耳鸣，手足心热，咽干口燥。

舌脉：舌质红而体瘦，少苔或无苔，脉弦细数。

参照《缺血性中风证候要素诊断量表》中证候要素"阴虚"得分 ≥ 10 分，诊断为阴虚风动证。

第四节　中西医结合临床实践指南推荐意见的形成

撰写推荐意见作为中西医结合指南的关键环节，其重要性不言而喻。指南推荐意见是中西医结合临床实践指南的核心部分，需要指南起草组在牵头专家的组织下，以前期形成的临床问题为线索，进行证据检索、系统评价结果及证据分级评估，在全面考量利弊平衡、患者个体偏好和价值观、资源投入等诸多因素后，结合中、西医临床实践的现状与需求，初步形成了具有针对性的推荐意见。其表述需紧密结合临床实际，既要体现科学性，又要兼顾实用性。在中西医结合指南中，推荐意见应清晰阐明患者具体情况、中西医结合治疗的适用环节及具体操作方法。为确保推荐意见的精准性与有效性，建议参照本书第十章中提及的各项考量因素。

中西医结合临床实践指南中的推荐意见需要通过专家共识的方式达成，可以使用当前临床医学实践中广泛应用的正式共识方法，如德尔菲法、名义群组法、共识形成会议法和改良德尔菲法等。考虑到专家组讨论的便捷度与共识的科学性与有效性，多数是通过会议的形式进行。会上共识推荐意见的轮数应不多于 3 次。若经过多轮讨论仍未能达成共识，则视为未达成共识，不宜将其纳入指南的推荐意见中。项目组应根据实际情况选择最适合的共识方法，并在指南中详细记录共识的形成过程（如确定共识的方式、是否进行投票等），同时妥善保存相关文件如意见反馈表，以备后续参考和审核。

在《脑梗死中西医结合诊疗指南》的制定过程中，指南起草组考虑到中医、西医临床实践模式的差异，在起草初步推荐意见的过程中，增加了专家访谈环节，从优化草拟推荐意见的描述、阐明中西医结合关键环节等方面，提升初步形成的各项建议。该指南的推荐意见的形成环节按照如下方法进行的。

一、专家访谈

中成药和针灸治疗脑梗死具有一定的疗效和较好的临床依从性。为了提高指南的实用性，针对推荐中成药和针灸的用法用量、疗程和注意事项等方面进行专家访谈。

（一）访谈提纲

访谈目的：为进一步探究中医药治疗脑梗死的介入时机、用法用量、疗程和注意事项、不良事件等问题，进行专家访谈。

专家遴选：主要考虑访谈专家专业、资历和所在团队在国内外影响力及相关研究成果等方面，在此基础上兼顾地域、医院等级（三甲医院、基层医院与社区）等因素遴选专家。

访谈内容：中医药（包括中成药、中药汤剂、中医康复方法）治疗脑梗死的介入时机、用法用量、疗程和注意事项、不良事件等。

实施与分析：2022年11月29日，指南工作组采用电话联系的形式开展了专家访谈，专家们针对访谈问题提出了宝贵的意见和建议。

（二）访谈结论

①急性脑梗死出现血压偏低或低灌注患者，中医辨证多属气虚证，可应用参麦注射液或生脉注射液。②急性脑梗死可应用解毒通络类中药注射液如醒脑静注射液或清开灵注射液，后者由于报道不良事件较多限制了其临床应用。③脑梗死"脑脉痹阻"是基本病机，可应用活血化瘀类中成药。④脑梗死急性期痰热证患者，建议服用安宫牛黄丸，每次1丸，每日1次，有意识障碍者可每12小时1丸，口服或温水化开后鼻饲，一般连续服用3～5天。⑤脑梗死急性期痰湿证患者，建议服用苏合香丸，每次1丸，每日1次，有意识障碍者可每12小时1丸。⑥脑梗死合并呃逆患者，建议针刺治疗，也辨证口服中药汤剂，伴大便秘结、舌苔黄厚腻、腑气不通者予大承气汤，伴呃声低微、舌红少苔、胃阴不足者予益胃汤。⑦脑梗死肢体运动功能障碍患者，建议尽早针刺治疗，迟缓期以阴经取穴为主，痉挛期在偏瘫侧拮抗肌群取穴，上肢以阳经穴为主，下肢以阴经穴为主。⑧脑梗死伴吞咽障碍患者，建议早期针刺治疗，选穴以局部取穴为主，如风池、风府、廉泉、夹廉泉、金津、玉液等。⑨脑梗死失语患者，建议尽早应用针刺治疗，选穴时应头针、体针并用，其恢复情况与患者认知功能有关。

二、共识会议

指南制定团队于2022年12月7日在线上举行《脑梗死中西医结合诊疗指南》推荐意见/共识建议推荐会，邀请了来自全国14个省份的30位专家参与了本次会议，其中中医脑病专家17人，神经内科专家10人，方法学专家1人，药学专家1人，护理学专家1人。

本次会议中首先由指南制定团队牵头专家向与会专家介绍了本指南的背景、目的与拟定的推荐意见与共识建议，其次由指南工作组介绍该指南的制定流程并向与会专家发放证据概要表、推荐意见/共识建议投票单、拟推荐中成药等会议材料。最后由29位专家采用名义群组法对有证据支持的意见依据GRADE网格计票并形成推荐意见；对于无证据支持的意见采用多数票规则形成共识建议。达成共识的规则如下：若超过75%

的参与共识投票的专家同意该条推荐意见，则达成共识；对于未达成共识的推荐意见，根据专家意见修改后进行第 2 轮德尔菲共识或讨论，直至达成共识或从指南中删除。

指南工作组现场统计投票单并公布了达成共识的 62 条推荐意见（强推荐 24 条、弱推荐 38 条）与 8 条共识建议，对于投票结果与会专家均未表示异议。

第五节　中西医结合临床实践指南中诊疗流程图的绘制

中西医结合临床实践指南的制修定过程中，通过绘制诊疗流程图，可以为指南使用对象提供一套简便、高效的指南使用工具，能够帮助临床医生结合中西医结合临床实践指南所形成的推荐与建议，更加系统化、规范化地进行中西医结合的临床诊疗工作。诊疗流程图将复杂的诊疗过程分解为若干个相对独立的环节，并明确每个环节的推荐与建议，医生们可以更加迅速、准确地结合临床病例特点找到对应的临床问题与推荐意见，从而诊疗流程，降低医疗成本，提高医疗服务质量；同时，诊疗流程图可以凸显中医、西医的优势环节与结合位点，实现中医与西医的理论、方法和技术的有机融合，同样有助于提升中医医生对西医诊疗技术和西医医生对中医诊疗技术的掌握情况，提升医生的中西医结合诊疗能力；此外，诊疗流程图还能帮助基层医生更为快速掌握中西医结合临床实践的流程和操作要点。

因此，在绘制中西医结合临床实践指南的诊疗流程图时应考虑到，该流程图既须遵循现代医学的严谨性，又须融合中医的思辨特色。在绘制流程图时，应首先明确诊疗的主要步骤和关键节点，确保流程图的逻辑性和连贯性；其次，在中医、西医的优势环节及二者相结合的关键位点，与指南设计的临床问题及推荐相关联，点明关键的诊断、治疗、评价手段与方法，并确保保障图例的简明易用；最后，随着指南的更新，流程图应不断更新和完善，以反映最新的医学进展和临床经验。

在《脑梗死中西医结合诊疗指南》的制定过程中，指南起草组综合上述要求，以脑梗死临床实践流程与疾病演变特点为主线，结合西医已发布指南的关键环节和本指南涉及的临床问题，构建流程图，如图 19-1 所示。

脑梗死

诊断与分型
- 证候诊断：参照《脑梗死中西医结合诊疗专家共识》
- 疾病诊断：参照《中国各类主要脑血管病诊断要点》

急性期治疗
- 一般治疗
- 中药注射液
- 口服中成药
- 血管再通治疗
- 并发症处理

恢复期治疗
- 口服中成药
- 康复治疗
- 并发症处理
- 二级预防

证候要素诊断建议参考《缺血性中风证候要素诊断量表》

呼吸及血氧管理、监测心脏功能、血压和血糖管理等；监测体温，推荐参考发生脉络注射液（弱推荐）低温注或或血压偏低。

针对"毒损脑络"核心病机，发病早期推荐醒脑静注射液（强推荐）或清开灵注射液（强推荐）。针对"脑脉瘀阻"基本病机，推荐活血化瘀类中药注射液（强推荐）

- 痰热证：安宫牛黄丸（强推荐）
- 痰瘀证：苏合香丸（弱推荐）
- 气虚血瘀证：通心络胶囊、脑心通胶囊、消栓肠溶胶囊（弱推荐）或脑心通、脑安、脉络通、血府逐瘀胶囊（弱推荐）
- 瘀血阻络证：银丹心脑通软胶囊、银杏叶滴丸（弱推荐）
- 阴虚风动证：养血清脑颗粒，或养血清脑颗粒（弱推荐）或天麻钩藤颗粒（弱推荐）

认知障碍：改善认知功能基础治疗上，推荐联用针刺治疗（弱推荐）
- 肝阳上亢证：天智颗粒（弱推荐）
- 肾精亏虚痰浊阻络证：复方苁蓉益智胶囊（弱推荐）
- 气虚血瘀证：脑心通胶囊，或通心络胶囊（弱推荐）
- 气虚血瘀证：养血脑基础上，养血清脑颗粒合剂（弱推荐）或养血清脑颗粒（弱推荐）
抑郁：抗抑郁西药基础上，推荐联用舒解郁胶囊（弱推荐）或乌灵胶囊（弱推荐）

在西医二级预防治疗基础上，推荐联用脑心通胶囊（强推荐）或灯盏生脉胶囊（强推荐）
血压管理：肝阳上亢证，表现为头痛、头晕、急躁易怒、面红目赤、口干口苦便秘便干等，可联用松龄血脉康（弱推荐）

病因分型推荐TOAST分型，分为5个亚型

溶栓和血管内介入治疗作为首选治法应评估是否适合，并给予相应治疗方法（弱推荐）可联用活血化瘀类的中成药（共识建议）

肺部感染：疾病诊疗基础上推荐联用痰热清注射液（强推荐）或血必净注射液（弱推荐）
呃逆：推荐联用针刺（强推荐）、伴大便秘结，肠气不通者建议用（共识建议）大承气汤、伴肠热痞满、舌红少苔，或针刺（强推荐），胃阴不足者建议益气养阴汤（弱推荐）治疗
便秘：推荐技按，舌苔黄厚腻，可予予新清宁片（强推荐）

- 痰热证：表现为便干便难，舌黄便结，口干腹胀、子麻子仁软胶囊（强推荐）或承气汤类方（强推荐），也可予新清宁片（共识建议）
- 肠热腑实证：表现为腹胀满，厌食纳差（共识建议）
- 气阴两虚证：表现为排便无力，大便干结，便后乏力，无力懒言，子麻子润肠口服液（共识建议）

- 瘀血阻络证：华佗再造丸（弱推荐）或中风回春片（弱推荐）
- 气虚血瘀证：脑心通胶囊（弱推荐）
- 阴虚风动证：天麻钩藤饮（弱推荐）
- 瘀血阻络证：三七通舒胶囊（弱推荐）

肢体运动障碍：现代康复基础上，推荐联用针剂（弱推荐）或灸法治疗（弱推荐）；肩-手综合证者，现代康复基础上推荐服用中药复方补阳还五汤（弱推荐）；病兼有瘀者足针刺治疗（共识建议）
吞咽障碍：推荐康复训练针剂，建议汤药联合针剂相结合（强推荐），可辅以早期取穴为主（弱推荐）
语言障碍：推荐康复联合中药（弱推荐）或化痰活血功效中药（弱推荐），头针、体针并用（共识建议）

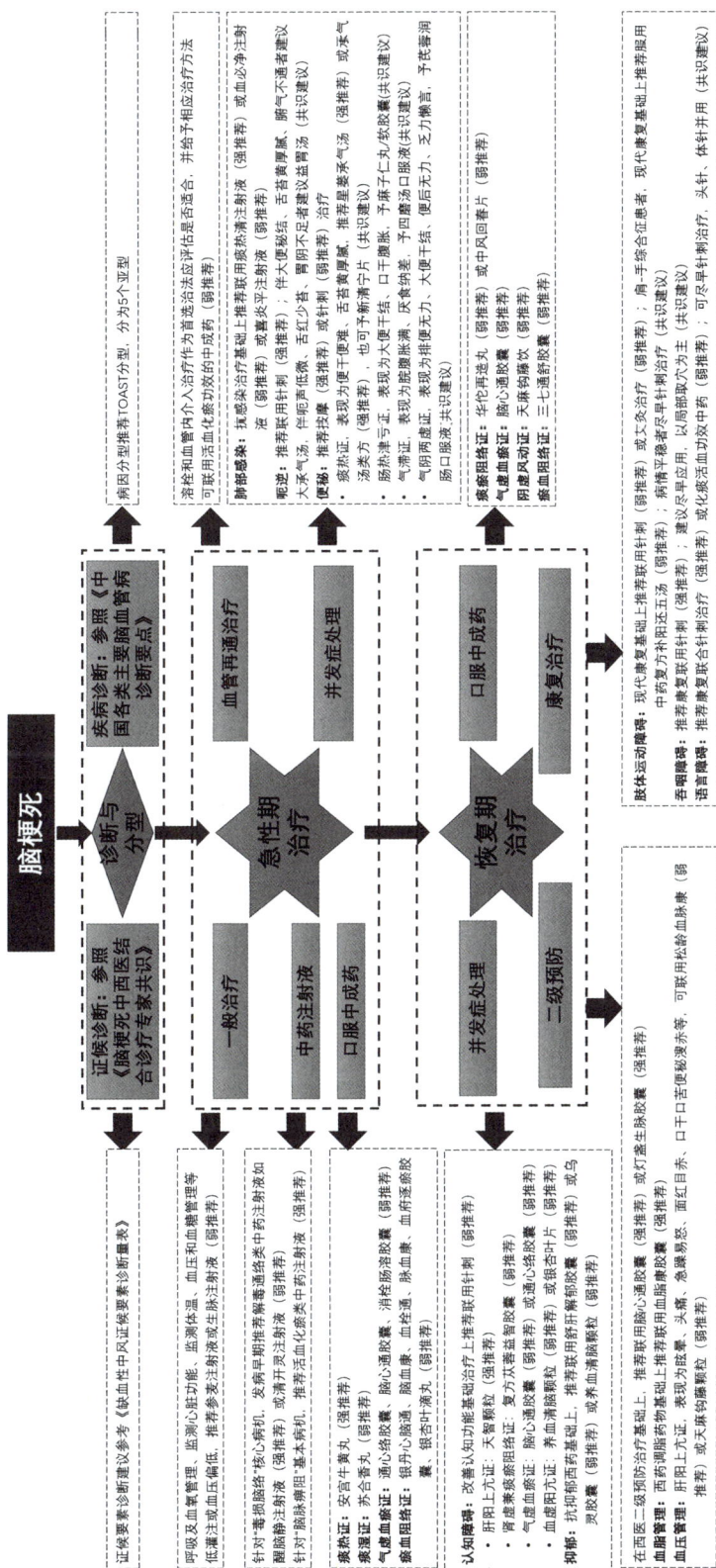

图 19-1　《脑梗死中西医结合诊疗指南》诊疗流程图

（高颖、董兴鲁）

第二十章　中医临床实践指南案例——中医药治疗流感指南

第一节　指南制定前的规划与准备

一、背景

流感是由流感病毒引起的急性呼吸道感染疾病，主要以发热、头痛、肌痛和全身不适起病，体温可达 39～40℃，可有畏寒、寒战，多伴全身肌肉关节酸痛、乏力、食欲减退等全身症状，潜伏期为 1～4 天，平均为 2 天。流感病毒变异率高，人群普遍易感，在亚热带地区流感流行具有季节性，而热带地区全年可以存在。流感高危人群包括中老年人、婴幼儿及慢性病患者等，65 岁及以上的人不仅患流感的风险增加，而且还会出现严重的并发症，包括心脏病、失代偿性心力衰竭、肺炎，其住院率和死亡率高。据世界卫生组织统计，全球每年有 5%～10% 的成人和 20%～30% 的儿童罹患季节性流感，300 万～500 万重症，仅仅由于呼吸系统疾病，本病每年可导致 29 万～65 万（4.0～8.8/10 万）人死亡。此外有统计数据表明，20 世纪每年流感地区性流行的累积死亡率已经超过了 3 次大流行。这表明，不仅仅是流感大流行，全世界每年的地区性流行也是一个严重的健康威胁。

我国流感监测结果显示，每年 10 月国内各地陆续进入流感冬春季流行季节。我国已经成为流感的高发、多发地，流感流行地区涉及南北方多个省份，每一次国内流感的暴发给社会经济带来负担的同时严重威胁了国人的身体健康。诸多研究已证实，中医药治疗流感有巨大的潜力和优势。但是，中医理论指导下的流感治疗系统尚不完善，迫切需要在继承传统、吸收现代研究成果的基础上，研究和制定出具有中医药特色、能够为行业内实际应用、被行业外广泛接受和认可的标准。

二、指南提案、申请、立项

中医标准化是中医事业发展的重要组成部分，是一项基础性、战略性、全局性工作，对引领和支撑中医事业发展具有重要意义。中医临床诊疗指南作为中医标准化工作的重要组成部分，对提高临床诊疗水平、促进团体标准向行业标准和国家标准转化、助力中医产业高质量发展奠定了良好的基础。为主动响应社会需求和临床需求，找准中医药在常见病和多发病方面的优势，形成能为临床决策提供依据的中医药指南。中华中医药学会标准化办公室邀请首都医科大学附属北京中医医院、北京中医药大学循证医学中心牵头单位，联合指南涉及领域相关单位和专家，开展了《中医药治疗流感临床实践指南》（以下简称《指南》）的研制。本项目于 2019 年 3 月 12 日由中华中医药学会正式批准立项。《指南》严格参考国际临床实践指南制订方法和流程，在相关法律法规和技术文件指导下制定而出。《指南》基于现有最佳证据、专家经验以及患者偏好，同时结合中医药自身特点及临床实际情况，为广大临床工作者提供了一套科学、规范的流感防控治疗思路和手段。

第二节　指南制定过程

一、成立指南起草组

指南起草组通过负责人召集方式最先确定了以循证医学方法学专家，高级职称专家为主的专家组，并进行了确定指南主题和范围等分工，之后组建秘书、工作组，刘清泉教授为项目组组长。本着临床专家为主导，方法学专家为本指南制定的技术保障的原则，通过召开会议、面对面沟通成立项目组，确定项目组成员。

二、确定指南的题目和范围

通过检索与参考近 5 年国际或国家地区发布的成人流感防治指南文献，针对目前流感问题的现状，基于刘清泉教授丰富的临床实践经验，并对呼吸传染病有深入研究的一至两位院士、国内多地域急诊领域的知名专家进行面对面或会议讨论来确定指南题目和范围。指南题目确定为《中医药治疗流感临床实践指南》，范围确定为：本指南推荐意见影响的人群为确诊为流感的成年患者（年龄 ≥ 14 周岁），不包含孕妇。本指南适用于各等级医院发热门诊、急诊、呼吸科和重症监护室的中医、中西医结合执业医师、西医执业医师、护理人员和药师也可参考。

三、构建临床问题

为确定指南要解决的问题，项目组先后开展了专家访谈及临床调研研究工作。

（一）专家访谈

通过牵头人刘清泉与专家小组讨论，初步确定访谈方案。

访谈对象确定方面：鉴于我国地域辽阔、地区间气候环境差异较大、不同地区人民体质差异、中医药辨证用药特色等因素，全面考虑专家成员的学科、专业、性别、地理分布等特征，以确保专家组的构成具有充分的代表性。邀请中医、西医专家，以中医专家为主，从东、南、中、西、北五个地理位置考虑出发，每个地区至少邀请 1 名专家。北京四名专家：李兴旺、齐文升、姜良铎、王玉光。新疆两名专家：李风森、沈宝藩。

辽宁一名专家：姜树名。江苏省一名专家：奚肇庆。云南省一名专家：叶勇。广东省一名专家：张忠德。四川省一名专家：张晓云。

访谈内容确定方面：基于全面提供各阶段所需的专业知识、准确定位并解决所有相关的实际问题、确保指南的可靠性与可实施性等因素，最终由专家小组确定访谈问题清单。由经过培训的工作组成员依据访谈问题清单对纳入指南共识专家组的成员进行深度访谈。

访谈流程：

1. 访谈前 准备访谈材料，与专家取得联系，预约访谈时间地点，告知大概访谈内容与流程。

2. 访谈中 简要介绍项目，签署知情同意，录音录像（征得专家同意），正式访谈。

3. 访谈后 访谈报告整理，文件归档描述访谈专家访谈方案是如何确定的，包括受访专家的选择、访谈专家数量的确定、访谈提纲的起草等。

访谈问卷（临床问题清单）：

1. 诊断问题 如何对流感进行中医病证诊断及分类？

2. 疗效问题

（1）中医药能否缩短流感患者的持续发热时间？

（2）中医药能否改善流感患者的流感症状？

（3）中医药能否改善流感患者的实验室指标？

（4）中医药对各型流感的治疗方法是否有差异？

（5）中医药治疗流感的用药时机是什么？

（6）中医药治疗流感能否降低病死率？

（7）中医药治疗流感能否减少细菌感染发生率？

（8）中医药治疗流感能否减少真菌感染发生率？

3. 机制问题 中医药治疗流感的疗效机制有哪些？

4. 安全性问题

（1）中医药治疗流感上是否存在不良反应？

（2）中医药治疗流感上是否存在禁忌证？

5. 预后问题

（1）中医药治疗流感能否减少感染后咳嗽的发生？

（2）中医药治疗流感能否减少并发症的发生？

（3）中医药治疗流感能否减少重症的发生？

6. 补充问题及回答。

（二）临床调研

临床调研是对指南使用者开展的调查研究，可以使指南更加精确地针对临床医生的需求提供有效帮助。但目前指南的制定对临床调研重视程度不足。在《WHO 指南指定手册》中形成指南问题的部分，产生初始问题清单的方式是指导小组基于达成共识的指南范围，制定一份潜在问题的初步清单。其重点论述了"产生初始问题清单"后的方法学步骤，而未明确"产生初始问题清单"的具体步骤。项目组在制定流感指南过程中，考虑到指南最主要目的是为临床一线医生提供参考和指导。因此开展临床调研，充分了解一线临床医生的实际诊疗情况和诉求，并在此基础上形成的指南问题，可为指南的制定提供方向性指导，使指南更具有临床价值。因此，在《中医药治疗流感临床实践指南》制定中，项目组在全国范围开展临床调研，作为形成指南问题的关键步骤之一。

本次调研在首都医科大学附属北京中医医院、首都医科大学附属北京朝阳医院、成都中医药大学附属医院、德阳市人民医院及江苏省中医院共 5 家单位开展。选择各医院发热门诊、急诊、呼吸科和重症医学科的有流感诊疗经历的中医、中西医结合及西医临床医生进行调研。本次调研的主题紧密围绕指南的主题——中医药治疗流感，属于诊疗方向，临床调研在了解中医药使用情况的基础上，重点关注临床医生在治疗流感时遇到的实际问题，如中医药各剂型作为干预措施的使用情况、患者对中医药的接受程度、临床用药依据、选择干预措施时考虑的因素、临床诊疗中存在的问题、对指南的建议等。

（三）临床问题形成

根据刘清泉教授对呼吸传染病有深入研究的院士访谈内容，以及开展的文献预检索、专家访谈、临床调研后，对获得的材料进行整理归纳，最终由专家指导委员会讨论后确定。最终的指南问题清单见表 20-1。

表 20-1　临床问题清单

基础问题	
序号	问题
1	如何对流感进行中医病证诊断及分类？
2	中医药对各型流感的治疗方法是否有差异？
3	中医药治疗流感的用药时机是什么？
4	中医药治疗流感的疗效机制有哪些？
5	中医药治疗流感上是否存在不良反应？
6	中医药治疗流感上是否存在禁忌证？

临床问题				
序号	问题	P（研究对象）	I（干预措施）	C（对照措施）	O（结局指标）
1	中医药能否改善流感患者的退热时间？	流感轻症患者	中医药治疗	西药常规治疗	退热时间是否缩短
2	中医药能否改善流感患者的流感症状？	流感轻症患者	中医药治疗	西药常规治疗	鼻塞流涕等症状是否缓解
3	中医药能否改善流感患者的实验室指标？	流感轻症患者	中医药治疗	西药常规治疗	实验室各项指标是否改善
4	中医药治疗流感能否降低病死率？	流感患者	中医药治疗	西药常规治疗	病死率是否降低

临床问题				
序号	问题	P（研究对象）	I（干预措施）	C（对照措施）	O（结局指标）
5	中医药治疗流感能否减少细菌感染发生率？	流感患者	中医药治疗	西药常规治疗	细菌感染率是否减少
6	中医药治疗流感能否减少真菌感染发生率？	流感患者	中医药治疗	西药常规治疗	真菌感染率是否减少
7	中医药治疗流感能否减少感染后咳嗽的发生？	流感患者	中医药治疗	西药常规治疗	感染后咳嗽的发生率是否减少
8	中医药治疗流感能够减少并发症的发生？	流感患者	中医药治疗	西药常规治疗	并发症的发生率是否减少
9	中医药治疗流感能否减少重症的发生？	流感轻症患者	中医药治疗	西药常规治疗	重症的发生率是否减少

四、证据检索与综合

（一）文献检索方法

为了尽可能检索到所有中医药治疗流感的相关临床研究文献，此次检索过程分为两部分，第一部分干预措施主要以"中医""中药""方药""汤剂"等为检索词，病名以"流感""流行性感冒""甲流""乙流""病毒性感冒"等为检索词，加"随机""盲法""双盲""三盲""临床"等检索词以限制为临床研究。

第二部分检索则基于第一部分检索后的结果。第一部分检索得到的相关文献，经过了筛选之后，将这些被纳入的文献，用预先设计好的标准化数据提取表对其进行整理，提取每一个临床研究中具体的干预措施，例如"银翘散""桑菊饮""疏风解毒胶囊"等。

然后以每一种检索到的具体的中医药干预措施为检索词，检索所有与之相关的治疗流感的临床研究。

在两次检索过程中，全面检索中国知网（CNKI），万方（WanFang），维普（VIP），中国生物医学文献数据库（SinoMed）及 Pubmed 和 Web of Science 共计六个数据库的中文和英文文献，检索时间为各数据库建库至 2020 年 9 月。

（二）文献筛选和资料提取方法

1. 文献筛选 将各数据库检索后所得文献进行汇总，导入 NoteExpress 软件，根据题录，去除检索文献中的库间重复文献后，首先根据既定的纳入标准，进行文献标题和摘要筛选，再通过阅读全文进一步筛选符合纳入标准的文献。文献报告信息不足以判定是否符合纳入标准时，通过文献中提供的联系方式咨询作者以核实。对于重复发表的文献，纳入报告内容全面，发表较早的文献。筛选过程由两名研究人员独立进行，意见不一致时研究团队进行讨论或请教第三方达成一致。

2. 资料提取 使用 Excel 预先设计标准化的数据提取表，由两位研究人员独立提取各试验受试者，干预措施，方法学和结局指标等信息，提取信息后两位研究人员互换核对，不一致时由研究团队进行讨论解决或请教第三方达成一致。

（三）纳入／排除标准

纳入标准：①研究类型：随机对照试验（RCT）。②研究对象：成人流感患者。③试验措施：中医药治疗，包括中药、中医药联合西医（西药、现代康复）治疗也予以纳入。④对照措施：西医治疗和（或）中药安慰剂。⑤结局指标：患者的退热时间和药物有效率。

排除标准：①摘要类或无法下载全文的文献。②若作者及内容基本相同的论文同时发表在会议论文和期刊中，则排除会议论文，若作者及内容基本相同的论文多次发表，则排除发表时间偏后的文献。③无法提取相关数据的文献。

（四）证据综合方法

单项研究者或多项研究之间异质性过大而无法合并者采用描述性分析，多项研究合并后异质性较小者采用 Meta 分析进行证据综合。

五、推荐意见形成

在回答临床问题时，项目组首先进行预检索，根据检索结果共整理出 31 个方剂及 10 个中成药。项目组根据文中描述的药物组成及临床判断，将 31 个方剂归纳为 11 类经方及其类方、合方、自拟方，结果可见表 20-2。

表 20-2　预检索方剂归纳整理结果

类别	论文中方剂名称	类别	论文中方剂名称
银翘散类	银翘散	柴胡香薷饮类	柴胡香薷饮
	自拟解毒透热汤	清瘟败毒饮类	清瘟败毒饮
	二角银翘汤		加减清瘟败毒饮
	清感汤	柴葛解肌汤类	柴葛解肌汤
	流感双解方		柴麻清瘟
桑菊饮类	桑菊饮	清瘟解毒汤类	清瘟解毒汤
麻杏石甘汤类	麻杏石甘汤		清解退热饮
	白虎清解汤	合方	银翘散合白虎汤加减
	加味麻杏石甘汤		麻杏石甘 - 银翘散
	麻杏石甘汤加减		银翘散合桑菊饮加减
宣白承气汤类	宣白承气汤	自拟方	自拟清瘟解毒汤
参附汤类	参附汤		清气解毒合剂
沙参麦冬汤类	沙参麦冬汤		抗流感合剂
麻黄汤类	麻黄汤		自拟抗感方
	麻黄汤加减		益气清瘟解毒合剂
			辟秽解毒方

此时，若以定量研究结果为主导确定指南推荐干预措施，则会出现两个问题：①各研究中的干预措施有半数为自拟方，且方名差异较大，虽有证据支持有效，但临床不易推广。②各研究中的研究对象纳入标准基本为流感确诊患者，无轻重之分，根据临床经验判断大多干预措施为轻症患者的治疗用药，极少数干预措施为重症患者及恢复期的治疗，干预措施虽多，但不能覆盖流感治疗的各个阶段。综上，本指南在制定过程中难以仅用传统定量研究的结论形成全部推荐意见的干预措施。因此，本指南采用了混合方法学研究，将指南推荐干预措施的形成分为以专家经验为主的定性研究以及以循证医学证据为主的定量研究。其中，中医辨证施治部分采用了定性研究方法，通过古籍文献整理、面对面专家访谈、专家共识会议等方式，确定了16条推荐意见，见表20-3。

表 20-3　推荐意见条目整理

序号	推荐意见内容	证据级别	推荐强度
1	推荐使用麻黄汤治疗流感轻症	D 级证据	强推荐
2	推荐使用柴葛解肌汤治疗流感轻症	C 级证据	强推荐
3	推荐使用银翘散治疗流感轻症	D 级证据	弱推荐
4	推荐使用桑菊饮治疗流感轻症	C 级证据	强推荐
5	推荐使用甘露消毒丹治疗流感轻症	D 级证据	弱推荐
6	推荐使用小柴胡汤合 / 或麻杏石甘汤合 / 或白虎汤治疗流感重症	专家共识推荐	强推荐
7	推荐使用大青龙汤合 / 或宣白承气汤合 / 或大陷胸丸治疗流感重症	C 级证据 / 专家共识推荐	强推荐
8	推荐使用清宫汤送服安宫牛黄丸或紫雪散治疗流感重症	专家共识推荐	强推荐
9	推荐使用麻黄附子细辛汤治疗流感重症	专家共识推荐	弱推荐
10	推荐使用宣白承气汤、大陷胸汤治疗流感危重症	专家共识推荐	弱推荐
11	推荐使用犀角地黄汤治疗流感危重症	专家共识推荐	强推荐
12	推荐使用安宫牛黄丸治疗流感危重症	专家共识推荐	强推荐
13	推荐使用厚朴麻黄汤治疗流感后咳嗽	专家共识推荐	弱推荐
14	推荐使用沙参麦冬汤治疗流感后咳嗽	专家共识推荐	强推荐
15	推荐使用旋覆代赭汤治疗流感后痞满	专家共识推荐	弱推荐
16	推荐使用香砂六君子汤治疗流感后乏力	专家共识推荐	弱推荐

推荐意见的确定以专家经验及严谨的共识方法为主，虽可能缺少现代循证医学证据的支持，但符合临床实际情况，且有古籍证据支持。中成药推荐意见部分因缺少古籍的直接证据，因而继续采用了以循证医学为核心的定量研究方法，项目工作组以严格标准筛选出有高质量证据支持的干预措施，纳入需符合以下标准之一：①有随机对照试验的证据支持，且发表在影响因子5分以上SCI期刊。②入选《中药大品种科技竞争力研究报告（2019年版）》，且有随机对照试验的证据支持，发表论文3篇以上，总样本量600人以上。经证据检索及筛选，并达成专家共识。最终形成6条推荐意见，见表20-4。

表 20-4 最终确定的推荐意见

序号	推荐意见内容	证据级别	推荐强度
1	推荐使用金花清感颗粒治疗流感	B 级证据	强推荐
2	推荐使用疏风解毒胶囊治疗流感	C 级证据	强推荐
3	推荐使用连花清瘟胶囊治疗流感	D 级证据	强推荐
4	推荐使用喜炎平注射液治疗流感	D 级证据	强推荐
5	推荐使用痰热清注射液治疗流感	D 级证据	弱推荐
6	推荐使用热毒宁注射液治疗流感	D 级证据	弱推荐

六、指南撰写及发布

所有以上步骤完成后，由执笔人进行指南草案撰写，并由除执笔人外的其他指南起草组成员对指南草案提出修改意见。草案完成后，进行指南草案的质量评价及适用性评价，经指南项目组讨论修改形成指南征求意见稿，组织专家审核会，对中医临床、中西医结合临床、西医临床、循证医学、卫生经济学、药学、护理学等多学科人员进行广泛的意见征集。并在指南方案确定发布之前，进行了同行专家评审。根据反馈意见修改征求意见稿，在此基础上，再形成指南报批稿，送审批，于 2020 年 12 月公告。本指南电子版内容及信息可在中华中医药学会网站及公众号查阅，纸质版由《中医杂志》出版。自发布以来，各相关单位对本指南的内容及推荐方案进行了多次宣贯。

第三节　指南内容及格式体例特色

一、指南内容特色

（一）注重古今医案、医家经验

近年来，国内发布指南多为在循证医学方法学指导下制定而成，且通过 GRADE 等对推荐意见进行证据等级分级、形成推荐强度。但中医临床医生主要从医案、医家经验学习临床思维并用于临床实践。中医药的传承发展，大多基于医家用药经验、心得，这些从古至今累积的个案经验汇聚成了极为丰富的古籍文献资料。然而，在当前医学证据体系中，医案往往被视为证据等级中的最低层级证据，甚至未被纳入正式的证据等级分类标准之内。因此，如何将古籍文献与循证医学方法学结合，用于指南的制定工作，成为项目组要解决的问题。考虑到流感为急性传染性疾病，属中医学伤寒及温病的范畴。项目组通过两种方式将古籍用于指南的制定工作：一是指南的制定以疾病危重程度为纲，以分经辨治为目的。先将流感分为轻症、重症及危重症，其中轻症又包括伤寒太阳病、手太阴温病、湿热病；重症包括伤寒三阳合病、阳明温病、手厥阴温病及伤寒少阴病；危重症则属于伤寒、温病的厥阴病，或伤寒、温病的坏症。二是指南中推荐的中医方剂，以伤寒及温病的经方为主。

（二）明确中医药优势

在流感的治疗中，中医及西医均存在各自的优势，同时也存在各自的局限性。在国内权威流感诊疗指南中，同时推荐有西医及中医的干预措施，但何时采取中医或西医的干预措施，以及如何发挥各自的优势并未阐明，这给临床医生在治疗流感时的药物选择带来了一定的困难。在中医药指南中，为了方便临床医生使用，应写清中医药的具体优势。项目组在前期文件预检索工作中，发现大多临床试验以"有效率"作为主要结局指标，但各研究中"有效"的评价标准并不一致，且"有效率"难以说明中医疗效的具体体现。因此，项目组在循证检索时，根据既往高质量中医药治疗流感随机对照试验的结果，认为中医药治疗的优势在于缓解发热及全身症状，故将"退热时间"及"症状缓解时间"作为主要结局指标、"有效率"作为次要结局指标进行检索。中医与西医应该优势互补，才能发挥更好的疗效，使患者受益。

（三）突出临床实用性

临床实践指南，在内容上应与教科书有所区别。本次调研中，部分临床医生认为，教科书的作用在于基础知识学习，有助于初步建立中医辨证论治思维体系并提供基础的技术指导，对临床实践有一定指导作用。对于临床复杂的病情，教科书难以为临床医生提供高效、全面的诊疗指导。而临床实践指南，应重视临床实用性，尽量贴合临床实际情况制定。在指南的诊断部分，应体现临床常的症状、易混淆疾病的鉴别诊断等；在辨证分型上，根据中医疾病传变规律，对不同时期流感患者的核心病理机制演变进行梳理，根据中医辨证要点对患者辨证；在干预措施上，应基于循证医学证据、多学科多位专家经验，形成有临床疗效、安全性好的推荐意见。流感的中医治疗以疾病"危重程度"为纲，以"分经辨治"为目。本指南推荐方剂，药物组成、剂量、剂型，保留了医籍原始面貌，以展现方剂原本的配伍特点。对于推荐使用的合方，鉴于年代度量衡差异和剂型差异，仅保留了各方原始资料，未以合方形式展现。临床可根据度量衡折算标准，根据患者病情选择用量和剂型。

（四）重视证据，但不局限于证据

循证指南的制定应基于循证医学证据。临床医生亦对有循证医学证据支持的干预措施更加认可，并增强临床应用的信心。然而，目前针对流感开展的高质量中医药临床研究仍然不足，其涉及的干预措施数量较少，难以满足临床实际需要。因此，本指南的制定采用混合研究方法，中医汤剂部分的推荐意见采用定性研究的方式，通过专家共识确定拟纳入干预措施；中成药的部分采用定量研究的方式，将有高质量循证医学证据支持的中成药作为拟纳入干预措施。随后，项目组对拟纳入的干预措施逐一进行证据的检索、评价及综合，以及通过名义群体法形成专家共识，最终确定本部指南的推荐意见。

二、指南格式体例特色

（一）对疾病整体诊疗路线的描述

为更好地指导临床医生，指南会对诊断及干预措施详细描述。但在调研中发现，过多的文字描述使临床医生不易翻阅指南，或不易查找到某一干预措施，降低了指南的可读性。项目组在指南中增加辨证施治路线图，见图 20-1，对流感不同阶段、不同证型的诊断要点、中医病名及对应的干预措施进行概括，方便临床医生阅读，增加指南的可读性。

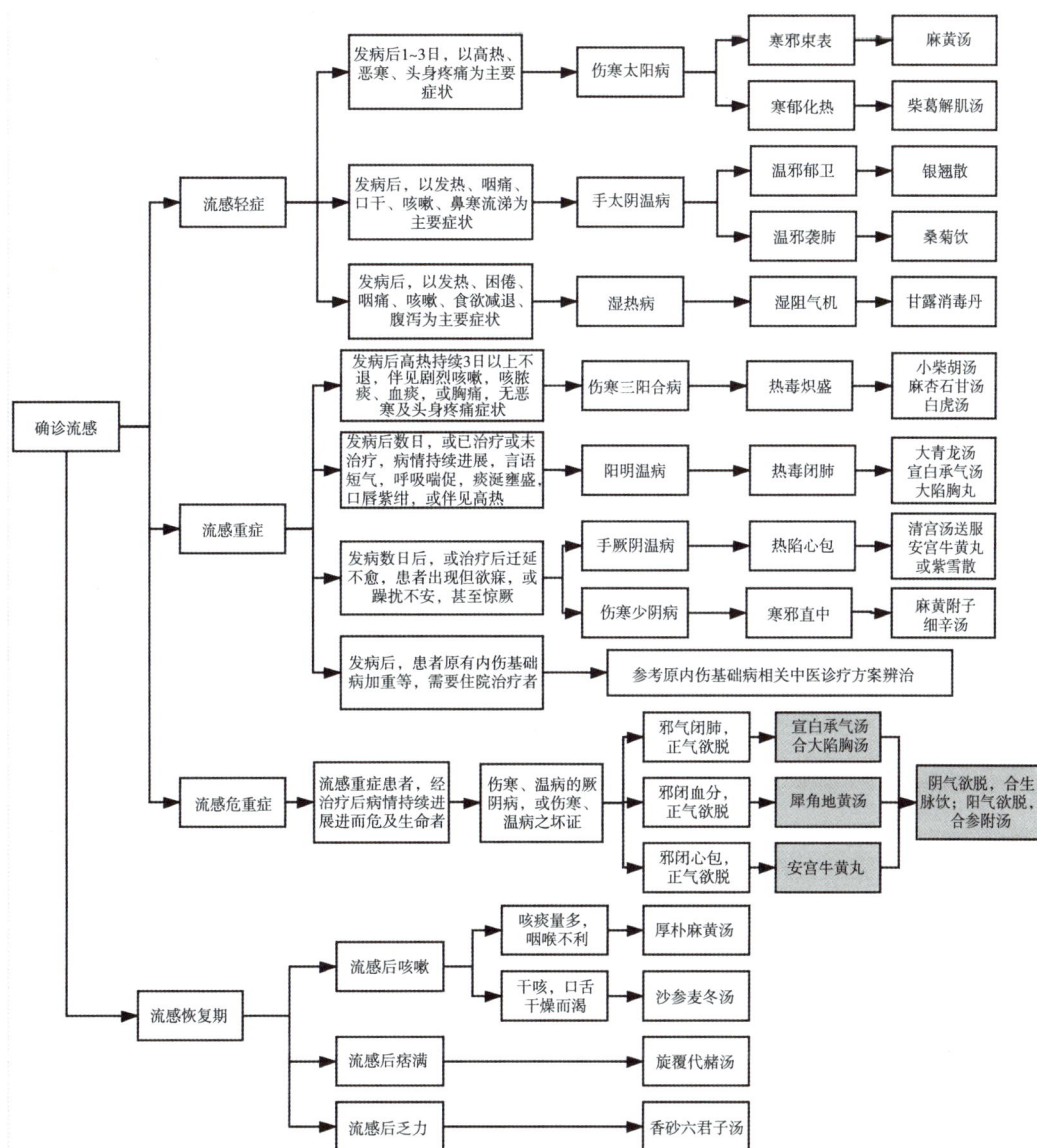

图 20-1　辨证施治路线图

（二）突出辨证要点

诊断及治疗措施为诊疗指南最核心的内容。中医药临床实践指南的制定多基于病证合的模式。其中疾病的西医诊断标准明确，一般为国内、国际公认的西医指南的诊断标准。而中医辨证多是对临床表现的描述，如2020年国家卫生健康委员会发布的《流行性感冒诊疗方案（2020年版）》中，流感热毒袭肺证临床表现为"高热，咳嗽，痰粘咯痰不爽，口渴喜饮，咽痛，目赤"；毒热壅肺证表现为"高热不退，咳嗽重，少痰或无痰，喘促短气，头身痛；或伴心悸，躁扰不安。"两个证型中部分临床表现相似，不易鉴别，且鉴别时医生的主观性强，降低了指南的临床实用性。因此在指南中应突出辨证要点的作用。项目组梳理每一证型的辨证要点，将辨证要点作为每一证型的标题写入指南，如"发病后1～3天，以高热、恶寒、头身疼痛为主要症状，此属伤寒太阳病"。通过这种撰写方式增加指南的临床实用性。推荐意见及推荐治疗方案示例，见表20-5。

表 20-5　流感轻症推荐意见及推荐治疗方案示例

5.2 流感轻症

5.2.1 辨证要点：发病后1～3日，以高热、恶寒、头身疼痛为主要症状，此属"伤寒太阳病"，核心病机为寒邪束表，基本治法为辛温发汗，寒郁化热者可兼清里热。

（1）寒邪束表

临床表现：恶寒，发热，无汗，头身疼痛，或伴见咳嗽、流涕，无咽痛口渴，舌质淡红，舌苔薄白，脉浮紧。

治法：发汗解表，宣肺平喘。

推荐方剂：麻黄汤（证据级别：D；推荐强度：强推荐）

处方出处：东汉·张仲景《伤寒论》。

药物组成：麻黄9g、桂枝6g、杏仁9g、甘草3g。

煎服法：水煎服，温覆取微汗。

（2）寒郁化热

临床表现：流感初起，发热，恶寒，无汗，肌肉酸痛，头目疼痛，咽干痛，咳嗽，舌质红，舌苔薄白或薄黄，脉浮微洪。

治法：解肌清热。

推荐方剂：柴葛解肌汤（证据级别：C；推荐强度：强推荐）

处方出处：明·陶华《伤寒六书》。

药物组成：柴胡6g、葛根9g、甘草3g、黄芩6g、羌活3g、白芷3g、芍药6g、桔梗3g。

煎服法：水煎温服。

5.2.2 发病后以发热、咽痛、口干、咳嗽、鼻塞流涕为主要症状，此属"太阴温病"，核心病机为温邪郁于肺卫，基本治法为辛凉达表。

（1）温邪郁卫

临床表现：发热，咽痛，口干，咳嗽，伴见肌肉酸痛，微恶风寒，无汗或汗出不畅，苔薄白，舌边尖红，脉浮数。

治法：辛凉解表。

推荐方剂：银翘散（证据级别：D；推荐强度：强推荐）

处方出处：清·吴鞠通《温病条辨》。

药物组成：连翘10g、银花10g、桔梗6g、薄荷6g、竹叶4g、生甘草5g、荆芥穗4g、淡豆豉5g、牛蒡子6g、芦根6g。

煎服法：作汤剂，水煎服。

续表

（2）温邪袭肺

临床表现：咳嗽，咽干微痛，口干，轻微发热，无恶寒身痛症状，舌淡红，苔薄白，脉浮。

治法：宣肺透邪。

推荐方剂：桑菊饮（证据级别：C；推荐强度：强推荐）

处方出处：清·吴鞠通《温病条辨》。

药物组成：桑叶 7.5g、菊花 3g、杏仁 6g、连翘 5g、薄荷 2.5g、苦桔梗 6g、生甘草 2.5g、芦根 6g。

煎服法：水煎温服。

5.2.3 部分患者发病后以发热困倦、咽痛、咳嗽，食欲减退，腹泻为主要症状，此属"湿热"病，核心病机为湿阻气机，基本治疗为芳化宣达气机。

（1）湿阻气机

临床表现：发热困倦、咽痛、咳嗽，食欲减退，腹泻或大便黏滞不畅，舌淡红，苔腻，脉濡。

治法：芳化宣达气机。

推荐方剂：甘露消毒丹（证据级别：D；推荐强度：弱推荐）

处方出处：清·叶桂述吴金寿校《医效秘传》。

药物组成：飞滑石 15g、淡黄芩 10g、绵茵陈 11g、石菖蒲 6g、川贝母 5g、木通 5g、藿香 4g、连翘 4g、白蔻仁 4g、薄荷 4g、射干 4g。

煎服法：散剂，每服 6～9g；或为丸剂，每服 9～12g；亦可作汤剂，水煎服。

（刘清泉、闫雨蒙、陈腾飞）

第二十一章　循证针灸临床实践指南·痞满

第一节　指南制定前的规划与准备

一、病种的遴选与界定

针灸学是一门集经络腧穴学、刺法灸法学、治疗学等为一体的独特学科，有其自身完整理论体系。作为一种非药物疗法，针灸在诊疗方法上与中医药物治疗体系存在明显差异。据报道，针灸已被广泛应用于 500 多种疾病治疗中，尽管在多数治疗案例中，针灸并不能根治所有症状，但其在缓解特定症状方面，展现了起效快、疗程短的优势。因此，在针灸临床实践指南制定过程中，对病种的遴选与界定是首要问题。

2015 年，中国针灸学会在广泛调研与征集临床专家意见的基础上，筛选出一批具备丰富临床实践和研究基础，针灸起效快、操作简便的 8 种优势病症（痞满、胁痛、腱鞘炎所致疼痛、下肢静脉曲张所致疼痛、术后尿潴留、目赤痛、踝扭伤后疼痛、牙痛），作为指南研制对象，痞满即是其中的病症之一。

痞满，是以患者自觉胃脘部壅塞不通、胀满或满闷不舒为主要表现的内科疾病，既是中医病名，也是一个症状名称，不仅常见于消化系统功能性疾病，也多见于消化系统器质性疾病。根据文献计量学研究结果，在临床上以痞满为主症的西医疾病中，慢性胃炎、功能性消化不良、糖尿病胃轻瘫占比最多。因此，本指南确定的适用病种范围以上述 3 个消化系统疾病为主，其他疾病出现痞满症状时，可参考使用。

二、指南应用范围与使用人群的确定

本指南的应用范围设定为国内各级医院针灸科门诊部及住院部、有针灸专业医师的社区医院、有针灸专业的大学或学院、各针灸相关的科研及评价机构。使用人群以针灸临床医生为主，还包括中医院校教师和学生、从事针灸专业的科研人员。

第二节　临床问题的类型

针灸是一种存在多种疗效影响因素的操作性干预措施，如选穴配穴、针刺深度、针刺手法、治疗频次、干预时机等均会影响其疗效。同时，疾病性质不同，针灸取效的关键因素也有较大差异。因此，施术者对疾病的认识程度及其操作水平的高低，将直接影

响针灸的治疗效果。另外，针灸干预措施种类繁多，临床上治疗同一种疾病一般有多种有效针灸干预措施，临床医生常常采取几种疗法联合应用以提高疗效。而针灸指南的临床问题往往是围绕何种干预措施治疗何种人群更有优势提出的，针灸的上述特点会使得临床医生提出的临床问题更为分散，增加了临床问题收集、筛选的难度。

本指南起草组通过问卷调研，征集整理了临床医生提出的临床问题，大体可分为以下 3 种类型。

（1）疗效相关问题：痞满最常用、有效的针灸治疗手段有哪些？多种针灸方法综合治疗是否优于单一的针灸治疗？针灸与当前主要治疗方法（西药、中药）相比，治疗优势有哪些？不同疾病症见痞满患者（如功能性消化不良、慢性胃炎、糖尿病胃轻瘫）的最佳针灸治疗方法有哪些？不同中医辨证分型（如脾胃虚弱型、肝郁气滞型、瘀血阻络型）痞满患者的最佳针灸治疗方法是什么？

（2）操作相关问题：针灸治疗痞满的刺激量及治疗频次以多少为宜？针灸治疗痞满留针时间多久合适？针灸治疗痞满多少次为一个疗程？

（3）卫生经济相关问题：针灸治疗痞满的卫生经济学评价是否优于其他疗法？

从对调研结果的分析来看，临床医生首先关注的是治疗痞满有哪些常用且有效的针灸干预疗法；其次较为关注在不同针灸疗法中，有哪些疗法更有优势，在哪些方面（疗效、安全性方面）体现出优势，以及该疗法应如何进行操作等。调研所得临床问题，有些属于结构化（研究对象 – 干预措施 – 对照措施 – 结局指标）问题，而有些则不属于，需由指南起草组对其补充完善临床问题要素（对照措施或结局指标）后，再进一步整理确定。事实上，在已发布的针灸临床实践指南中，经评价临床研究证据可形成推荐意见的主要是第 1 类临床问题；对于第 2 类与操作相关的临床问题，由于受到针灸个体化辨证施治影响，临床研究往往难以验证其操作的有效性，以往对于这类问题的回答，主要是通过收集整理专家经验及意见来形成推荐；而对于第 3 类临床问题，由于国内对卫生经济学研究的认识不足，研究证据缺如，致使这类问题往往得不到解决。

本指南推荐了针灸治疗痞满的常用、有效疗法，并给出了不同疗法适宜的具体人群和能解决的疾病结局指标，例如艾灸相比于手针可能更适宜于减轻脾胃虚弱型痞满患者的饱胀程度，而电针相比于手针可能更适宜于减少脾胃虚弱型痞满患者的饱胀持续时间。上述结构化临床问题是对调研而来的非结构化临床问题，经专家共识补充完善形成的。因此，在对非结构化临床问题进行结构化整理时，应根据临床实际，结合专家经验中常用的干预措施及应用情景，对其进行拆分或组合处理，以形成贴近临床实际的临床问题。如，有必要对"多种针灸方法综合治疗是否优于单一的针灸治疗？"这一问题中的结构化要素进行限定，将其表述为"艾灸联合电针和手针治疗相比于单纯手针治疗脾胃虚弱型痞满患者，是否可以改善患者的饱胀程度？"

第三节　推荐意见的形成

一、证据的检索评价与综合

(一) 现代文献关键词的确定与检索

为了掌握"痞满"这一中医病症常见于哪些西医疾病中，指南起草组针对痞满的主要症状"胃胀"开展了预检索，共检索到以痞满为主要症状的西医疾病有 19 种，包括慢性胃炎、胆汁反流性胃炎、胃食管反流病、胃溃疡、胃扩张、功能性消化不良、胃神经功能紊乱等。受指南篇幅所限，起草组采用文献计量学方法，对文献涉及疾病数量进行统计后，最终保留了临床研究数量较多的前 3 种疾病（功能性消化不良、慢性胃炎、糖尿病胃轻瘫），作为本指南的疾病范围。

需要指出的是，在文献检索时，疾病关键词的确定对检索结果的准确、全面与否至关重要。虽然本指南中对痞满的西医疾病范围界定为功能性消化不良、慢性胃炎和糖尿病胃轻瘫 3 个疾病，但是为了确保文献检索全面系统，在正式检索时，疾病关键词除了包括上述 3 个疾病，还包括与 3 个疾病相关的症状和疾病，如功能性疾病（胃功能紊乱、胃潴留等），胃炎类疾病（胆汁反流性胃炎、急性肠胃炎等）。起草组需综合考虑拟解决的指南临床问题与指南篇幅及研究经费等因素，最终确定纳入的文献。

(二) 疗效指标的确定

本指南目标疾病"痞满"定义为：患者自觉胃部壅塞不通，胀满或满闷不舒，伴或不伴有胸膈满闷、食欲减退、进食后上腹胀、早饱、嗳气、泛酸、恶心、呃逆、呕吐、大便不调等症状。用于评价的主要结局为上述症状的改善程度，并根据症状改善程度判断临床治疗效果（临床治愈/控制、显效、好转/有效、无效）。

根据《中医病证诊断疗效标准》，"痞满"常用的疗效评价指标有症状积分量表及胃动力检查。此外，本指南的目标疾病还包括西医疾病（功能性消化不良、慢性胃炎和糖尿病胃轻瘫），因此，结局指标还包括这 3 个西医疾病与痞满症状相关的评价指标：功能性消化不良症状积分（上腹胀满、早饱、嗳气）、消化不良症状积分（餐后饱胀不适、早饱）、胃部饱胀程度评分及饱胀持续时间。另外，考虑到在实际临床诊疗和临床研究中，对该 3 个疾病的疗效评价结局不只是痞满症状的缓解。例如，糖尿病胃轻瘫的疗效评价结局指标还包括胃脘痛、血糖、胃排空、胃动素及生长抑素变化等。因此，本指南在纳入文献时，对结局指标方面也给出了限定，即仅纳入以痞满症状改善为主要评价指标的文献，删除了结局指标中不包含痞满症状评价指标或将痞满症状评价指标合并在其他结局指标中，难以单独对痞满症状是否改善作出疗效评判的文献。

（三）古今医家经验的检索

古今医家经验是指在特定范围医学领域中，具有渊博知识或熟练技术的人，他们经积累形成的经验知识、观点著述及真实病例数据等资料。古代医家经验的主要载体为古籍文献，而近现代医家经验的载体则有多种形式，如专家经验集、专著、真实世界临床研究，以及共识专家个人意见等。

1.古今医家经验的检索策略　对于古籍文献的检索，需要根据疾病特点确定古代文献检索词、古籍文献检索书目范围及版本。古籍文献检索书目需满足广泛性、代表性、可靠性、可获得性原则。需要强调的是，古籍文献的检索与收集必须在古籍专家的指导下进行，由古籍专家协助把握检索书目范围及版本，制定检索策略，展开检索，并根据所制定的文献纳入、排除标准，筛选出符合条件的内容条目。本指南古代文献以《中华医典》为检索工具进行电子检索，手工查阅《中国针灸证治通鉴》。对于近现代医家经验的检索，需要先确定纳入医家的范围，所纳入医家应对目标疾病的治疗有显著疗效，有长时间临证经验和较为稳定的患者群体，并具有地域公认度。再针对具体医家的经验资料展开检索。本指南近现代医家经验以电子检索为主，手工查阅为辅，选取了承淡安、程莘农、贺普仁等15位近现代针灸医家的针灸著作。检索词有"痞满""胃痞""中满""心下痞""胃胀""上腹胀""胃满""上腹满"，检索到相关文献条目后，再通过查找原文进行核对。

2.古今医家经验的纳入标准　由于古今对"痞满"这一病症概念的界定存在差异，古代"痞满"病症常兼见腹痛、水肿、鼓胀等症状，不属于本指南目标疾病（功能性消化不良、慢性胃炎、糖尿病胃轻瘫）研究范畴。本指南所纳入的"痞满"相关古籍文献，以中焦症状为主，排除了含有心肺及下焦兼症的条文。近现代医家经验纳入资料需满足病因病机、治则治法论述清晰，诊断明确，施术方法相关内容完整，且有临床疗效效果描述或解说的原则。

3.古今医家经验的检索结果　共检索到包括《灵枢》《明堂经》《针灸甲乙经》等在内的古代针灸医籍24部，获得古代文献条目65条，文献条目缩略内容见表21-1；共检索到6位近现代针灸医家所著的15部针灸专著中有相关文献资料，文献资料缩略内容见表21-2。古代医家治疗痞满，针刺和艾灸皆有应用，灸法相较于刺法更为常用，常以艾灸为主、针刺辅助治疗。艾灸与针刺取穴原则基本相同，常取任脉、膀胱经穴为主，俞募穴配合使用，远端循经取穴则以脾经、胃经的五输穴为主。古代文献中有大量记载取中脘、关元等单穴，采用大剂量艾灸治疗脾胃受损、脾肾俱虚证痞满患者。现代医家经验治疗痞满，多以毫针刺法为主，或针灸并用，或用细火针、耳针等疗法。选穴以足三里、中脘为主穴，配合脾俞、胃俞、肝俞等背俞穴，注重手法，强调取穴顺序、补泻手法，以及针刺方向。如饮食内停多使用泻法，肝气犯胃常用平补平泻法。

表 21-1　古代文献条目缩略内容表

著作	针灸治疗痞满的古代文献
《灵枢·邪气脏腑病形》	胃病者，腹䐜胀，胃脘当心而痛。上支两胁，膈咽不通，食饮不下，取之三里也
《明堂经》	三里，胀之要穴
《针灸甲乙经》	胃中寒胀，食多，身体羸瘦，腹中满而鸣，腹䐜，风厥，胸胁榰满，呕吐，脊急痛，筋挛，食不下，胃俞主之 心腹胀满，噫，烦热，善呕，膈中不利，巨阙主之 寒中伤饱，饮食不化，五脏䐜胀，心腹胸胁支满，脉虚则生百病，上脘主之 腹胀不通，寒中伤饱，食饮不化，中脘主之 食饮不化，入腹还出，下脘主之 腹胀肠鸣，气上冲胸，不能久立，腹中痛濯濯，冬日重感于寒则泄，当脐而痛，肠胃间游气切痛，食不化，不嗜食，身肿（一本作重），夹脐急，天枢主之 腹中肠鸣盈盈然，食不化，胁痛不得卧，烦热中，不嗜食，胸胁榰满，喘息而冲膈，呕心痛及伤饱，身黄疾，骨羸瘦，章门主之 腹中气胀，嗑嗑不嗜食，胁下满，阴陵泉主之 肠中寒，胀满善噫，恶闻食臭，胃气不足，肠鸣腹痛，泄，食不化，心下胀，三里主之 腹中积气结痛，梁门主之

表 21-2　近现代医家经验文献资料缩略内容表

书名（作者）	诊断	辨证/证象	症状	治则治法/功用	取穴	操作
《中国针灸学》（承淡安）	慢性胃炎		食欲不振，胃部胀满，有时疼痛、吞酸、嘈杂恶心，心窝部压重	促进一般胃组织细胞之生理紧张性与活动性，增强新陈代谢，促进胃腺分泌，加强消化机能	肝俞、胃俞、上脘、建里、不容、梁门、内关、足三里、脾俞、三焦俞、中脘、承满、太乙、上巨虚、公孙	每日或间日交换做中等强度刺激，加用温针法，或念盈药条灸治，收效更速或取肝俞、脾俞、足三里、中脘，每日灸小炷各五壮，持久不辍，亦有良效
	胃扩张		胃部发生胀痛，食欲不振，或易于饥饿，空腹时发生胃痛、嘈杂、嗳气等	以反射性加强胃肌之运动机能与组织细胞之活动性，以加强胃壁之收缩为目的	肝俞、脾俞、三焦俞、巨阙、中脘、不容、梁门、足三里、胆俞、胃俞、上脘、承满、建里、上巨虚	
	神经性消化不良		食后觉有胃部压重不快之感，不时有头痛、倦怠、眩晕、不眠、心悸、吞酸、嗳气等	以旺盛胃之机能，促进胃液之分泌，调整交感神经之紧张为目的	天柱、膈俞、脾俞、三焦俞、上脘、建里、气海、足三里、大杼、肝俞、胃俞、意舍、巨阙、中脘、上巨虚	每日或间日交换做中等强度刺激，需两三个月以上针疗

续表

书名 （作者）	诊断	辨证/ 证象	症状	治则治法/功用	取穴	操作
《中国针灸学》 （程莘农）	呕吐	饮食停积证	呕吐酸腐，脘腹胀满，嗳气厌食，大便或溏或结，舌苔腐厚，脉滑实	总治法：降逆和胃 1.饮食停积：消食导滞 2.肝气犯胃：疏肝理气	以足阳明、太阴经为主 主穴：中脘、足三里、内关、公孙 配穴：饮食停滞：下脘。肝气犯胃：太冲。呕吐不止：金津、玉液	1.饮食停滞：针刺用泻法 2.肝气犯胃：针刺用平补平泻法
		肝气犯胃证	呕吐吞酸，嗳气频繁，胸胁胀痛，烦闷不舒，舌苔薄腻，脉弦			
	呃逆	食积证	呃声洪亮，脘腹胀满，厌食，古苔厚腻，脉滑实	和胃、降气、平呃	以胃经及相关腧穴为主 主穴：膈俞、中脘、内关、足三里 配穴：食积：巨阙、里内庭。气滞：膻中、太冲。胃寒：上脘 拔罐疗法：膈俞、膈关、肝俞、中脘、乳根	1.食积气滞：针刺用泻法 2.寒邪：针灸并用
		气滞证	呃呃连声，胸胁胀痛，烦闷不舒，苔薄，脉弦有力			
		胃寒证	呃声沉缓有力，得热则减，得寒愈甚，胃脘不舒，口中和，舌苔白润，脉迟缓			
《针具针法》 （贺普仁）	胃下垂		食后或过食之后，即觉腹胀和不适，站立或运动后疼痛及不适感加剧，碱性药物不能缓解其疼痛，多数伴有恶心、呕吐，舌淡白，苔薄白，脉细弱	补中益气，健脾和胃	脾俞、胃俞、中脘、内关、足三里	以细火针，刺入腧穴2～3分深，不留针

（四）古今医家经验的应用

古今医家经验在解答本指南的前景问题（针灸对该疾病的认识、诊断分型、治则治法等）方面，提供了支撑依据，主要形成了本指南中"中医辨证分型标准""治疗原则和方法"的内容资料。在形成推荐方案过程中，古今医家经验则作为临床研究中治疗方案的支撑，提高了指南的说服力。

1. 中医辨证分型标准　主要参照全国中医药行业高等教育"十二五"规划教材《中医内科学》，教材中的辨证分型与近现代医家经验[《针灸歌赋临床应用》（贺普仁）、《贺普仁针灸三通法》（贺普仁）、《中国针灸奇术》（石学敏）等著作]中的描述类似，具有相关性。

2. 治疗原则和方法　主要参考现代医家经验中的诊疗思路，形成了治疗原则、选穴处方特点、刺灸方法、干预时机4个方面内容。此部分内容由古今医家经验提供支撑依据，经指南专家组共识后确定。

3. 临床研究中治疗方案　在每条推荐意见下的"解释"中，本指南提供了古代文献和名医家经验证据资料，作为临床研究中治疗方案的支撑。

（五）证据综合

根据干预对照措施类型，对临床研究进行了系统评价与 Meta 分析，共有 8 种干预对照措施类型，其对应的痞满人群类型见表 21-3。

表 21-3　临床研究系统评价结果汇总表

干预对照措施类型	痞满人群类型	疗效评价指标及证据体质量
针刺对照西药	未限定	有效率 [C]，功能性消化不良 [C]
芒针对照其他疗法	糖尿病胃轻瘫	有效率 [C]，消化不良症状积分 – 餐后饱胀不适 [D]，消化不良症状积分 – 早饱 [D]，痞满症状积分 [D]
电针对照其他疗法	脾胃虚寒型痞满	有效率 [D]，痞满症状分级评分 [D]，胃部饱胀程度评分 [D]，饱胀持续时间 [D]
温和灸对照其他疗法	未限定	有效率 [D]
隔姜灸对照其他疗法	未限定	有效率 [D]，脘腹胀满 [D]
穴位注射对照肌内注射	糖尿病胃轻瘫痞满	有效率 [B]
穴位埋线对照药物	脾胃虚寒型痞满	有效率 [D]，功能性消化不良 – 上腹胀满 [D]，功能性消化不良 – 早饱 [D]，功能性消化不良 – 嗳气 [D]
耳穴对照药物	功能性消化不良痞满	有效率（4 周）[D]，有效率（2 周）[C]

注：B 表示 GRADE 证据等级评价为中等证据等级，C 表示 GRADE 证据等级评价为低等证据等级，D 表示 GRADE 证据等级评价为极低等证据等级。

二、专家共识

（一）专家的组成

本指南专家组由指导专家和审议专家组成。指导专家全程参与本指南的制定过程，审议专家在指南文本形成后，对指南内容进行评审，最终形成指南报批稿。参与推荐意见共识的专家由 50 名以上正高职称人员组成，其中临床医生占比在 90% 以上，多数为针灸专业。

（二）共识方法与流程

由于缺乏较高质量的临床研究证据，在依据 GRADE 形成推荐意见的共识过程中，共识专家结合古今医家经验，对推荐干预措施的可行性、临床可操作性、可接受程度等方面进行了评判。考虑到当前针灸临床研究证据的发展可能落后于临床实践，如临床常用的治疗方案确有疗效，只是在开展临床研究的过程中，由于方法学考虑不周，导致研究质量较差，风险偏倚较高，从而影响了证据体质量。专家组认为证据质量较低或极低，并不意味着相应疗法疗效不好，必须形成弱推荐或不推荐，此时有必要结合专家经验，对治疗方案的预期疗效进行评估。若共识专家有较大把握认定干预方案有较好的预期疗效则形成强推荐，反之则形成弱推荐。专家共识的等级与标准见表21-4。

表21-4　专家共识的等级与标准

专家共识的等级	证据水平
A 级共识	符合三者之一： 1.1 项针灸防治方案的高质量证据 2.1 项针灸防治方案的中等质量证据并有古代文献证据和专家经验证据 3.1 项针灸防治方案的中等质量证据，参与推荐的专家 70% 以上同意推荐
B 级共识	符合三者之一： 1.1 项针灸防治方案的中等质量证据 2.2 项以上针灸防治方案的低质量证据，有古代文献证据和专家经验证据 3.2 项以上针灸防治方案的低质量证据，参与推荐的专家 70% 以上同意推荐
C 级共识	符合三者之一： 1.2 项以上针灸防治方案的低质量证据 2.2 项以上针灸防治方案的极低质量证据，有古代文献证据和专家经验证据 3.2 项针灸防治方案极低质量证据，参与推荐的专家 50% ～ 70% 的同意推荐

（三）共识材料

起草组为共识专家组提供了两份共识材料，包括推荐意见证据支撑材料和治疗方案支撑材料。

推荐意见证据支撑材料：包括证据概要表和临床研究文献特征报告。临床研究文献特征报告是对现代医家临床经验文献的挖掘与整理，分析了临床研究中以痞满为主症的疾病分布情况，针灸治疗本指南目标疾病的各治疗方法占比情况，以及痞满的辨证分型分布情况。

治疗方案支撑材料：针对临床研究中的治疗方案，采用关联分析法，借鉴中医传承辅助平台对针灸处方的支持度，分析了针灸治疗痞满的规律特点：不同辨证分型的适用疗法，例如灸法多用于治疗以肝郁气滞证型为主的痞满（慢性胃炎）患者。治疗疾病的通用方，例如中脘是治疗痞满（慢性胃炎）患者的必选穴（通用方）。不同疗法常用的核心处方，例如应用穴位埋线治疗功能性消化不良的核心处方（通用方）是"中脘、足三里配合背俞穴"等。

（四）共识结果

由于当前临床研究方法普遍规范性不足，导致纳入临床研究的证据质量整体偏低，但临床研究中，有的针灸处方或疗法来源于多部古籍文献，且在临床实践中得到了较为广泛的应用。在形成治疗方案的专家共识中，经多数专家（超过 70%）一致意见同意推荐的针灸处方，形成了强推荐；反之，少于 70% 专家同意推荐的针灸处方，形成了弱推荐。最终本指南共形成了 4 个强推荐的治疗方案。推荐治疗方案见表21-5。

表 21-5　推荐意见及推荐级别

推荐意见	推荐级别
毫针刺法适用于治疗各型痞满，推荐以中脘、足三里、内关为主穴，根据辨证或辨病进行配穴。毫针刺法与电针、温针灸、芒针、耳穴压丸等法联合应用可加强疗效	强推荐
对于功能性消化不良患者的各型痞满，推荐"老十针"针法处方（取足三里、中脘、上脘、下脘、天枢、气海、内关等穴），予以毫针刺法	强推荐
对于糖尿病胃轻瘫患者的脾胃虚弱型痞满，可考虑使用电针足三里、中脘、梁门、天枢、上巨虚等穴	弱推荐
对于慢性胃炎、功能性消化不良、糖尿病胃轻瘫患者的脾胃虚弱、胃阴不足、肝胃不和、胃络瘀阻型痞满，尤其是对虚寒证者，推荐使用艾灸法，以中脘、足三里为主穴，根据辨证、辨病或随症加减配穴，选择温和灸或隔姜灸，此方也适宜患者自行家庭保健治疗	强推荐
对于采用常规针灸治疗效果不明显的糖尿病胃轻瘫患者的痞满，推荐使用足三里穴位注射甲钴胺治疗	强推荐
对于病程较长、病情迁延不愈的功能性消化不良患者的痞满，可考虑使用穴位埋线法，取中脘、足三里、胃俞、脾俞、肝俞，可根据辨证加减配穴	弱推荐
对于功能性消化不良患者的肝郁脾虚型痞满，可考虑使用穴位埋线法，取中脘透下脘、脾俞透胃俞、肝俞、足三里	弱推荐
对于功能性消化不良患者的肝郁气滞型痞满，建议使用耳穴压丸法，取胃、脾、肝、神门等，可联合体针的毫针刺法或电针法	弱推荐
对于糖尿病胃轻瘫患者的各型痞满，可考虑使用耳穴压丸法，取胃、脾、交感、内分泌、三焦、大肠、神门等，可联合体针的毫针刺法或电针法	弱推荐

三、推荐意见的框架与内容层次

（一）推荐意见内容层次

　　针灸疗效的取得，与选穴和操作手法密切相关，因此，在针灸指南的推荐意见中，不仅需要推荐应/宜采用哪种刺灸方法有效，还要进一步推荐其具体治疗方案，这样才能对临床针灸医生有指导意义。然而，关于具体治疗方案之间的对比研究，现代临床研究开展较少。这就导致指南制定者在依据某个或某几个临床研究推荐了某种针灸方法后，在继续推荐具体治疗方案时，存在难以取舍的问题。针灸学自身特点决定其临床诊疗往往"法有定法，而方无定方"，不同临床研究的治疗方案在选穴、操作手法和治疗时间上差异较大。如何优选推荐意见中的治疗方案，成为针灸指南制定的关键技术难题。起草组认为，在此环节古今医家经验可发挥重要的支撑作用。基于古代文献支撑，参考现代医家经验，结合共识专家意见，本指南将治疗方案描述为主穴加配穴的形式，主穴为临床研究与医家经验一致的常用腧穴处方，配穴为依据辨证分型配伍的腧穴。

　　指南推荐的治疗方案往往对诊疗共性程度要求较高。本指南形成治疗方案时侧重于明确痞满病症的病位，将疾病范围界定为消化系统疾病引起的痞满症状，为指南使用者提供基础治疗方案。这可理解为针灸指南的推荐意见及推荐的治疗方案，主要回答针灸疗法是否有效的问题，并针对具体人群形成基础治疗方案进行推荐。推荐意见摘要见表21-5，推荐的治疗方案示例见表21-6。

（二）推荐意见框架

如前所述，针灸指南的推荐意见还需包含对治疗方案的推荐，而针灸治疗方案一般由施术部位和施术方法两个重要要素组成。考虑不同疗法、不同针灸处方的具体适用人群和情景可能存在差异，且应用不同疗法所采取的针灸处方也有所不同。因此，针灸指南对所推荐治疗方案的报告，采用先推荐有效疗法，再描述每种疗法下治疗方案适用的治疗情景，这样可以较为系统地呈现针灸治疗疾病的所有治疗方案，增强指南的可读性。需要明确的是，在针灸指南推荐的治疗方案中，并不一定要同时包括施术部位与施术方法，针灸指南推荐意见的框架、推荐治疗方案的层次，应根据目标疾病的特点来灵活确定。

本指南依据系统评价亚组分析结果，按疗法对治疗方案进行分类，再对临床研究与古今医家经验文献中针灸处方内腧穴之间的关联强度进行分析，提炼出关联较强的针灸基础处方，然后通过专家共识，结合临床实际，形成辨证、辨病加减选穴方案，如推荐以核心针灸处方为主、背俞穴作为辨证加减取穴的方案，以补充基础处方。推荐意见及推荐治疗方案示例见表21-6。

表21-6　推荐意见及推荐治疗方案示例

7.5.1 毫针刺法

方案一

取穴：中脘、足三里、内关。

辨证选穴：脾胃虚弱加胃俞、脾俞；脾胃虚寒加关元、公孙、阴陵泉；肝胃不和加太冲、期门；湿热阻胃加阴陵泉、内庭；胃阴不足加三阴交。

辨病选穴：功能性消化不良加脾俞、胃俞；慢性胃炎加胃俞、天枢；糖尿病胃轻瘫加脾俞、胃俞、三阴交。

操作方法：患者仰卧位，穴位常规消毒，选用1.5寸毫针。针刺背俞穴时，针尖一般朝向脊柱方向刺入；针刺期门应斜刺或平刺，刺入0.1寸，沿皮向外刺0.5～0.8寸。不可深刺和直刺，以免损伤壁胸膜和内脏。余穴直刺0.5～1寸，捻转至患者得气。实证用泻法，虚证用补法，留针30min，每10min行针一次。

可配合电针：在毫针针刺基础上，可选取足三里、内关接电针治疗仪，采用疏密波或连续波，刺激强度以患者耐受为度，留针30min。

可配合温针灸：辨证为脾胃虚寒者，可在毫针针刺基础上，选取中脘、足三里、胃俞等穴施予温针灸。艾卷长度约2cm。艾卷下缘距离皮肤2.5～3cm。每穴每次可施灸1～3壮。

可配合芒针操作：选用直径0.4mm、长150mm的芒针，于中脘常规消毒后，用夹持进针法，刺手持针，使针尖垂直于皮肤抵触穴位，押手与刺手配合，利用指力和腕力，压捻结合，迅速刺过皮肤，再边捻转边进针。当患者自觉有酸胀感向两胁肋或下腹部走窜时即为得气，得气后不予留针，徐徐捻转出针。余穴均采用毫针刺法，施予平补平泻手法。

疗程：毫针刺法1日1次，每次留针20～30min，10次为1个疗程，治疗5次后可休息2天；温针灸隔日治疗1次，3次为1个疗程，共治疗2个疗程，每个疗程间隔5天；芒针治疗1日1次，总治疗时间以1个月为宜。

注意事项：过饱或空腹时不宜针刺；虚证患者，针感不宜过强。若灸后有轻微烫伤起疱，应用消毒棉签蘸万花油涂擦局部。芒针操作时，要求患者空腹状态下接受治疗，全程保持均匀浅呼吸；进针过程中医者与患者尤应注意守神，如针下阻力较大或患者感觉痛苦时，不可强行进针；无论得气与否，医者若觉针下有动脉搏动感，应停止进针，以免损伤动脉，针刺入较深后切不可做大幅度提插动作。

续表

> 推荐建议：毫针刺法适用于治疗各型痞满，常与电针、温针灸、芒针、耳穴压丸等法联合应用以加强疗效。（GRADE 1C）

解释：本方案共纳入相关 RCT 文献 11 篇，非 RCT 文献 16 篇，经综合分析，形成证据体发现，毫针刺法适用于各证型痞满患者，以中脘、足三里、内关为主穴，根据辨证和辨病进行配穴，能够有效改善痞满上腹胀、早饱、餐后饱胀感。针灸歌赋记载："胸腹痛满内关分""心胸痞满阴陵泉"。现代研究认为，加取三阴交穴，能够有效改善糖尿病胃轻瘫引起的痞满症状。毫针刺法与电针、温针灸、芒针、耳穴压丸等法两种或两种以上联合应用可加强疗效。如温针灸能明显改善慢性浅表性胃炎脾胃虚弱（寒）型的虚性及寒性代表证候，其对于糖尿病胃轻瘫患者痞满症状的改善效果优于毫针刺法、电针和穴位注射；中脘芒针速刺，对改善功能性消化不良患者的餐后饱胀不适、早饱症状优于毫针针刺，但对于施术者的技术水平要求较高，操作有一定的危险性，在确保操作安全的前提下，推荐临床应用。有研究提出中等强度的刺激比弱刺激对于改善功能性消化不良患者上腹胀、体倦乏力、纳差症状，效果更为显著。本方案纳入文献数量虽多，但偏倚风险较高，经 GRADE 评价后，证据质量为低（C）。

据《承淡安针灸经验集》记载：锡城李佩秋君之夫人胃脘胀痛数年、饮食不下 7 日余，承淡安用针刺脾俞、中脘、足三里 3 穴并灸之十余次痊愈。

在资源消耗方面，对于痞满症状的改善，针灸疗效优于西医胃肠动力药、抗炎药、抗菌药，且直接费用较低。在患者价值观和意愿方面，对西药存在较明显不良反应的患者更倾向于接受本方案的治疗。结合以上情况及专家意见，对本条推荐方案给予强推荐。

四、推荐意见强度及其内涵

本指南采用 GRADE 分级体系将推荐意见强度分为强推荐和弱推荐两个等级。对于强推荐的治疗方案，是指在针对特定目标疾病人群的治疗中，已具备坚实的应用基础，发展成熟且稳定，未来在临床实践中变化可能性较小的治疗方案。弱推荐的治疗方案则指那些尚缺乏广泛应用基础，或仍处于探索和发展阶段，未来在临床实践中可能会有较大调整的治疗方案。鉴于纳入的临床研究在质量上虽存在差异，但所有干预措施均展现出了一定的疗效，因此，本指南未包含任何不推荐的方案或内容。

第四节　指南的发布实施

一、本指南的获取途径

本指南电子版相关内容及信息可在全国针灸标准化技术委员会与中国针灸学会标准化工作委员会网站（http://www.ntcamsac.ac.cn）及中国针灸标准微信公众号查阅，纸质版由中国中医药出版社出版。自发布以来，中国针灸学会标准化工作委员会对本指南的内容及推荐方案进行了多次宣贯。

二、影响本指南实施的因素

（一）有利因素

从安全角度来看，采用针灸疗法治疗痞满，可避免口服中西药物对胃体产生的直接刺激作用，对于胃肠功能易受激惹的患者，尤其对术后禁食、肝肾功能损伤等特殊患病群体是一种较安全的治疗选择。运用针灸治疗痞满在临床具有一定的适用场景。

（二）不利因素

由于针灸循证临床实践指南的推广传播范围较为局限，使得其在中医及西医领域的知晓程度较低，影响了本指南推荐的治疗方案在综合性医院（西医院科室及中医院非针灸科室）的使用。此外，由于针灸治疗方案对使用者的专业操作技术有所要求，这在一定程度上限制了针灸治疗痞满的方案在非针灸科室的有效实施，存在一定的应用局限性。

（三）局限性

1. 可利用的临床研究不足　本指南临床问题未限定具体针灸干预措施，但文献检索结果中符合纳入标准的临床研究数量仍然较少。共纳入了 61 篇临床研究文献，为毫针、电针、灸法等 6 种疗法提供了证据支持，每种疗法的支持证据数量并不充足。以毫针疗法为例，共纳入 30 篇临床研究（14 项 RCT），由于研究对象、干预对照措施存在差异，最终能纳入 Meta 分析的临床研究数量更加有限，仅有 7 项研究可为有效率结局指标提供证据支持，有 4 项研究可为功能性消化不良 - 上腹胀满结局指标提供证据支持。在纳入 Meta 分析的临床研究中，根据腧穴处方规律仅形成了 2 个治疗方案，分别是以"中脘、足三里、内关"和"中脘、上脘、下脘、天枢、气海、足三里、内关"为主穴的治疗方案。再如，耳穴按压疗法的推荐意见共纳入 4 篇临床研究文献，仅包含 2 篇 RCT 文献，最终形成了 2 个推荐治疗方案。

2. 证据体质量普遍较低　本指南纳入的临床研究数量有限，且高质量临床研究数量极少，在合成证据体时偏倚风险、一致性、直接性及精确性方面均存在一定程度风险，进而使得证据体等级较低。

（武晓冬、赵楠琦）

主要参考文献

［1］孙鑫，李玲，李舍予，等 . 促进高质量临床实践指南快速制订与有效使用：MAGIC 体系与中国行动［J］. 中国循证医学杂志，2020，20（1）：2-6.

［2］陈耀龙，罗旭飞，王吉耀，等 . 如何区分临床实践指南与专家共识［J］. 协和医学杂志，2019，10（4）：403-408.

［3］陈耀龙，罗旭飞，史乾灵，等 . 人工智能如何改变指南的未来［J］. 协和医学杂志，2021，12（1）：114-121.

［4］Ertle AR, Campbell EM, Hersh WR. Automated application of clinical practice guidelines for asthma management［J］. Proc AMIA Annu Fall Symp, 1996：552-556.

［5］Ohno-Machado L, Gennari JH, Murphy SN, et al. The guideline interchange format：a model for representing guidelines［J］. J Am Med Inform Assoc, 1998, 5（4）：357-372.

［6］Dubey AK, Chueh H. Using the extensible markup language（XML）in automated clinical practice guidelines［J］. Proc AMIA Symp, 1998：735-739.

［7］Mani S, Shankle WR, Dick MB, et al. Two-stage machine learning model for guideline development［J］. Artif Intell Med, 1999, 16（1）：51-71.

［8］Shiffman RN, Karras BT, Agrawal A, et al. GEM：a proposal for a more comprehensive guideline document model using XML［J］. J Am Med Inform Assoc, 2000, 7（5）：488-498.

［9］Metfessel BA. An automated tool for an analysis of compliance to evidence-based clinical guidelines［J］. Stud Health Technol Inform, 2001, 84：226-230.

［10］Kaiser K, Akkaya C, Miksch S. How can information extraction ease formalizing treatment processes in clinical practice guidelines? A method and its evaluation［J］. Artif Intell Med, 2007, 39（1）：151-163.

［11］Terenziani P, Montani S, Bottrighi A, et al. Applying artificial intelligence to clinical guidelines：the GLARE approach［J］. Stud Health Technol Inform, 2008, 139：273-282.

［12］Bui DD, Jonnalagadda S, Del Fiol G. Automatically finding relevant citations for clinical guideline development［J］. J Biomed Inform, 2015, 57：436-445.

［13］Beller E, Clark J, Tsafnat G, et al. Making progress with the automation of systematic reviews：principles of the International Collaboration for the Automation of Systematic Reviews（ICASR）［J］. Syst Rev, 2018, 7（1）：77.

［14］白殿一，刘慎斋 . 标准化文件的起草［M］. 北京：中国标准出版社，2020.

［15］刘建平 .《中医药循证临床实践指南制订技术流程和规范》之我见［C］// 中国科学技术协

会，吉林省人民政府.第十九届中国科协年会——分12标准引领中医药学术创新发展高峰论坛论文集.北京：北京中医药大学循证医学中心，2017：2.

［16］陈耀龙，胡嘉元，李承羽，等.中国临床实践指南的发展与变革［J］.中国循证医学杂志，2018，18（8）：787-792.

［17］张玲玲.基于RIGHT声明及AGREE-China工具评价中医针灸临床实践指南/共识质量的研究［D］.天津：天津中医药大学，2021.

［18］任君.中医在临床实践指南中应用的现状及指南方法学质量评价［D］.北京：北京中医药大学，2015.

［19］史楠楠.基于综合方法的中医临床实践指南制定程序研究［D］.北京：中国中医科学院，2017.

［20］王丽颖，韩学杰，史楠楠，等.中医临床实践指南制定现状分析和思考［J］.世界科学技术（中医药现代化），2011，13（4）：728-730.

［21］白雪，刘建平，郭宇博，等.中医药临床实践指南质量评价建议清单及解读［J］.中国中药杂志，2020，45（7）：1600-1605.

［22］白雪，刘建平，郭宇博，等.建立中医药临床实践指南评价体系的思考［J］.中国中药杂志，2020，45（7）：1596-1599.

［23］白雪，刘建平，郭宇博，等.中医药临床实践指南适用性评价建议清单及解读［J］.中国中药杂志，2020，45（7）：1606-1610.

［24］陈薇，方赛男，刘建平，等.国内循证医学证据分级体系的引入及其在中医药领域面对的挑战［J］.中国中西医结合杂志，2017，37（11）：1285-1288.

［25］姚亮.中医药临床实践指南方法学质量研究［D］.兰州：兰州大学，2016.

［26］WHO. WHO handbook for quideline development［M］. 2nd ed. Geneva: World Health Organization，2014.

［27］陈薇，方赛男，刘建平.基于证据体的中医药临床证据分级标准建议［J］.中国中西医结合杂志，2019，39（3）：358-364.

［28］杨思红，陈可冀，刘建平，等.中医药临床实践指南从证据到推荐意见形成要目和解读［J］.中国中西医结合杂志，2021，41（4）：494-498.

［29］闫雨蒙，苏祥飞，赵春霞，等.中医临床诊疗指南制修订现状调研、分析与工作建议［J］.中国全科医学，2023，26（11）：1299-1304+1347.

［30］张林，赵明娟，黄瑞秀，等.2017年中国发布的临床实践指南人员构成的分析［J］.中国循证医学杂志，2019，19（1）：62-72.

［31］陈薇，刘建平.中西医结合临床实践指南制定原则和流程［J］.中国中西医结合杂志，2022，42（12）：1413-1417.

［32］陈可冀，蒋跃绒.中医和中西医结合临床指南制定的现状与问题［J］.中西医结合学报，2009，7（4）：301-305.

［33］施秀青，李红艳，周婕，等.中医/中西医结合临床实践指南与专家共识中证据质量评价与推荐意见的应用现状分析［J］.中医杂志，2023，64（6）：581-586.

［34］常文婧，刘建平，陈薇.名老中医专家意见在中医药临床实践指南制订中的应用［J］.中国中西医结合杂志，2022，42（9）：1118-1123.

［35］贾丽燕，赵能江，闫冰，等.基层医师对糖尿病中医类指南知悉程度与使用现状的影响因素研究［J］.中国全科医学，2024，27（5）：589-596.

［36］陈争光.循证性中医临床实践指南制订的方法学研究［D］.南京：南京中医药大学，2012.

［37］WFAS 007.1-2023，针灸临床实践指南制定及其评估规范［S］.北京：中国标准出版社，2023.

［38］Borenstein M，Hedges LV，Higgins JPT，等.Meta 分析导论［M］.李国春，吴勉华，余小金，译.北京：科学出版社，2013.

［39］刘鸣.系统评价、Meta-分析设计与实施方法［M］.北京：人民卫生出版社，2011.

［40］Shamseer L，Moher D，Clarke M，et al. Preferred reporting items for systematic review and meta-analysis protocols (PRISMA-P) 2015: elaboration and explanation［J］. BMJ, 2015, 350: g7647.

［41］Higgins JPT，Thomas J，Chandler J，et al. Cochrane Handbook for Systematic Reviews of Interventions version 6.2［M/OL］. Cochrane, 2021［2021-02］. Available from:www.training.cochrane.org/handbook［2024-11-20］.

［42］Page MJ，Mckenzie JE ，Bossuyt PM，et al. The PRISMA 2020 statement：an updated guideline for reporting systematic reviews［J］.Systematic Reviews, 2021, 10（1）.

［43］詹思延.系统评价与 Meta 分析［M］.北京：人民卫生出版社，2019.

［44］刘建平.传统医学证据体的构成及证据分级的建议［J］.中国中西医结合杂志，2007（12）：1061- 1065.

［45］陈薇，方赛男，刘建平.基于证据体的中医药临床证据分级标准建议［J］.中国中西医结合杂志，2019，39（3）：358-364.

［46］Alonso-Coello P，Schünemann HJ，Moberg J，et al. Grade evidence to decision (EtD) frameworks: a systematic and transparent approach to making well informed healthcare choices［J］. BMJ, 2016, 353: i2016.

［47］廖星，谢雁鸣，张俊华，等.中医临床实践指南制修订中专家共识技术规范［J］.中国中药杂志，2019，44（20）：4354-4359.

［48］高一城，曹蕊，刘芷含，等.中医药临床实践指南推荐意见形成的难点及方法学建议［J］.中医杂志，2024，65（3）：251-255.

［49］关英杰，刘建平，金雪晶，等.中医药指南中经济性证据的评估及其对推荐意见形成的影响［J］.中国中西医结合杂志，2023，43（12）：1491-1497.

［50］关英杰，刘建平，金雪晶，等.中医药临床实践指南中经济性证据的获取［J］.中国中西医结合杂志，2023，43（5）：605-612.

［51］高一城，夏如玉，罗懋婧，等.国内外临床实践指南制订手册中关于患者参与要求的系统评价［J］.中国循证医学杂志，2022，22（10）：1182-1188.

［52］Kim C，Armstrong MJ，Berta WB，Gagliardi AR. How to identify, incorporate and report patient preferences in clinical guidelines：A scoping review［J］. Health Expect, 2020, 23（5）：1028-1036.

［53］解染，陈耀龙，陈昊，等 . 循证指南制定中患者价值观和偏好的研究方法［J］. 中国循证医学杂志，2015，15（5）：586-591.

［54］晏利姣，杨思红，Xiao YH，等 . 如何在临床实践指南制定过程中保证患者及公众的有效参与［J］. 中国循证心血管医学杂志，2022，14（9）：1025-1028.

［55］王明辉，张菁，曾宪涛，等 . 临床实践指南制订方法——患者的价值观和意愿［J］. 中国循证心血管医学杂志，2018，10（10）：1153-1156+1161.

［56］高胤桐，董兴鲁，王悦，等 . 中医临床实践指南中患者价值观与偏好要素的研究思路探讨［J］. 中医杂志，2022，63（9）：819-824.

［57］Kowalski SC，Morgan RL，Falavigna M，et al. Development of rapid guidelines：1. Systematic survey of current practices and methods［J］. Health Res Policy Syst，2018，16（1）：61.

［58］THE BMJ. BMJ Rapid Recommendations［EB/OL］.（2020-07-30）［2024-05-30］.https：//www.bmj.com/rapid-recommendations.

［59］王小琴，陈耀龙，杨楠，等 . 快速建议指南及其制定方法介绍［J］. 中国循证医学杂志，2015，15（9）：1103-1105.

［60］Florez ID，Morgan RL，Falavigna M，et al. Development of rapid guidelines：2. A qualitative study with WHO guideline developers［J］. Health Res Policy Syst，2018，16（1）：62.

［61］冯雪，刘建平，陈薇 . 循证医学快速评价方法在中医临床实践指南制定中的应用［J］. 北京中医药，2017，36（3）：236-241.

［62］Garritty CM，Norris SL，Moher D. Developing WHO rapid advice guidelines in the setting of a public health emergency［J］. J Clin Epidemiol，2017，82：47-60.

［63］Morgan RL，Florez ID，Falavigna M，et al. Development of rapid guidelines：3. GIN-McMaster Guideline Development Checklist extension for rapid recommendations［J］. Health Res Policy Syst，2018，16（1）：63.

［64］靳英辉，蔡林，程真顺，等 . 新型冠状病毒（2019-nCoV）感染的肺炎诊疗快速建议指南［J］. 医学新知，2020，30（1）：35-64.

［65］中华中医药学会糖尿病基层防治专家指导委员会 . 国家糖尿病基层中医防治管理指南（2022）［J］. 中医杂志，2022，63（24）：2397-2414.

［66］Jia LY，Huang CX，Zhao NJ，et al. Nationwide survey of physicians' familiarity and awareness of diabetes guidelines in China：a cross-sectional study［J］. BMJ Open，2023，13（12）：e074301.

［67］Wang X，Chen Y，Akl EA，et al. The reporting checklist for public versions of guidelines：RIGHT-PVG［J］. Implement Sci，2021，16（1）：10.

［68］Graham K，Schaefer C，Santesso N. How to develop information from guidelines for patients and the public［EB/OL］.（2021-12-01）［2024-05-27］. https://g-i-n.net/chapter/patient-information.

［69］Yan L，Hu J，Yu Z，et al. The perceptions and experience of developing patient（version of）guidelines: a descriptive qualitative study with Chinese guideline developers［J］. BMC Health Serv Res，2023，23（1）：789.

［70］Dreesens D，Stiggelbout A，Agoritsas T，et al. A conceptual framework for patient-directed knowledge tools to support patient-centred care：Results from an evidence-informed consensus meeting［J］. Patient Educ Couns，2019，102（10）：1898-1904.

　　［71］鲁春丽，曹卉娟，徐东，等.实施科学产生的背景、概念和国内外发展近况［J］.中国中西医结合杂志，2020，40（11）：1378-1380.

　　［72］刘清泉，陈腾飞，赵国桢，等.中医药治疗流感临床实践指南（2021）［J］.中医杂志，2022，63（1）：85-98.

　　［73］赵国桢，陈腾飞，郭玉红，等.混合方法研究制定中医药临床实践指南及实例解读［J］.中国全科医学，2021，24（32）：4155-4159.

　　［74］赵国桢，李博，王雅凡，等.中医药治疗流感临床实践指南——临床调研研究［J］.中国循证心血管医学杂志，2021，13（6）：657-660.

　　［75］T/CAAM 0005-2019，循证针灸临床实践指南：痞满［S］.北京：中国中医药出版社，2019.